Henri Verger

Précis de

Déontologie Médicale

Déontologie Médicale

de 400 à 1.500 pages et sont illustrés de nombreuses figures en noir ou en couleurs.

Le prix des volumes varie de 6 à 75 francs.

La Nouvelle Bibliothèque de l'Étudiant en Médecine comprend actuellement (le nombre pourra en être augmenté dans la suite) soixante-huit volumes, qui se répartissent comme suit :

VOLUMES PARUS :

Anatomie descriptive (Précis d'), par L. TESTUT, professeur d'anatomie à la Faculté de médecine de Lyon, 10ᵉ édition, 1 volume de 840 pages . . . . Br. 18 fr.; cart. 20 fr.

Anatomie pathologique (Précis d'), par G. HERRMANN et C. MOREL, professeurs à la Faculté de médecine de Toulouse. 2ᵉ édition, 2 volumes. (Sous presse).

Anatomie topographique (Précis d'), par L. TESTUT, professeur d'anatomie à la Faculté de médecine de Lyon, et O. JACOB, médecin-major de l'armée, professeur au Val-de-Grâce, 5ᵉ édition, 1 volume de 560 pages . . . . Br. 12 fr., cart. 14 fr.

Art de formuler (Précis de l'), par B. LYONNET, médecin des hôpitaux de Lyon, et B. BOUNE, pharmacien des hôpitaux de Lyon, 2ᵉ édition, 1 vol., (Sous presse).

Auscultation et de Percussion (Précis d'), par H. CASSAET, professeur agrégé à la Faculté de médecine de Bordeaux, médecin des hôpitaux, 3ᵉ édition, 1 vol. (Sous presse.)

Bactériologie (Précis de), par J. COURMONT, professeur d'hygiène à la Faculté de médecine de Lyon, médecin des hôpitaux, 4ᵉ édition, 1 vol. de 1.150 pages, avec 449 figures, dont 104 en couleurs dans le texte . . . . Br. 13 fr.; cart. 15 fr.

Chimie physiologique et pathologique (Précis de), par A. HUGOUNENQ, professeur de chimie à la Faculté de médecine de Lyon, 2ᵉ édition, 1 volume de 670 pages, avec 113 figures dans le texte et 8 planches chromolithographiques hors texte . . . . . . Br. 10 fr., cart.

Chirurgie d'armée (Précis de), par J. TOUBERT, professeur agrégé au Val-de-Grâce, 1 volume de 550 pages, avec 284 graphiques ou figures dans le texte, dont 104 tirés en couleurs . . Br. 9 fr., cart. 11 fr.

Chirurgie infantile (Précis de), par T. PIÉCHAUD, 2ᵉ édition revisée par M. DISACH, professeur de clinique chirurgicale infantile et orthopédie à la Faculté de médecine de Bordeaux, chirurgien des hôpitaux, 1 vol. de 1.050 p. avec 219 fig. dans le texte. Br. 11 fr., cart.

Chirurgie journalière (Précis de), par M. PATEL, professeur agrégé à la Faculté de médecine de Lyon, chirurgien des hôpitaux, 1 vol. de 915 p. avec 400 fig. dans le texte . . . . . Br. 9 fr., cart.

Consultations médicales (Précis de), par X. ARNOZAN, professeur de clinique à la Faculté de médecine de Bordeaux, médecin des hôpitaux, 1 volume de 480 pages . . . . Br. 8 fr., cart.

Déontologie médicale (Précis de), par H. VERGER, professeur de médecine légale à la Faculté de médecine de Bordeaux. 1 volume de 500 pages . . . . Br. 10 fr., cart. 11 fr.

Dermatologie (Précis de), par W. DUBREUILH, professeur agrégé à la Faculté de médecine de Bordeaux, médecin des hôpitaux, 4e édition. 1 vol. de 550 p., avec figures dans le texte. . . Br. 9 fr., cart. 11 fr.

Diagnostic médical et de Séméiologie (Précis de), par PAVIOT, professeur agrégé à la Faculté de médecine de Lyon, médecin des hôpitaux, 2e édition, 1 volume. (*Sous presse*).

Dissection (Précis de), (Guide de l'étudiant aux travaux pratiques d'Anatomie), par P. ANCEL, professeur d'anatomie à la Faculté de médecine de Nancy, 2e édition, 1 volume. (*Sous presse*).

Dissection des Régions (Précis-Atlas de), par L. TESTUT, O. JACOB et H. BILLET, professeur au Val-de-Grâce. 1 volume de 300 pages avec 66 figures dans le texte et 72 planches en chromotypographie hors texte. Cartonné toile 75 fr.

Embryologie humaine (Précis d'), par F. TOURNEUX, professeur d'histologie à la Faculté de médecine de Toulouse, 2e édit. 1 volume. (*Sous presse*).

Gynécologie (Précis de), par A. BOURSIER, professeur de clinique des maladies des femmes à la Faculté de médecine de Bordeaux, chirurgien des hôpitaux, et AUVRAY, professeur agrégé à la Faculté de Paris, 3e édition, 1 volume. (*Sous presse*).

Hématologie et de Cytologie (Précis d'), par RIEUX, médecin-major de l'armée, professeur agrégé au Val-de-Grâce. 1 vol. de 950 pages, avec 157 figures dans le texte et 8 planches en couleurs hors texte . . . . Br. 11 fr., cart. 14 fr.

Histologie (Précis d'), par F. TOURNEUX, professeur d'histologie à la Faculté de médecine de Toulouse, 3e édition, 1 volume. (*Sous presse*).

Hydrologie médicale (Précis d'), par X. ARNOZAN, professeur à la Faculté de médecine de Bordeaux et LAMARQUE, ancien chef de clinique à la même Faculté. 1 vol. de 700 pages avec 132 figures dans le texte et une carte. . . . . Br. 9 fr., cart. 11 fr.

Hygiène publique et privée (Précis d'), par J.-P. LANGLOIS, professeur agrégé à la Faculté de médecine de Paris, 5e édition, 1 volume. (*Sous presse*).

Législation et d'Aministration militaires (Précis de), par le docteur BOISSON, médecin-major à l'École du service de santé militaire à Lyon. 1 volume de 572 pages, avec 26 figures dans le texte et une planche chromolithographique hors texte. Br. 9 fr., cart. 11 fr.

Maladies de l'appareil respiratoire (Précis des), par F.-J. COLLET, professeur à la Faculté de médecine de Lyon. 1 vol. de 1.320 pages avec 191 figures dans le texte et 8 planches en couleurs hors texte . . . . Br. 14 fr., cart. 17 fr.

Maladies du cœur et de l'aorte (Précis des), par P. GALLAVARDIN, médecin des hôpitaux de Lyon. 1 vol. de 900 pages avec 205 figures dont une partie en couleurs, dans le texte. Br. 11 fr., cart. 14 fr.

Maladies des Dents et de la Bouche (Précis des), par A. PONT, directeur de l'École dentaire de Lyon. 1 volume de 900 pages, avec 415 figures dans le texte . . . . Br. 24 fr., cart. 28 fr.

Maladies de l'estomac et de l'intestin (Précis des), par CADE, médecin des hôpitaux de Lyon, 1 volume de 1.020 pages, avec 162 figures dans le texte et 2 pl. en couleurs hors texte. Br. 13 fr. cart. 17 fr.

Maladies du foie (Précis des), par Ch. MONGOUR, professeur agrégé à la Faculté de médecine de Bordeaux. 1 volume de 636 pages avec 75 figures dans le texte . . . . Br. 9 fr., cart. 11 fr.

Maladies des oreilles, du nez, du pharynx et du larynx (Précis des), par R. LANNOIS, professeur adjoint à la Faculté de médecine de Lyon, médecin des hôpitaux. 2 vol. formant 1.700 pages avec 445 figures dans le texte . . . . Br. 20 fr., cart. 25 fr.

Maladies des reins (Précis des), par Jacques CARLES, médecin des hôpitaux de Bordeaux. 1 volume de 660 pages, avec 93 figures dans le texte et 4 pl. en couleurs hors texte. . . . Br. 9 fr., cart. 11 fr.

Maladies vénériennes (Précis des), par V. AUGAGNEUR, ancien professeur de clinique des maladies cutanées et syphilitiques, et M. CARLE, chef de laboratoire de la clinique des maladies cutanées et syphilitiques de la Faculté de médecine de Lyon, 2e édition. 1 vol. de 850 pages avec 60 figures dans le texte et 16 planches chromolithographiques hors texte. . . . . Br. 13 fr., cart. 17 fr.

Maladies des vieillards (Précis des), par A. PIC, professeur à la Faculté de médecine de Lyon, médecin des hôpitaux, et S. BONNAMOUR, chef de laboratoire à la Faculté de médecine de Lyon. 1 vol. de 900 pages avec 80 figures dans le texte . . . . Br. 11 fr., cart. 14 fr.

Maladies des voies urinaires (Précis des), par A. POUSSON, professeur à la Faculté de médecine de Bordeaux, chirurgien des hôpitaux, 4e édition. 1 volume de 1.200 pages, avec 310 figures dans le texte dont 25 tirées en coul. et 8 pl. hors texte. Br. 16 fr., cart. 20 fr.

Matière médicale (Précis de), par H. CAUSSÉ et B. MOREAU, professeurs agrégés à la Faculté de médecine de Lyon. 1 volume de 800 pages avec 150 figures dans le texte et 4 planches en couleurs hors texte . . . . Br. 10 fr., cart. 13 fr.

Médecine infantile (Précis de), par E. WEILL, professeur de clinique des maladies des enfants à la Faculté de médecine de Lyon, médecin des hôpitaux, 3e édition, 2 volumes formant 1.500 pages, avec 100 figures en noir et en couleurs dans le texte et 16 planches en couleurs hors texte. . . . . Br. 20 fr., cart. 25 fr.

Médecine légale (Précis de), par L. THOINOT, professeur à la Faculté de médecine de Paris, membre de l'Académie de médecine, 2 volumes formant 1.660 pages, avec 56 planches contenant 401 fig. hors texte . . . . Br. 22 fr., cart. 28 fr.

Médecine opératoire (Précis de) (Manuel de l'Amphithéâtre), par M. POLLOSSON, professeur de médecine opératoire à la Faculté de médecine de Lyon, 3e édition. 1 volume de 420 pages, avec 157 figures dans le texte . . . . Br. 6 fr., cart. 8 fr. 50

Physique médicale (Précis de), par J. CLUZET, professeur de physique médicale à la Faculté de médecine de Lyon. 1 volume de 680 pages, avec 393 figures dans le texte et 10 planches hors texte, dont une en couleurs . . . . Br. 9 fr., cart. 12 fr.

Pratique médicale (Précis de). (Technique ; diagnostic ; pronostic ; traitement), par P. SAVY, professeur agregé à la Faculté de médecine de Lyon, médecin de l'Hôtel-Dieu. 2e édition. 2 volumes. (*Sous presse*).

Psychiatrie (Précis de), par E. RÉGIS, professeur de clinique psychiatrique, à l'Université de Bordeaux, 6e édition. 1 volume. (*Sous presse*).

Technique chimique (Précis de), à l'usage des Laboratoires médicaux (Guide de l'étudiant et du praticien dans les recherches de chimie, de physiologie et de clinique), par A. MOREL, professeur agrégé à la Faculté de médecine de Lyon. 1 vol. de 800 pages avec 160 fig. dans le texte et 2 planches hors texte. . . . Br.. 10 fr., cart. 13 fr.

Technique histologique et embryologique (Précis de), (Guide de l'étudiant aux travaux pratiques d'histologie), par L. VIALLETON, professeur d'histologie à la Faculté de médecine de Montpellier, 2e édition. 1 volume de 480 pages, avec 86 figures dans le texte et 12 planches en couleurs hors texte . . . . Br. 10 fr., cart. 13 fr.

Thérapeutique (Précis de), par X. ARNOZAN, professeur de clinique médicale à la Faculté de médecine de Bordeaux, médecin des hôpitaux, et J. CARLES, chargé du cours de thérapeutique à la Faculté de médecine, médecin des hôpitaux de Bordeaux, 5e édit. 2 vol. (*Sous presse*).

Thérapeutique chirurgicale (Précis de) par L. IMBERT, professeur de clinique chirurgicale à l'École de médecine de Marseille. 1 volume de 950 pages avec 292 figures dans le texte. . Br. 11 fr., cart. 14 fr.

VOLUMES EN COURS DE RÉDACTION OU D'IMPRESSION

Chirurgie opératoire (Précis de), par E. FORGUE, professeur à la Faculté de médecine de Montpellier, et V. RICHE, professeur agrégé à la même Faculté. . . . . 1 vol.

Consultations chirurgicales (Précis de), par E. FORGUE, professeur de clinique chirurgicale à la Faculté de médecine de Montpellier. 1 vol.

Consultations gynécologiques et obstétricales (Précis de), par X . . . . 1 vol.

Maladies du système nerveux (Précis des), par J. LÉPINE, professeur à la Faculté de médecine de Lyon. . . . . 2 vol.

DÉONTOLOGIE MÉDICALE

PRÉCIS

DE

DÉONTOLOGIE MÉDICALE

PAR

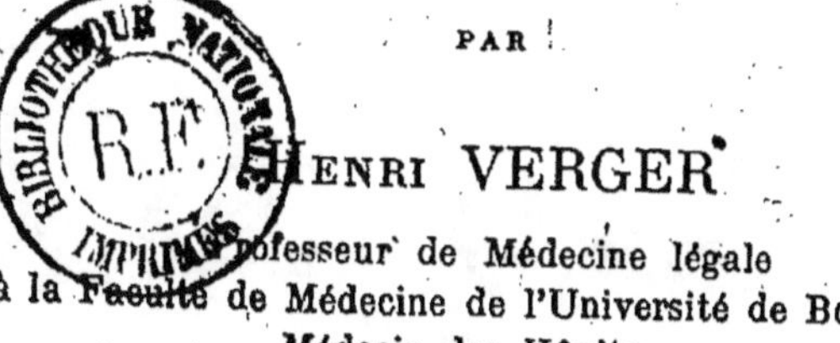

HENRI VERGER

Professeur de Médecine légale
à la Faculté de Médecine de l'Université de Bordeaux.
Médecin des Hôpitaux,

PARIS
LIBRAIRIE OCTAVE DOIN
GASTON DOIN, ÉDITEUR
8, PLACE DE L'ODÉON, 8

1921

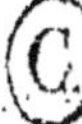

PRÉFACE

L'enseignement des écoles de médecine, s'il reste essentiellement scientifique par la base, n'en est pas moins avant tout d'ordre technique et professionnel. S'il en sort des savants, il en sort aussi et surtout des médecins destinés à vivre de l'exercice de leur profession.

L'étude des conditions dans lesquelles s'exerce cette profession, en relation avec notre milieu social actuel, doit donc constituer logiquement, en même temps que le couronnement des études scolaires, la préface à la vie professionnelle.

On a vivement reproché aux facultés de médecine de méconnaître cette vérité pourtant évidente à priori, en ne donnant aucune place à la déontologie, dans les programmes officiels d'enseignement. Comme beaucoup d'autres reproches adressés dans ces dernières années à l'enseignement officiel de la médecine, celui-ci, s'il apparaît exagéré en thèse générale, renferme cependant une part de vérité qu'il est juste de reconnaître.

Certes nos prédécesseurs n'ont point entièrement méconnu l'importance, pour les futurs médecins, d'une connaissance préalable et approfondie des conditions sociales de la vie professionnelle. Les livres que BROUARDEL et MORACHE ont consacrés à « *La Profession Médicale* » sont là pour montrer que, dans l'esprit de ces Maîtres, la déontologie était une partie de la médecine légale. Mais il est exact qu'ils se soient surtout attachés au côté proprement légal et sociologique de la question, en laissant quelque peu à l'écart ce qu'on peut appeler le côté corporatif, et c'est surtout, semble-t-il, ce côté dont les praticiens voudraient voir instruire nos élèves. Il est exact aussi que l'enseignement déontologique jusqu'à ces dernières années n'avait point été institué de façon méthodique et régulière. Il est permis de penser qu'il n'en sera plus de même à l'avenir. La faculté de médecine de Lyon a ouvert la voie avec le professeur LACASSAGNE qui a tracé le plan d'un cours en dix leçons. A la faculté de Bordeaux depuis 1913, tous les ans le professeur de médecine légale consacre une partie de son cours à la déontologie.

C'est ce cours, mis en forme de précis, qui constitue la substance du petit livre que nous présentons au public. Sous les mêmes apparences que les autres livres plus proprement scientifiques destinés à l'éducation professionnelle de nos étudiants, il contient côte à côte les notions de législation qui régissent la médecine et les traditions, qui pour être extra-légales, n'en ont pas moins une importance considérable comme règles de conduite. Il fait une large part aux conditions sociales nouvelles de la médecine des collectivités, en les exposant non point de très haut comme il sied aux sociologues, mais dans leur aspect terre à terre et pratique comme il convient pour ceux qui auront à en résoudre les difficultés journalières.

L'esprit général en est surtout corporatif parce que, semble-t-il, à l'heure où de toutes parts on cherche dans l'union professionnelle un moyen de protection des individus, c'est dans la création d'une mentalité corporative basée sur le sentiment de la solidarité matérielle et morale qu'on doit entrevoir l'avenir de la profession médicale.

H. VERGER.

Bordeaux, le 1er Juillet 1920.

PRÉCIS

DE

DÉONTOLOGIE MÉDICALE

PROLÉGOMÈNES

ORIGINES ET BUT DE LA DÉONTOLOGIE

La déontologie, au sens étymologique (δεων, devoir) est l'étude des devoirs ; la déontologie médicale pourrait donc être définie comme la morale du médecin, morale particulière au regard de la morale générale, dans la mesure où la profession médicale se singularise elle-même et crée des devoirs spéciaux en dehors des obligations morales communes à tous les hommes.

Mais dans la morale positive, la notion des droits est corrélative de la notion des devoirs, et la déontologie comprenant l'étude des devoirs et des droits des médecins peut se définir d'une façon plus large comme l'ensemble des règles de conduite du médecin dans l'exercice de sa profession.

§ 1 — LES BASES DE LA DÉONTOLOGIE

Ainsi comprise la déontologie médicale repose tout entière sur deux bases essentielles qui sont d'une part la tradition, d'autre part la législation.

1° *La tradition* est née, peut-on dire, du jour où des hommes se sont spécialisés dans le traitement des maladies. Les sorciers, dans les peuplades primitives, les prêtres dans des civilisations plus avancées, du seul fait de s'être donné la mission de veiller à la santé qui constitue le plus cher de tous les biens, ont commencé d'appliquer plus ou moins consciemment ces traditions, dont la médecine grecque à l'aurore de la transformation scientifique de l'art de guérir, a su donner une traduction magnifique dans le texte impérissable du serment d'Hippocrate.

Tous les auteurs qui ont écrit sur la déontologie n'ont guèie fait que paraphraser et développer le texte du père de la médecine dans lequel se trouvent énumérées les obligations fondamentales : la nécessité d'agir seulement pour le bien du malade, celle de la tenue morale hautement impeccable, enfin le devoir du secret. Le fait que la tradition se soit conservés intacte à travers les siècles dans ses parties essentielles, suffit à montrer que les obligations qu'elle édicte ne constituent point des règles arbitrairement posées par quelque corporation jalouse de sa dignité et de ses privilèges, mais qu'elles représentent au contraire des conséquences nécessaires de l'existence même de la profession médicale.

Celle-ci en effet, parce qu'elle a justement pour objet la santé, c'est-à-dire le plus précieux des biens, et parce que le médecin dispose en fait d'un pouvoir exorbitant, suppose chez le malade une confiance en quelque sorte illimitée. Et la confiance du malade ne va au médecin que parce qu'elle est garantie par ces traditions dont le caractère de nécessité fait qu'elles sont saisies d'instinct par ceux là même qui ne les ont jamais entendues formuler. Ne voit-on point que l'abus des droits du médecin est considéré par le bon sens populaire comme un crime monstrueux entre tous et que de toutes les erreurs c'est l'erreur médicale qui est le plus rarement pardonnée ?

La tradition déontologique représente donc la base immuable parce que nécessaire. Sa conservation est aussi la condition *sine qua non*, de la dignité professionnelle et elles seront toujours vraies, quoiqu'il arrive, les conclusions du serment traditionnel de Montpellier : « Que les hommes m'accordent leur estime si je suis fidèle à mes promesses ! Que je sois couvert d'opprobre et méprisé de mes confrères si j'y manque ! »

2º *La législation*, pour les mêmes raisons qui viennent d'être exposées touchant le caractère de nécessité sociale des traditions de la déontologie médicale, ne pouvait manquer de les consacrer en quelque sorte en les sanctionnant. Toutefois ce n'est que tardivement qu'elle s'est avisée de réglementer étroitement l'exercice de la profession médicale.

Les premiers ouvrages de législation où il est question de médecine, comme l'*Ayur-Veda* des Hindous, le Levitique des Hébreux, les livres égyptiens, le Code d'Hamourabi, constituent surtout des préceptes de morale médicale. Quelques législations antiques tranchant dès l'abord le problème juridique de la responsabilité médicale, édictent des pénalités formidables pour les négligences ou pour les erreurs des médecins. Mais dans toute l'antiquité l'exercice de la médecine reste absolument libre : sorciers, thaumaturges, empiriques, médecins plus ou moins frottés de vraie science s'y livrent concurremment sous la seule sanction pratique de la réussite.

Il en est à peu près de même pendant presque tout le moyen-âge, et il faut arriver à 1352, pour trouver la première restriction légale de l'exercice de la médecine; un édit du roi Jean Ier le réserve aux licenciés de l'Université. Par la suite, et à maintes reprises les rois de France rééditèrent l'édit de Jean Ier, ce qui prouve, fait remarquer Morache, que ses prescriptions n'était guère observées. Au surplus la législation sur la matière restait fort embrouillée, et les Parlement eurent souvent à intervenir entre les Universités et les collèges de médecins, ceux-ci prétendant avoir seul le droit de conférer l'autorisation d'exercer.

Avec la loi du 19 ventose an XI, (10 mars 1803) apparaît vraiment la première charte légale de l'exercice de la médecine en France. La loi du 30 novembre 1892 qui l'a remplacée reste basée sur le principe du monopole de l'exercice de la médecine, réservé aux seuls docteurs diplomés des facultés françaises.

Cette législation spéciale de l'exercice de la médecine constitue une réglementation très large, uniquement née du besoin d'offrir aux malades des garanties nécessaires.

C'est aussi dans un but de sauvegarde et d'ordre public que les législateurs ont introduit dans le Code Pénal certaines dispositions spéciales aux médecins et qui ne sont que la traduction légale de principes déontologiques traditionnels : l'obligation du secret, l'aggravatio n des pénalités en cas d'avortement, l'incapacité d'hériter dans certains cas déterminés, toutes dispositions qui seront étudiées plus loin en détail.

Tradition et législation se complètent ainsi l'une l'autre, pour former un ensemble de préceptes, dont on peut dire qu'ils sont vraiment permanents, en ce sens qu'ils sont indépendants des conditions sociales d'exercice de la médecine, essentiellement variables suivant les époques.

Leur étude a pu constituer toute la déontologie en y ajoutant quelques maximes de politesse au sujet des rapports entre médecins. Ce temps n'est plus, et si les bases restent immuables, l'édifice qui les surmonte, accru chaque jour au fur et à mesure qu'apparaissent, de nouveaux facteurs ignorés de nos pères, exige pour sa connaissance complète ,une étude singulièrement plus complexe et, disons le mot, plus expérimentale.

§ 2 — L'EXERCICE DE LA MÉDECINE
DANS LA PÉRIODE CONTEMPORAINE

Le dernier quart du dix-neuvième siècle a vu se produire dans les conditions de l'exercice professionnel des transformations profondes dont les unes sont intrinsèques, et en rapport avec le progrès scientifique, les autres extrinsèques et commandées par des modifications sociales.

Intrinsèquement la médecine s'est divisée et l'ère des spécialistes n'est pas près de se clore. Au point de vue spécial de la déontologie, il en est résulté cette conséquence, que le médecin d'antan maître en quelque sorte de sa clientèle spéciale tend à disparaître au moins dans les grands centres, chaque client s'adressant successivement au fur et à mesure des besoins, à une série de spécialistes différents. D'où une complication nouvelle dans les rapports interconfraternels, le praticien ordinaire successeur du vieux médecin de famille bientôt passé à l'état légendaire, se trouvant en rapport continuel avec toute une série d'autres médecins. Sur ce point, du reste, il suffit presque toujours de prendre pour guide les vieux principes de la courtoisie médicale en les rajeunissant au besoin de ci-de là.

L'influence extrinsèque des modifications sociales sur les conditions de la vie médicale professionnelle est singulièrement importante, et tend de plus en plus à prendre les caractères d'un véritable bouleversement. Elle se caractérise par deux facteurs principaux qui sont : d'une part, l'apparition des clientèles collectives, d'autre part, ce qu'on a appelé d'un néologisme barbare, l'étatisation.

1° *Les clientèles collectives*, jadis inconnues, sont représentées par les mutualités, par les assistés, par la clientèle, qui demain sera légion, des assujettis aux lois d'assurances. Ce qui les caractérise toutes, c'est l'interposition entre le médecin et son malade d'un tiers représenté soit par une collectivité comme dans le cas des mutualités ou des assurances, soit par un pouvoir public dans le cas de l'assistance. Toutes les questions d'intérêt que le médecin autrefois traitait directement avec son client, sont maintenant débattues avec un pouvoir également indifférent aux intérêts du médecin et à ceux du malade qu'il protège de trop loin, surtout et presque uniquement préoccupé d'intérêts financiers.

2° *L'étatisation* est un terme qui exprime moins un fait concret qu'une tendance, celle de l'État à intervenir de plus en plus dans un domaine d'ordre essentiellement privé comme le domaine médical. Ici elle se manifeste par la création d'une catégorie toujours croissante de médecins à demi fonctionnaires ; on ne saurait appeler autrement ceux qui comme les médecins d'assistance de circonscription, les médecins vaccinateurs, les médecins inspecteurs de tous genres, jouissent de beaucoup des inconvénients du fonctionnariat sans en avoir les avantages, en particulier sans aucune autre garantie que le bon vouloir des préfets et qui doivent plus souvent leur nomination à la teinte de leurs opinions politiques qu'à leur science et à leur notoriété. L'avenir à ce point de vue est gros de menaces : c'est une tendance non douteuse de l'esprit public de vouloir faire des soins médicaux une prérogative gouvernementale par l'assurance-maladie obligatoire, comme la chose a déjà été essayée en Angleterre. Sans vouloir juger cette tendance du point de vue social, il apparaît que pour les médecins elle les mènerait droit à la fonctionnarisation, c'est-à-dire à une transformation totale de la profession dans le sens de la domestication.

§ 3 — LA CONCURRENCE MÉDICALE

En même temps que par les deux phénomènes précédents se transformaient les conditions de l'exercice professionnel, le nombre des médecins augmentait dans des proportions considérables, sans rapport avec l'accroissement de la population. Il serait trop long d'en rechercher les causes ; il suffit de constater que l'augmentation du nombre des praticiens a naturellement diminué la part de chacun, et accru la concurrence. Elle a été pour beaucoup dans la baisse des honoraires consentis aux collectivités ou plutôt elle a facilement permis à celles-ci de l'imposer. Elle a agi certainement pour maintenir dans la clientèle privée ordinaire des taux d'honoraires qui, depuis longtemps, ne sont plus en rapport avec l'augmentation du coût de la vie. Il n'est pas douteux enfin qu'elle n'ait exercé une action fâcheuse sur ce qu'on pourrait appeler l'étiage moral moyen de la profession : la notion du *struggle for life* appliquée dans la vie courante a tôt fait de laisser dans l'oubli les traditions les plus respectables.

Certains vivement émus des conséquences d'une augmentation inconsidérée des médecins ont été jusqu'à demander la limitation par l'État du nombre des diplômes, sans voir peut-être qu'ils indiquaient ainsi un moyen aisé de fonctionnariser la médecine.

Le remède paraît peu pratique et il aurait tout compte fait plus d'inconvénients que d'avantages.

En réalité la concurrence est inévitable dans les conditions actuelles de l'exercice de la médecine. Mais elle ne peut sans de grands retentissements sur les intérêts matériels et moraux de la corporation médicale toute entière, s'exercer dans le domaine financier par la diminution du taux des honoraires comme dans les autres professions commerciales ou manuelles. Trop d'éléments d'ordre moral entrent en jeu dans l'exercice professionnel de la médecine.

Elle doit donc nécessairement être canalisée si on peut dire, limitée dans ses moyens aux seuls éléments dont peut être valablement faite la confiance de chaque malade, c'est-à-dire, aux facteurs qui font la valeur morale et technique de chaque médecin. C'est un des buts des règles déontologiques de pourvoir à cet idéal.

§ 4 — LA DÉFENSE MÉDICALE

Que toutes les modifications dont il vient d'être parlé, n'aillent point sans risques de diminution de la situation matérielle du médecin c'est ce qui ne fait aucun doute, mais il est non moins certain que du même coup son prestige moral et son indépendance sont sérieusement en péril. Le vocable de « défense médicale » inconnu de nos grands pères est aujourd'hui dans toutes les bouches, et il exprime une réalité nécessaire dont les générations actuelles et à venir ont le devoir étroit de se pénétrer avant d'entrer dans la carrière.

Au moins la conscience du danger a-t-elle fait naître une notion dont malheureusement trop peu de médecins commencent à peine à percevoir l'importance, celle de la solidarité matérielle et morale du corps médical. Tous les médecins praticiens sont à quelque degré solidaires en ce sens que toutes les fautes commises qui tendent à diminuer la situation matérielle ou morale de quelques-uns, retentissent tôt ou tard, et plus tôt que plus tard, sur l'ensemble des praticiens, atteignant ceux-là mêmes qui pouvaient croire au début, tirer quelque profit de leurs manquements au devoir de solidarité.

Par le fait de cette situation nouvelle, grosse de dangers, la déontologie se complique et s'amplifie d'une façon singulière; et en même temps elle devient moins théorique et plus positive.

Certes elle conserve à la base les mêmes principes fondamentaux, l'essentielle notion des devoirs qui feront toujours la gloire et la grandeur de la profession, mais parce que dans une certaine mesure le prestige moral est lié au prestige matériel, et aussi parce que les intérêts collectifs qui entrent en conflit, à l'heure actuelle, avec les intérêts de la profession médicale, laissent forcément de côté cet aspect de la question, l'étude des droits du médecin comme aussi la connaissance de ses moyens de défense devient plus que jamais nécessaire.

Si le médecin a, comme titulaire d'une importante fonction sociale, le devoir de prêter tout son concours au développement de mesures et de réformes hautement justes et humanitaires, il a le droit strict de ne pas consentir à en supporter seul les plus gros sacrifices. Et surtout il a le devoir de conserver intact tout le patrimoine moral des aïeux en puisant, dans le sentiment de la solidarité médicale et dans la connaissance des règles professionnelles qui en découlent, les éléments de son action.

Car quoi qu'il arrive, de par la nature du ministère qu'elle exerce, la médecine demeure une manière de sacerdoce, et le prêtre doit vivre de l'autel. Encore convient-il qu'il puisse vivre de manière décente, faute de quoi son autorité et sa moralité même seront rapidement et irrémédiablement compromises.

LIVRE PREMIER

LÉGISLATION ET JURISPRUDENCE MÉDICALES

CHAPITRE PREMIER

LE MONOPOLE LÉGAL DE L'EXERCICE DE LA MÉDECINE

Dans certains pays l'exercice de la profession médicale est libre : l'État n'exige aucune garantie de ceux qui s'y livrent et le public reste seul juge de leurs titres. C'est une exception qui tend à disparaître. En France comme dans tous les pays d'Europe la profession médicale est réservée à ceux-là seulement qui ont conquis des grades universitaires ou d'État déterminés par les lois. L'État leur impose certaines charges et leur garantit en retour certains privilèges, qui vont faire l'objet de ce chapitre.

§ 1 — LE PRINCIPE DU MONOPOLE LOI DE L'AN XI

En réservant aux seuls titulaires d'un diplôme délivré par l'État, le droit d'exercer la médecine dans toute l'étendue du territoire français, la loi dite de l'an XI a posé le principe du monopole légal. En fait le monopole existait avant la Révolution, bien plus étroit encore que de nos jours, mais c'était un monopole corporatif, et en maintenant énergiquement ses privilèges, la corporation n'avait guère en vue que les intérêts particuliers de ses membres. La lutte séculaire des médecins et des chirurgiens ne paraît pas s'être, en effet, jamais livrée sur le seul terrain du bien public

1.

Le principe du monopole tel qu'il ressort au contraire de la législation contemporaine, a une base essentiellement sociale : la nécessité d'obtenir des garanties sérieuses de ceux qui seront appelés à prendre part au traitement des maladies. Il ne crée en somme aucun privilège réel pour les médecins : par contre il leur impose des charges dont on verra qu'elles tendent vers un accroissement de plus en plus lourd.

Bien que le principe du monopole qui inspire la loi de l'an XI soit admis par tous, de façon indiscutable, cette loi après plus d'un siècle d'existence avait grand besoin d'être remaniée, parce qu'elle n'était plus adaptée aux conditions sociales nouvelles. La distinction des docteurs en médecine et des officiers de santé, inférieurs aux premiers par les études et aussi par l'étendue des droits professionnels, n'avait plus de raison d'être ; le diplôme d'officier de santé allait se discréditant de plus en plus. Le doctorat en chirurgie n'existait plus en fait depuis longtemps.

Mais par contre une profession non prévue par le législateur de l'an XI, celle de chirurgien dentiste était née, avait pris des développements considérables et vivait, pour ainsi dire, en marge de la loi sans aucune espèce de garantie de savoir et de compétence.

C'est pour toutes ces raisons qu'après une laborieuse discussion la loi de l'an XI fut remplacé par celle du 30 novembre 1892, dite aussi loi Chevandier du nom du député médecin qui en fut le rapporteur.

§ 2 — LA LOI DU 30 NOVEMBRE 1892
SUR L'EXERCICE DE LA MÉDECINE

1° Les diplômes. — La loi du 30 novembre 1892, dans son article 1er réserve l'exercice de la médecine sur le territoire français aux seuls docteurs en médecine, munis du diplôme délivré par le gouvernement français. L'exercice de la médecine ainsi compris doit s'entendre dans son sens le plus large qui est de faire tout ce qui a quelque degré, se rapporte au traitement des maladies, quelle que soit la nature de celles-ci. Le diplôme de docteur confère donc *ipso facto* la plénitude des droits médicaux et son unicité légale rend théoriquement le médecin apte à exercer indifféremment toutes les branches médicales et chirurgicales de la médecine.

Toutefois dans la pratique, il serait souverainement imprudent de prendre au pied de la lettre les prescriptions de la loi. Toute question de conscience personnelle mise à part, la jurisprudence comme on le verra plus loin au chapitre qui traite de la responsabilité médicale n'admet pas en matière civile au moins cette extension de compétence. Le docteur en médecine qui, fort de son diplôme, aborderait sans préparation spéciale suffisante l'exercice d'une spécialité, s'exposerait en cas de malheur, sinon à des sanctions pénales, au moins à des sanctions civiles.

Les diplômes de chirurgien dentiste et de sage-femme délivrés par l'État ne confèrent à leurs porteurs que des droits strictement limités pour le premier au seul traitement des affections dentaires, pour le second à la pratique des accouchements. Il est à remarquer que pour les sages-femmes l'article 4 interdit formellement l'usage des instruments et limite le droit de prescription des médicaments à certains cas particuliers, qu'il prescrit en outre l'intervention du médecin pour les cas laborieux tandis que rien de pareil ne limite en droit l'action du chirurgien dentiste.

En fait il en est de l'art dentaire comme de l'exercice des spécialités. Si ses limites en théorie sont assez indécises, du fait que les programmes officiels d'enseignement des dentistes dépassent assez largement et très sagement du reste les bornes de l'art dentaire proprement dit, il n'est pas douteux qu'en pratiquant sur les mâchoires de véritables opérations chirurgicales ou en traitant une affection médicale à manifestation buccales, le chirurgien dentiste s'exposerait à des sanctions civiles en cas de malheur, et peut-être à des sanctions pénales.

2º Diplômes spéciaux. — La loi de 1892 établissant un seul diplôme fondamental, celui du doctorat, il a paru depuis lors utile de sanctionner certaines études spéciales par des diplômes ou des certificats spéciaux dont la légalité n'a pas manqué d'être contestée.

Ainsi en est-il du *certificat d'aptitude aux fonctions de médecin sanitaire maritime*, institué par le décret du 4 janvier 1896, qui fait une obligation aux armateurs d'embarquer un de ces médecins sur tous les bâtiment affectés au service postal ou au transport d'au moins 100 voyageurs pour tout voyage dépassant quarante-huit heures. En réalité cette institution ne porte pas atteinte au droit qu'ont les docteurs en médecine d'exercer sur tout le territoire de la République dont on sait que font juridiquement partie les navires battant pavillon français. Elle constitue une mesure de police sanitaire, le médecin sanitaire maritime recevant du seul fait de ses fonctions une certaine mission gouvernementale de surveillance sanitaire tout à fait distincte des soins qu'il peut être appelé à donner aux passagers. Ce qui prouve le caractère spécial et tout administratif de cette mesure est ce fait que la qualité de Français est exigée pour l'obtention du certificat. Aussi bien est-elle aujourd'hui unanimement acceptée.

Les diplômes purement universitaires comme celui de *médecin colonial* des instituts de Paris, Bordeaux et Marseille, comme le diplôme de *médecin légiste* de l'Université de Paris, ne confèrent aucun droit particulier. Tout au plus constituent-ils des garanties spéciales pour certaines administrations auxquelles on ne saurait dénier le droit de choisir à bon escient les médecins qu'elles emploient.

3º Les suppléants et les aides du médecin. — Légalement un médecin peut être remplacé pendant trois mois par un interne des hôpitaux nommé au concours ou par un étudiant dont la scolarité est terminée, sur autorisation du préfet du département. Ces conditions ne sont pas souvent remplies dans la pratique et c'est un tort. En effet un remplaçant légalement autorisé prend, semble-t-il, toute la responsabilité pénale et civile vis-à-vis de la clientèle.

Il n'en est pas de même d'un aide quelconque choisi en dehors de toute règle légale par le médecin lui même. Ces aides du médecin sont choisis par celui-ci sous sa propre responsabilité et n'en encourent eux-mêmes aucune, tant qu'ils travaillent sous sa surveillance

La jurisprudence admet que les étudiants en médecine sans distinction de temps d'étude, ont le droit de prendre part à toutes les opérations que comporte le traitement des maladies sous la seule restriction de la surveillance effective d'un docteur en médecine.

Le médecin, principalement le chirurgien peut aussi choisir comme il lui convient ses autres aides immédiats, infirmiers, garde-malades, etc., sous sa responsabilité ; Mais cette responsabilité pourrait être engagée au cas où des accidents résulteraient de l'attribution à ces aides de besognes auxquelles ils seraient point ou mal préparés, et comme pour les étudiants la nécessité d'une surveillance effective reste impérieuse.

4° Exercice de la médecine par les étrangers. — La loi ne stipulant aucune restriction spéciale, il en résulte que les étrangers titulaires du diplôme d'État de docteur en médecine ont le droit d'exercer la médecine en France dans les mêmes conditions que les docteurs citoyens français. Par contre les citoyens français munis d'un diplôme étranger ne sont pas admis à exercer en France.

Les conditions préalables d'accession au diplôme de docteur devant être pratiquement identiques pour les français et les étrangers, et d'autre part les Universités désirant sanctionner efficacement les études des étudiants étrangers pour qui la non équivalence des titres secondaires ne permet pas d'obtenir le doctorat d'État, le décret du 21 juillet 1897 a créé un doctorat d'Université, mention médecine, réservé aux étrangers. Ce diplôme ne confère aucun droit d'exercice en France et n'a qu'une valeur probatoire.

§ 3 — Charges et privilèges des médecins

La possession du diplôme de docteur en médecine ne confère en réalité le droit d'exercer la médecine que sous certaines conditions ; inversement elle ne constitue nullement une obligation d'exercice professionnel, en sorte que les conditions qui

[...] commerce ne s'appliquent en fait et en droit qu'à [...] médecins exerçant leur profession.

L'exercice de la médecine comporte d'une part des obligations ou charges légales, d'autre part des privilèges.

1° *Les charges.* — Les charges constituent des obligations [...] sanctionnées par des pénalités.

L'enregistrement du diplôme. — L'obligation de faire enregistrer sans frais son diplôme dès son établissement et [...] accomplir aucun acte professionnel est édictée par l'art. [...] sanctionnée d'une amende de 25 à 100 francs par l'article [...]

sérieuse pour contester les chiffres déclarés, les affaires médicales étant de leur nature les moins contrôlables qui soient.

En cette matière il faut évidemment user d'honnêteté toute simple et faire une déclaration loyale. Et pour le cas ou le médecin devrait en appeler d'une exagération d'appréciation des agents du fisc, il paraît facile de bannir tout inconvénient du côté du secret professionnel, en tenant simplement un compte journalier des visites ou opérations sans nom de clients. La comptabilité des médecins n'étant soumise à aucune règle légale, n'étant même pas de tenue obligatoire, on ne voit pas sur quel texte on pourrait s'appuyer pour déclarer irrecevable cette façon de procéder.

c. *Déclaration des maladies épidémiques.* — L'obligation de déclarer à l'autorité les maladies épidémiques dont la liste est arrêtée par le ministre de l'intérieur (article 15) sanctionnée par une amende de 50 à 200 francs (article 21), en fait jamais appliquée, est une dérogation légale au principe général du secret professionnel dont il sera longuement question plus loin. Il est aisé d'en trouver la raison dans les considérations primordiales de salubrité publique, à la condition toutefois que l'autorité n'étende pas outre mesure la liste des maladies à déclarer dans un but seulement de statistique.

Cependant, dans la pratique, on se plaint souvent que les déclarations soient faites d'une façon très irrégulière, et que certains médecins y apportent une évidente mauvaise volonté. Au point que l'Académie de médecine n'a pas hésité à demander l'application stricte de la loi, c'est-à-dire, l'amende pour les récalcitrants.

En quoi les académiciens, peut-être parce que trop haut placés dans la hiérarchie, oubliaient que le praticien ordinaire, celui qui vit de sa profession est en fait dans la dépendance de son client et qu'il lui faut compter bon gré mal gré avec les répugnances de celui-ci, fussent elles injustifiées ou ridicules. C'est pourquoi certains voudraient voir transférer l'obligation du médecin au chef de famille dûment averti.

En attendant une transformation de ce genre, l'obligation n'en subsiste pas moins pour le médecin, d'autant plus facile à remplir que la liste des maladies à déclaration obligatoire ne comprend que des affections vraiment épidémiques, partant dangereuses au point de vue social, et qu'un médecin digne de ce nom doit trouver dans ses connaissances et son autorité professionnelle la force nécessaire pour convaincre les clients de la nécessité de subordonner à l'intérêt général, quelques minces inconvénients particuliers.

d. *Réquisitions judiciaires.* — L'obligation de déférer aux réquisitions de la justice est édictée par l'article 23 et sanctionnée des peines portées à l'article 22, soit une amende de 25 à 100 francs. L'article 23 dit expressément « tout docteur en médecine », ce qui semble indiquer que le titre universitaire seul peut justifier la réquisition en dehors de tout exercice professionnel. En fait cependant il faudrait des circonstances tout à fait exceptionnelles pour que la réquisition judiciaire portât sur un docteur en médecine non exerçant, et en fait aussi cette disposition légale a bien rarement l'occasion de s'exercer, vis-à-vis des praticiens ordinaires.

Il est de règle en effet que l'autorité judiciaire choisisse d'avance ses médecins experts, et c'est faute de ceux-là seulement qu'elle aurait en cas d'urgence à s'adresser à des médecins non inscrits sur les listes des experts. En réalité, l'article 23 représente une mesure de nécessité éventuelle, destinée à empêcher qu'un refus unanime des médecins puisse entraver le cours de la justice comme le fait s'est produit à Rodez, il y a quelque vingt ans. Le droit de réquisition des médecins ne saurait s'appliquer qu'en matière criminelle, c'est-à-dire que la réquisition doit avoir pour objet la constatation ou la recherche d'un crime ou d'un délit. Elle n'est du reste valable que si elle émane d'un magistrat ayant qualité d'officier de police judiciaire : maire ou adjoint, commissaire de police, juge de paix, procureur de la République, juge d'instruction, président du tribunal correctionnel ou président de cour d'assises, dans certains cas les préfets et les officiers de gendarmerie. Par contre les sous-officiers de gendarmerie, les gendarmes, les garde-champêtres et les agents de police n'ont pas qualité pour réquisitionner un médecin.

Dans tous les cas la réquisition doit être formelle, et bien qu'aucun texte ne l'indique, on peut conseiller d'exiger une réquisition écrite formulant clairement et expressément les desiderata de l'autorité requérante. Il y a là une simple précaution pour éviter des ennuis ultérieurs, ne fut-ce qu'en matière d'honoraires.

En règle ordinaire c'est principalement pour les constatations de décès suspects que s'exercent les réquisitions. L'article 11 de la loi du 9 avril 1898 spécifie qu'en cas de refus des médecins voisins du théâtre de l'accident, le chef d'entreprise peut demander au juge de faire la désignation d'un médecin pour l'établissement d'un certificat de blessure. Mais il ne semble pas que pareille éventualité risque d'être fréquente.

L'autorité administrative n'a en aucun cas un droit spécial de réquisition vis-à-vis des médecins, mais ceux-ci restent soumis aux dispositions générales de la loi en ce qui concerne la réquisition des citoyens dans certains cas exceptionnels. L'article 13 de la loi du 3 mars 1822 sur la police sanitaire punit en effet d'un emprisonnement de quinze jours à trois mois tout individu qui aurait refusé d'obéir à des réquisitions d'urgence pour un service sanitaire avec, en outre, si l'individu est médecin l'interdiction d'un à cinq ans.

Il en est de même pour les cas d'accidents tumulte, inondations, incendies, ou autre calamités, etc., prévus par l'article 475 du Code pénal.

e. *Incapacité de recevoir des malades en traitement, des dons ou des legs.* — Elle est édictée par l'article 909 du Code civil. Cette disposition est basée sur une présomption de suggestion ou de captation, présomption juris et de jure, disent les légistes, qui ne peut être éliminée par aucune preuve contraire. Et il est bon qu'il en soit ainsi légalement pour la sauvegarde de l'honneur corporatif ; on saisit facilement quels abus naîtraient du jour ou ce texte serait abrogé.

Toutefois l'interdiction ne s'applique qu'aux dons et legs proprement dits ; elle n'exclut pas « les dispositions rénumératoires faites à titre particulier eu égard aux facultés du disposant et aux services rendus » ce qui veut dire en termes moins juridiques, qu'il n'est pas défendu au client de majorer les honoraires de son médecin, de son propre mouvement et dans une mesure convenable.

Elle ne s'applique pas non plus aux cas où le médecin est légalement héritier, ou même parent jusqu'au quatrième degré s'il n'y a pas d'héritier en ligne directe.

2° Les privilèges. — Les privilèges légaux du médecin sont surtout relatifs au paiement des honoraires dus par les clients.

Le *droit du médecin à faire payer ses soins,* n'est ni contesté ni contestable, mais en une certaine manière il constitue une sorte de privilège légal en ce sens que le docteur en médecine remplissant les conditions légales d'exercice de sa profession, est admis à en poursuivre judiciairement le règlement, tandis que pareille faculté est refusée par la jurisprudence à tous ceux qui exercent illégalement la médecine, empiriques, rebouteurs, somnambules, etc. Bien plus les engagements que ces derniers pourraient faire souscrire d'avance aux malades, sont nuls.

Les créances d'honoraires médicaux sont en outre privilégiées, par deux dispositions essentielles. L'article 11 de la loi sur l'exercice de la médecine étend en effet à deux ans la durée de la prescription des honoraires médicaux ; d'après la jurisprudence le délai commence à courir à dater de la dernière visite ou opération.

Enfin l'article 12 de la même loi déclare privilégiés les frais quelconques de la dernière maladie quelle qu'en ait été la terminaison, c'est-à-dire que la créance médicale pour la dernière maladie constitue une véritable hypothèque sur les meubles et subsidiairement sur les immeubles du malade, et une hypothèque qui prend rang avant celle des créanciers ayant un privilège spécial immobilier, mais après les frais funéraires.

Il est une disposition de la loi du 30 novembre 1892, qui peut passer à juste titre pour un privilège corporatif au moins autant que pour une garantie d'ordre public. C'est celle des articles 25 et 26 qui donne aux cours et tribunaux le droit de prononcer la suspension temporaire ou définitive des médecins condamnés à une peine afflictive et infamante ou à certaines peines correctionnelles. Le souci du législateur d'exclure de la profession médicale tous les indignes, est en effet l'un des éléments qui permettent de considérer l'exercice de la médecine comme une fonction de la plus haute importance sociale, et par là même privilégiée moralement plus encore que par les garanties d'ordre pécuniaire.

§ 4 — L'EXERCICE ILLÉGAL DE LA MÉDECINE

Le délit d'exercice illégal de la médecine prévu et puni par les articles 16, 17, 18 et 20 de la loi de 1892 est constitué par le fait « pour toute personne non munie d'un diplôme de docteur en médecine, de chirurgien dentiste ou de sage femme, de prendre part habituellement ou par une direction suivie au traitement des maladies ou des affections chirurgicales ainsi qu'à la pratique de l'art dentaire ou des accouchements, sauf le cas d'urgence avérée ». Il résulte de cette disposition que l'exercice illégal pour être punissable doit être un *délit d'habitude*, tel que le commettent couramment les rebouteurs, les somnambules, les guérisseurs de toute espèce et certains pharmaciens dont l'officine est plutôt un cabinet de consultation. Il sera plus longuement question de ces faits au chapitre qui traite de l'action syndicale.

Par dérogation expresse de la loi, les personnes qui agissent auprès des malades comme aides ou mandataires directs et surveillés du médecin ne tombent pas sous le coup des pénalités prescrites. Encore faut-il que ces personnes soient ou des élèves en médecine ou des garde-malades en quelque sorte professionnels. L'assistance réelle ou fictive d'un docteur en médecine auprès des personnes visées à l'article 16, et qui aurait pour but évident de les soustraire aux prescriptions de la loi, ne saurait les couvrir en aucun cas. Bien plus le paragraphe 2 de l'article 16, édicte que les personnes munies d'un titre régulier qui prêtent leur concours en ce cas tombent sous le coup de la loi : un docteur en médecine agissant de concert avec une somnambule commet donc le délit d'exercice illégal.

En matière d'exercice illégal la jurisprudence est très touffue. Néanmoins on peut dire que tous les modes de traitement : (chimiques (prescription de médicaments) opératoires, physio-thérapiques, (électriques, hydrothérapiques, etc.) ou psycho-thérapiques, constituent le délit s'ils sont habituellement répé-tés : « Les termes de l'article 16 n'excluent de la qualification légale aucun mode de traitement ». (Cassation 29 décembre 1900.)

CHAPITRE II

RESPONSABILITÉ PÉNALE ET CIVILE DES MÉDECINS

Le médecin n'est pas seulement responsable de ses actes professionnels devant sa propre conscience. Il peut comme tous les autres citoyens être appelé à en rendre compte en justice Mais, par la nature même de la profession, la responsabilité légale des médecins se trouve plus limitée que la responsabilité commune ; à défaut de textes spéciaux la jurisprudence en a fait une matière spéciale soumise à des règles particulières.

§ 1. — BASES LÉGALES DE LA RESPONSABILITÉ EN MATIÈRE DE DOMMAGES

L'article 1382 du code civil édicte ainsi le principe de la responsabilité civile : « Tout fait quelconque de l'homme qui cause à autrui un dommage oblige celui par la faute duquel il est arrivé à le réparer ».

Et l'article 1383, restreint la portée de cette responsabilité à une simple question de fait, exclusive de toute intention de nuire, en disant : Chacun est responsable du dommage qu'il a causé non seulement par son fait, mais encore par sa négligence ou par son imprudence... »

La sanction de la responsabilité civile, ou le mode normal de réparation du dommage, est constituée par le paiement de dommages intérêts ; d'autre part la mise en jeu de la responsabilité civile ne peut résulter que d'une action particulière de la partie lésée.

La responsabilité pénale par contre est d'ordre public ; elle ne s'applique qu'aux faits qualifiés crimes ou délits par la loi pénale, et c'est un principe de droit que l'un des éléments consti tutifs nécessaires au délit est l'intention délictueuse. Cependant par une dérogation expresse à cette règle générale ,le législateur a entendu punir certains faits délictueux,. où l'intention n'existe pas, mais seulement l'inattention. L'article 319 du Code pénal dit en effet : « Quiconque par maladresse, imprudence, inattention, négligence ou inobservation des règlements aura commis involontairement un homicide ou. en aura été involontairement la cause sera puni d'un emprisonnement de trois mois à deux ans et d'une amende de 50 à 600 francs », et l'article 320 : « s'il n'est résulté du défaut d'adresse ou de précaution que des blessures ou des coups le coupable sera puni de six jours à deux mois d'emprisonnement et d'une amende de 16 à 100 francs ou de l'une des peines seulement ».

On voit par là que les dommages atteignant les personnes directement dans leur corps peuvent donner lieu soit à une action purement civile, soit à une action purement criminelle, mais aussi simultanément à l'une et à l'autre. Il est bon à ce propos de rappeler qu'en droit l'action criminelle et l'action civile intentées pour un même fait ne sont pas nécessairement liées l'une à l'autre et que tel, acquitté au criminel, du chef d'homicide par imprudence peut néanmoins au civil être condamné à des dommages-intérêts vis-à-vis des ayant-droits de la victime.

§ 2 — Nature de la responsabilité proprement médicale

Dans l'exercice de sa profession le médecin plus que tout autre est susceptible d'être tenu pour la cause et l'agent de dommages corporels. Les interventions chirurgicales surtout comportent normalement des risques que les statistiques opératoires des Maîtres les plus réputés ne mettent que trop en lumière ; morts opératoires, infirmités ou déformations définitives peuvent être le résultat des actions les mieux conduites, à fortiori des actions imprudentes ou négligemment exécutées, Il est humain que les victimes où leurs ayant-droits crient au dommage et en demandent réparation.

D'autre part, lors même que d'une intervention il n'est à proprement parler résulté aucun dommage nouveau, si celle-ci ne réussit pas, et si le malade se trouve frustré dans ses espérances, il peut paraître légitime qu'invoquant une sorte de contrat tacite il rende le médecin responsable de son erreur prétendue et invoque en conséquence le principe de la réparation du dommage en quelque sorte négatif.

C'est là le principe de la responsabilité médicale dans certaines civilisations primitives ; et à prendre à la lettre les prescriptions des codes modernes, ce serait celui qui devrait servir de guide aujourd'hui encore aux tribunaux. Car en somme il n'est que trop facile dans un cas malheureux d'imputer à une maladresse, à une négligence ou à une imprudence du médecin tel ou tel accident. Ne suffit-il pas en effet de dire que celui-ci aurait pu ne pas se produire, pour que la conclusion immédiate soit « qu'il n'aurait pas du se produire. »

Et on pourrait soutenir non sans vraisemblance qu'un coup de bistouri qui sectionne une artère est une imprudence, que l'infection d'une plaie résulte d'une négligence, que des accidents d'intolérance médicamenteuse, ou la non guérison d'une maladie sont le résultat de l'ignorance du médecin. Cette thèse qui ramène purement et simplement au droit commun la responsabilité médicale est celle du public, et si elle ne se traduit pas toujours par des poursuites, celles-ci n'en tendent pas moins à devenir de plus en plus fréquentes.

De son côté le corps médical ne saurait manquer d'émettre les objections de fait qui font de la responsabilité des médecins quoi qu'on puisse dire, une responsabilité spéciale en raison des conditions mêmes dans lesquelles s'exerce l'art médical.

Ces objections peuvent être classées sous trois chefs principaux :

1° Quelles que soient l'étendue et la portée des connaissances scientifiques sur lesquelles est basée la médecine, il reste toujours dans la pratique de chaque cas particulier un nombre considérable et d'ailleurs indéterminé d'inconnues, d'où résultent les risques et les aléas de la pratique, risques dont le monde des malades est d'ailleurs pleinement conscient, et qu'il ne saurait méconnaître sans mauvaise foi.

2° La notion de l'imprudence de la maladresse ou de l'ignorance médicale, est une notion toute relative et personnelle qui ne saurait en tout cas être pleinement appréciée que par des gens compétents en la matière. En outre l'appréciation des juges incompétents manque de points de comparaison puisqu'on ne saurait raisonnablement demander à tous les médecins une maîtrise incontestable.

3° En pratique la crainte des conséquences judiciaires d'une intervention malheureuse est de nature à paralyser absolument l'action du médecin ; il n'y aurait pas de médecine possible et surtout pas de chirurgie possible au cas où les règles de la responsabilité civile et pénale seraient strictement appliquées aux médecins.

La doctrine a trouvé son expression, quelque peu outrancière dans le vœu émis par l'Académie de médecine en 1834, sous forme d'addition à un projet de loi : « Les médecins et chirurgiens ne sont pas responsables des erreurs qu'ils pourraient commettre de bonne foi dans l'exercice de leur art. Les articles 1382 et 1383 du Code civil ne leur sont pas applicables dans ces cas ».

Ce ne sont là que des affirmations de principe contradictoires et sur leur application le dernier mot appartient aux juges appelés à solutionner les conflits. Comme on pouvait s'y attendre en une matière aussi discutable la jurisprudence de la responsabilité médicale est volontiers flottante. Elle a subi et subit encore une évolution assez remarquable dans le sens d'une intrusion de plus en plus marquée des juges et des juristes dans le domaine proprement médical, évolution dont il n'est pas inutile d'indiquer les principales étapes.

Avant la Révolution quelques cours de justice, notamment le Parlement de Bordeaux (9 avril 1710 et 6 juin 1714) avaient rendu des arrêts consacrant l'irresponsabilité des médecins, ce qu'un jurisconsulte du temps justifiait d'une maxime que les clients devraient bien méditer : « quia œgrotum sibi debet imputare, cur talem médicum elegerit (Brillon, *Dictionnaire des arrêts* 1727, v° chirurgien). D'autres arrêts du reste contredisent les précédents.

La jurisprudence moderne trouve son expression en 1835 dans
le réquisitoire du Procureur général Dupin : « Il ne s'agit pas
» dit-il de savoir si tel traitement a été ordonné à propos ou
» mal à propos, si telle opération était ou non indispensable
» s'il y a imprudence ou non à la hasarder, adresse ou malhabi-
» leté à l'exécuter... Ce sont là des questions scientifiques à
» débattre entre docteurs et qui ne peuvent pas constituer des
» cas de responsabilité civile ni tomber sous l'examen des tri-
» bunaux. Mais du moment que les faits reprochés aux médecins
» sortent de la classe de ceux qui, par leur nature sont exclusive-
» ment réservés aux doutes et aux discussions de la science, du
» moment qu'ils se compliquent de négligence, de légèreté ou
» d'ignorance de choses qu'on devrait nécessairement savoir,
» la responsabilité de droit commun est encourue et la compé-
» tence de la justice est ouverte. »

La doctrine du procureur général Dupin définit ainsi assez
nettement la « faute lourde », mieux précisée encore par les
termes d'un jugement du tribunal correctionnel de la Seine
(21 juillet 1907) : « L'inobservation des règles générales de prudence et de bon sens auxquelles est soumis l'exercice de toute
profession, la négligence accentuée, l'inattention grave, l'impéritie inconciliable avec l'obtention du diplôme exigé du
médecin. »

Toutefois le domaine de la faute lourde ainsi définie, est
susceptible de s'étendre dans de larges limites, sous l'influence
de plusieurs facteurs qui sont la poussée de l'opinion publique
en vertu de la doctrine simpliste exposée plus haut, et aussi
parce qu'au fur et à mesure des progrès de la médecine, le
caractère de quasi-nécessité universelle de certaines pratiques
étant de plus en plus admis par le public, leur abstention sera
certainement reprochée au médecin. Il est curieux à ce point de
vue de mentionner une doctrine très large de la responsabilité
médicale qui tend à donner au juge l'appréciation de la conduite
proprement médicale du médecin. Elle est exposée dans la thèse
de doctorat en droit de M. Bru soutenue à Toulouse en 1911 et
résumée ainsi : « L'homme de l'art n'est tenu que d'une obligation d'ordre général, il doit se comporter comme le ferait à sa

place un praticien expérimenté et consciencieux. Dans l'exercice de son ministère le médecin n'est lié que par les règles de la science et lorsqu'il peut être considéré comme ayant observé les principes de son art il est affranchi de toute responsabilité.

Cette doctrine n'a point été consacrée par la jurisprudence. Celle-ci s'en tient au principe de la faute lourde. Mais comme il s'agit d'un principe très général et somme toute assez vague une courte revue des cas concrets de la jurisprudence est nécessaire.

§ 3 — LA FAUTE LOURDE D'ORDRE MÉDICAL

1º Erreurs dans la rédaction des ordonnances. — Le médecin est responsable des accidents qui peuvent résulter d'erreurs de prescription soit que l'erreur porte sur la dose, soit qu'elle concerne le mode d'administration. On admet trop généralement dans certains milieux que l'erreur du médecin peut être en quelque sorte couverte par celle du pharmacien, si celui-ci exécute l'ordonnance défectueuse. En fait la responsabilité peut être doublée, mais elle n'en subsiste pas moins. Par contre un médecin qui a fait une ordonnance correcte ne peut être tenu de surveiller lui-même l'absorption d'un remède même toxique (tribunal de saint-Étienne).

Les accidents résultant d'une susceptibilité spéciale du malade n'engagent pas la responsabilité du médecin (tribunal de la Seine).

Un décret du 24 septembre 1916 a réglementé de façon étroite la vente de certains médicaments toxiques, en particulier des dérivés de l'opium, dans un but de prophylaxie sociale. Ce sont les méfaits indéniables de l'accroissement des toxicomanies, principalement du morphinisme et de la cocaïnomanie qui inspirent ces mesures souvent draconiennes, et quelquefois gênantes dans le pratique médicale.

Les pharmaciens ne doivent délivrer les substances visées que sur ordonnance médicale régulière mentionnant la date, le nom et l'adresse du médecin, et contenant les doses nécessaires pour sept jours au plus. C'est donc la responsabilité du pharmacien qui est engagée, non celle du médecin, le premier devant refuser d'exécuter toute ordonnance non conforme aux prescriptions du décret. Cependant il apparaît bien que la responsabilité du médecin rédacteur de l'ordonnance irrégulière pourrait être soulevée en même temps que celle du pharmacien, si l'exécution de cette ordonnance venait à être considérée par des gens autorisés comme une complaisance destinée à favoriser une toxicomanie.

Le décret fait confiance au Corps médical, puisqu'il permet aux médecins de prendre chez les pharmaciens les substances du tableau B qu'ils doivent employer eux-mêmes dans leur pratique. Il est évident qu'un médecin qui abuserait de cette latitude pour se faire le fournisseur d'un toxicomane, tomberait sous le coup des peines prévues pour le commerce illicite des substances vénéneuses.

2° Transmission de maladies contagieuses. — En dehors des cas d'inoculation volontaire d'une maladie contagieuse qui constituent moins une faute professionnelle qu'un crime de droit commun, la transmission involontaire d'une maladie de ce genre peut constituer une faute lourde médicale. Encore faut-il plusieurs conditions : que le rôle du médecin comme agent vecteur du contage, soit absolument certain, que la contagion résulte de l'oubli ou de la négligence bien caractérisée des précautions élémentaires, qu'en dehors du médecin elle n'eut eu aucune chance de se produire.

Dans de telles conditions le médecin ne peut pas être incriminé pour la transmission des maladies épidémiques, les précautions les plus minutieuses ne mettant pas toujours à l'abri d'un transport de contage comme trop de médecins en font la facile expérience sur leur propre famille. Mais en matière de maladies seulement transmissibles par inoculation comme la syphilis, l'impéritie du médecin ou son imprudence peuvent jouer un rôle certain. Ainsi a jugé le tribunal de Brive en condamnant une sage femme qui avait transmis la syphilis à plusieurs accouchées par un chancre du doigt dont elle ne s'était pas autrement inquiétée. (28 mars 1874.)

En 1890 le tribunal de Lorient a condamné une autre sage femme qui faisait preuve d'une négligence extraordinaire, et de l'oubli de la propreté la plus élémentaire et avait ainsi infecté de septicémie puerpuérale un certain nombre d'accouchées dont plusieurs succombèrent. En pareil cas un médecin eut été condamné de même, et probablement d'une façon encore plus sévère.

3o Erreurs de diagnostic et de thérapeutique. — Ce genre d'erreur ne peut guère engager la responsabilité des médecins, car comme dit le tribunal de Valence (20 mars 1898 : « les médecins ne sont pas infaillibles et ne se donnent pas pour tels, et quand un malade se confie à eux, il est toujours entendu entre eux et lui qu'il doit leur être permis d'être induits en erreur par suite de l'insuffisance inévitable de leur art ; que cette erreur et l'insuccès de leurs traitements ne peuvent avoir pour résultat d'engager leur responsabilité si ce n'est dans le cas où ils se sont rendus coupables d'imprudence, de légèreté, de négligence ou d'ignorance manifestes ».

Il n'en est pas moins vrai que dans quelques cas, les tribunaux peuvent, à dire d'experts, considérer une thérapeutique comme particulièrement imprudente, tel le tribunal du Puy qui, le 7 décembre 1911 condamnait un oculiste qui par des applications de nitrate d'argent avait produit chez son client des ulcérations, de la cornée, et « commis une faute en ne prenant pas les précautions qu'exige l'application d'un traitement dangereux ».

§ 4 — LA FAUTE LOURDE D'ORDRE CHIRURGICAL

Les sujets de mécontentement des malades, par la facilité d'attribuer au fait de l'opérateur tous les mécomptes que peut donner une intervention, sont plus fréquents en chirurgie qu'en médecine. Aussi les plaintes sont-elles plus fréquentes et tendent-elles à se multiplier.

1° Fautes techniques. — Plus qu'en médecine interne on voit apparaître des poursuites fondées sur des griefs d'ordre exclusivement scientifique, tendant à discuter après coup les indications, la technique, voire l'habileté opératoire des chirurgiens. Il y a là un danger qui deviendrait rapidement menaçant pour la pratique chirurgicale si les tribunaux se laissaient aller à trancher des questions techniques. Heureusement jusqu'à présent quelques tentatives retentissantes de ce genre se sont vu réformer par les tribunaux d'appel.

La faute purement technique n'est pas du domaine juridique. Comme le dit un arrêt de la cour de Besançon : Attendu que l'expertise demandée, tend à établir des faits appartenant au domaine de la science. Que cette mesure sollicitée aurait pour résultat d'amener les juges à examiner des théories ou des méthodes chirurgicales.

Attendu qu'il est de principe que le juge doit en dehors de toute question technique apprécier uniquement la faute dérivant des faits qui attestent une imprudence ou une négligence contraires aux règles du bon sens à l'abri de toute discussion scientifique. »... les juges doivent même poser la question préalable.

C'est ce que n'ont pas fait le tribunal de la Seine en décidant « que le chloroforme, agent dangereux ne doit être employé que dans les opérations les plus graves, ou la force de la douleur est de nature à vaincre la force physique du malade et ou l'immobilité est une condition essentielle du succès » et le tribunal de Chateau Thierry (1906) disant « que ce n'est que dans les cas d'urgence extrême que le médecin de sa propre autorité doit procéder à l'anesthésie du malade ». Ces étranges prétentions ont du reste été réformées en appel, sans quoi comme l'a dit la Cour d'Amiens « une telle limitation priverait les blessés atteints d'affections graves, nécessitant l'intervention du chirurgien du soulagement que leur procure l'anesthésie.

2° Imprudences et négligences opératoires — Il est de ces imprudences ou de ces négligences qui n'ayant rien à voir avec des discussions scientifiques tombent sous le seul bon sens. Celles-là engagent la responsabilité du chirurgien.

L'abandon dans la cavité abdominale et plus généralement dans un foyer opératoire d'instruments ou de compressess constitue une des fautes lourdes les mieux caractérisées. A cela rien à dire, mais encore conviendrait-il toujours de rechercher la preuve certaine de la culpabilité du chirurgien et de voir si le malade a souffert un préjudice réel. Le tribunal de la Seine en 1901 ne tint point le moindre compte de ces deux données pourtant essentielles ; son jugement qui mettait gravement en cause un chirurgien distingué, lequel par surcroît avait sauvé la vie à sa malade du propre aveu de celle-ci, fut réformé en appel au grand soulagement du corps médical.

Les accidents gangreneux résultant d'appareils trop serrés ne constituent une faute lourde que si comme dans un cas tranché par le tribunal de Nîmes, le médecin commet l'imprudence de laisser l'appareil en place malgré les instances et les souffrances du malade.

La brûlure produite par l'inflammation d'alcool laissé imprudemment sur un champ opératoire au contact d'un thermocautère constitue une imprudence et une faute lourde (tribunal de la Seine 1912.) Enfin il n'est pas besoin d'insister pour faire comprendre qu'un chirurgien opérant en état d'ivresse commet une faute lourde (tribunal de Douai 1882).

Ces cas d'espèce suffisent pour montrer le genre d'imprudences ou de négligences qui engagent la responsabilité du chirurgien.

3° Imprudences d'ordre obstétrical. — C'est dans cette matière qu'on rencontre les espèces les plus extraordinaires. Couper un bras procident à la vulve pour faciliter un accouchement est une imprudence un peu vive qui fit condamner son auteur en 1825, ce qui n'empêcha pas un autre praticien de l'imiter en 1881. Tous deux furent naturellement condamnés.

Par contre un arrêt de la Cour de Paris réformant le jugement qui avait condamné un médecin coupable d'avoir perforé la vessie au cours d'une embryotomie, fait état d'un facteur primordial en matière d'obstétrique : l'urgence qui peut excuser l'inexpérience de l'accoucheur et même une instrumentation défectueuse.

§ 5 — LA FAUTE LOURDE DE PHYSIOTHÉRAPIE

La physiothérapie jouit actuellement auprès du public d'une vogue qui a peut-être pour fondement la croyance que ses méthodes ont une base plus scientifique que la chimiothérapie. Cependant si par le rajeunissement de pratiques vénérables comme l'hydrothérapie elle ne fait guère courir de dangers aux patients, il n'en est pas de même quand elle s'adresse à des méthodes nouvelles comme la radiothérapie. Les radiologistes ont appris à leurs dépens le danger très réel des radiodermites, mais les clients n'en ont pas pris volontiers leur parti et les actions en dommages-intérêts risquent d'autant plus de se multiplier à ce sujet que la jurisprudence a montré dans quelques cas spéciaux une tendance à élargir le principe de la faute lourde.

En effet si un certain nombre de jugements établissent que la radiodermite n'engage la responsabilité du médecin qu'autant qu'on peut relever contre lui des imprudences ou des négligences manifestes, absolument comme dans l'application de tous les autres traitements, cependant les juges semblent vouloir se réserver l'appréciation des indications dans certains cas. Ainsi la cour de Paris (22 janvier 1913) établit que le médecin engage sa responsabilité par des interventions radiothérapiques faites dans un but uniquement esthétique. Il s'agissait de brûlures de la face consécutives à un traitement radiothérapique épilatoire. L'arrêt dit : « Si malgré cet inconvénient redoutable (la » radiodermite) le médecin ne doit pás hésiter à appliquer ce » traitement lorsque la santé du malade l'exige, et si on ne peut » le rendre responsable d'accidents qu'il pouvait prévoir, mais » qu'il a tout fait pour prévenir, il n'en est pas de même lorsque, » comme dans l'espèce il se trouve en présence non pas d'un » mal à guérir, mais d'une simple imperfection physique à faire » disparaître ou à dissimuler, que dans ce cas ni l'intérêt de la

» science, ni l'intérêt du malade n'exigent que pour un si minime
» résultat on risque, sinon de le faire mourir, tout au moins de
» changer son imperfection en un mal véritable ou de l'aggraver ».

On voit tout de suite la portée d'un tel arrêt qui pourrait
s'étendre à des interventions d'une autre nature, le caractère
pathologique ou simplement inesthétique de certaines diffor-
mités pouvant quelquefois prêter à discussion.

Une autre tendance juridique aussi importante sinon plus
que la précédente est celle qu'exprime un jugement du
tribunal de la Seine (8 mars 1901) qui condamne un médecin
pour radiodermite consécutive à des séances non de radiothérapie mais simplement de radiographie avec cet attendu :
« la faute grave et même la faute simple n'est pas nécessaire
» pour engager la responsabilité du docteur X. En effet
» celui-ci a agi non comme un médecin, mais comme un
» industriel d'un ordre particulier responsable non seulement
» de la faute légère mais d'après les principes généraux du
» droit de tout fait causant à autrui un préjudice. »

On peut à bon droit trouver singulière une doctrine qui
assimile à une photographie banale un moyen d'exploration
médicale aussi répandu et aussi utile que la radiographie.

§ 6 — Conclusions pratiques

On voit par ce qui précède que dans l'exercice de sa profession
et en ce qui concerne la responsabilité civile et pénale de ses
actes professionnels, la jurisprudence reconnaît au médecin
une manière de privilège, étant admis du reste que ce privilège, si
privilège il y a au sens propre du mot, relève uniquement de
la nature propre de sa profession et des nécessités sociales.

Toutefois du fait que la jurisprudence n'est pas fixée ne
varietur, et du fait aussi des tendances du public manifestées
par le nombre croissant des actions intentées aux médecins,
comme nul n'est sûr d'être toujours à l'abri de pareilles revendications, il importe d'indiquer un moyen pratique d'en atté-
nuer les inconvénients de toutes sortes sur lesquels point n'est
besoin d'insister.

Il n'existe aucun moyen légal d'éluder la responsabilité pénale ou civile d'un acte médical. La précaution qui consiste à faire prendre au malade l'engagement écrit de renoncer à toute revendication en cas d'accident ne peut avoir aucun effet juridique : pareil engagement est nul en droit.

Cependant, dans plusieurs arrêts, le fait de ne pas avoir averti au préalable le malade de certaines conséquences possibles d'une intervention, a été retenu dans les motifs de la condamnation. Il peut donc être utile, sinon pour empêcher des poursuites, au moins comme moyen éventuel de défense, de demander dans certains cas au malade une reconnaissance écrite indiquant expressément qu'il a été dûment averti des dangers à courir.

Pareille précaution serait certainement de mise préalablement aux interventions faites dans un but esthétique. Mais malgré l'avis du tribunal de Château-Thierry, il serait insensé de la mettre en pratique pour toutes les anesthésies chirurgicales, puisque comme l'a reconnu la cour d'Amiens « l'impressionnabilité et son véritable danger seraient augmentés si on prévenait le malade de tous les dangers médiats ou immédiats auxquels peut l'exposer hypothétiquement d'ailleurs l'emploi de l'anesthésie ».

La solution consiste dans l'assurance que consentent certaines compagnies ou certaines mutuelles en garantie de la responsabilité civile. On ne saurait trop recommander cette précaution aux médecins qui débutent dans la chirurgie ou la radiothérapie. A coup sûr l'assurance n'apporte aucune garantie contre la responsabilité pénale du reste rarement engagée ; elle ne préserve pas non plus des inconvénients moraux qui ne sont que trop souvent la suite même d'actions judiciaires terminées par une mise hors de cause. A tout le moins elle garantit le côté matériel qui a son importance, les dommages-intérêts pouvant être fort élevés.

Bien entendu tout ce qui vient d'être dit dans ce chapitre ne s'applique qu'à la responsabilité professionnelle, à l'exclusion de toute intention de nuire. Si celle-ci existait, si le médecin usait des facilités que lui donne sa profession, et de la confiance des malades pour commettre des crimes ou des délits de droit commun, sa qualité de médecin constituerait sinon en droit du moins en fait une circonstance aggravante. Celle-ci est expressé ment prévue par l'article 317, C. P. qui élève les peines encourues pour le crime d'avortement si le coupable est un médecin.

Les autres cas dans lesquels en droit commun le médecin encourt une responsabilité propre comme le secret professionnel ou la rédaction des certificats seront traités dans des chapitres spéciaux.

Il est du reste tout à l'honneur du corps médical pris dans son ensemble de voir que si le public tend à mettre en jeu de plus en plus sa responsabilité civile, du moins les médecins constituent une des professions qui offrent le plus faible taux de criminalité.

LIVRE II

LA CLIENTÈLE MÉDICALE

CHAPITRE PREMIER

RÈGLES GÉNÉRALES DE LA CLIENTÈLE PRIVÉE

La possession du diplôme de docteur en médecine n'implique pas nécessairement l'exercice professionnel, hors bien entendu la nécessité urgente visée par l'article 13 de la loi du 3 mars 1822 (page 17).

Mais du moment que le docteur en médecine exerce sa profession, il adhère par là même en dehors de toute obligation légale, à des règles de conduite, à une certaine morale professionnelle. Les fondements n'en sont point dans un code écrit ; et elle ne comporte point en règle générale de sanctions légales ; elle procède d'une simple tradition professionnelle et ne relève que de la conscience de chacun. C'est elle qui fait l'honneur et la dignité du corps médical. C'est elle aussi qui justifie la confiance du malade en son médecin, confiance sans laquelle l'exercice de la médecine au lieu de constituer un art noble entre tous ne serait bientôt plus qu'une industrie dangereuse.

Certes l'exercice de la médecine implique chez celui qui s'y livre l'existence de certaines qualités morales et même de certaines vertus sur lesquelles on pourrait abondamment discuter, et on ne s'en est pas fait faute. Mais un précis de déontologie n'est pas un livre de morale et au surplus c'est par l'exemple des anciens de la profession, par la pratique des Maîtres que l'élève doit contracter la tenue morale nécessaire. La seuls condition préalable pour comprendre et pratiquer la déontologie, celle que le malade est en droit d'exiger de son médecin c'est d'être un honnête homme au sens le plus large et le plus compréhensif du mot. Un médecin malhonnête fût-il le plus habile et le plus savant des praticiens est dans un certain sens plus qu'un malfaiteur ; le droit commun ne permet qu'assez rarement de l'atteindre, et trop souvent il peut tirer de sa malhonnêteté un profit matériel. Tout au moins mérite-t-il le mépris de ses confrères et l'opprobre des honnêtes gens.

§ 1 — LE PRINCIPE DU LIBRE CHOIX RÉCIPROQUE

Le malade est libre absolument de choisir son médecin. Cette règle découle tout naturellement de la nécessité de la confiance ; elle s'applique donc étroitement par la force des choses au cas de la clientèle ordinaire, celle des malades qui peuvent isolément et en dehors de toute contrainte sociale donner leur confiance à qui paraît la mériter. Elle ne devrait dans la pratique des autres genres de clientèle dont il sera parlé plus loin, subir que des exception rares nécessitées par certaines obligations d'ordre social.

Le praticien pour constituer sa clientèle et pour se l'attacher ensuite, doit donc essayer d'inspirer confiance. Pour y parvenir la tradition professionnelle lui interdit certains moyens que le public tolère et encourage même, mais qui ne sont pas d'une honnêteté rigoureuse, en ce sens que dans les éléments destinés à inspirer confiance ils introduisent un élément de tromperie plus ou moins patente, et faussent ainsi dans son principe le libre choix.

Honnêtement, le médecin ne doit compter que sur son savoir professionnel, et sur l'ensemble des qualités difficiles à définir qui constituent le savoir faire : la douceur, l'affabilité et l'attention auprès des malades, l'art de parler dans chaque cas le langage qui convient, de dire les vérité dures et les mensonges consolateurs.

Tout cela à la vérité ne constitue pas un ensemble qui s'impose dès l'abord. Il y faut du temps, de la patience et si des circonstances heureuses peuvent lui venir en aide, combien d'embûches sèment le chemin du débutant Qu'il cherche à se faire valoir par avance auprès de ses futurs clients, que ses proches, ses amis, voire quelques uns des clients que le hasard amène à sa porte, aillent chantant ses louanges par la ville ou la campagne ; il faudrait vraiment l'âme d'un puritain farouche de la déontologie pour s'en alarmer Tout au plus peut-on sourire de certaines exagérations.

Ce sont là pratiques innocentes de *réclame licite* et d'autant plus honorable qu'elle se fait souvent sinon à l'insu du médecin du moins pour une grande part en dehors de lui Le secret de certaines réputations médicales reste parfois impénétrable même à ses bénéficiaires

L'habitude qui s'introduit de plus en plus dans certains milieux médicaux de publier dans la presse politique le compte rendu de communications aux Académies et aux sociétés savantes, ne saurait non plus passer pour illicite, ni même pour blâmable

Le mot de Trousseau « si je reste un mois sans publier ma clientèle diminue », n'est peut-être pas plus authentique que la plupart des mots historiques En tout cas il reste vrai dans une certaine mesure, et de cette réclame on ne peut dire que deux choses pour en faire à toute force une faute vénielle : c'est qu'elle est parfois un peu tapageuse et qu'elle n'est pas permise à tout le monde

La réclame illicite, celle que condamnent également la déontologie traditionnelle et l'honnêteté commune c'est celle qui tend à fausser le principe moral du libre choix.

L'abaissement des honoraires proclamé discrètement ou à son de trompe est comme on le verra plus loin une faute corporative, mais c'est aussi un moyen malhonnête d'agir sur l'esprit du malade La distribution de prospectus, l'usage des rabatteurs payés, l'insertion dans les journaux d'annonces ou d'articles où la réclame se dissimule plus ou moins, constituent un procédé déshonnête et déshonorant au sens strict parce qu'il consiste dans des promesses fermes alors qu'honnêtement le médecin ne peut en faire que de conditionnelles Surtout il est profondément blâmable en ce qu'il est le moyen favori employé par tous les forbans et les exploiteurs de la crédulité publique En l'employant à quelque degré le médecin qui même se réserverait d'agir honnêtement par la suite vis-à-vis des clients racolés, se ravale au niveau des fripons et mérite de partager avec eux le mépris de ses confrères

Le libre choix est du reste réciproque En droit strict le médecin est libre d'accorder ou de refuser ses soins comme il lui plait L'humanité comme aussi le souci de la dignité professionnelle lui font néanmoins un devoir de ne pas se refuser à intervenir dans toutes les circonstances d'urgence, quand son abstention quel qu'en soit le motif, risque d'avoir de graves conséquences Et à ce devoir il n'est pas de médecin qui se dérobe.

§ 2 — LE CONTRAT TACITE DE SOINS

Du moment qu'un médecin se rendant à l'appel du malade qui l'a choisi accepte de lui donner ses soins, il s'établit entre eux ipso-facto comme un contrat tacite avec obligations réciproques : on verra plus loin (ch. IV) la nature des obligations des clients. Le médecin s'engage :

1º A traiter son malade en médecin honnête
2º A lui continuer ses soins tant qu'ils seront nécessaires

1º Le sens de l'honnêteté proprement professionnelle. — L'honnêteté professionnelle du médecin n'est qu'un cas particulier de l'honnêteté tout court qui prescrit de répondre strictement à la confiance témoignée Or auprès du malade, pour celui-ci et pour son entourage le médecin est l'homme qui sait et qui peut agir Il a donc à renseigner et à agir.

Le médecin sait et renseigne. En effet le médecin, son diagnostic fait, connaît par avance l'évolution probable de la maladie, ses dangers éventuels, les risques et les chances des interventions médicales ou chirurgicales, et sur cela théoriquement du moins l'intéressé qui est le malade a le droit d'être renseigné et il le demande

Dans quelle mesure le médecin doit-il satisfaire cette curiosité et comment ? c'est ce qu'il n'est pas possible d'énoncer en quelques lois précises On peut seulement indiquer des principes directeurs

Il faut admettre que sauf les cas de démence, d'état confusionnel transitoire ou de perte de connaissance, la liberté du malade d'accepter ou de refuser telle ou telle thérapeutique doit rester entière Et au cas des exceptions précitées où il ne saurait se décider lui même, le pouvoir de décision passe aux proches ou aux ayant-droits. Or il est bien évident que la décision ne peut être valablement prise qu'en connaissance de cause, c'est-à-dire que sur le pronostic et la thérapeutique, le médecin doit dire toute la vérité sinon au malade lui-même, du moins aux proches intéressés et en quelque manière responsables.

Le principe restant posé dans sa généralité la question se pose de savoir dans chaque cas particulier ,qui du malade ou de l'entourage doit être totalement ou partiellement averti, et cette question ne comporte pas de réponse générale. C'est affaire de jugement, de savoir faire et de délicatesse ; Mais quand il y a nécessité de mentir au malade ,d'entretenir ou de faire naître les illusions d'un malheureux incurable, il est nécessaire que quelqu'un de l'entourage dont le choix appartiendra au médecin soit mis au courant de toute la vérité.

Le diagnostic est toujours demandé au médecin; celui-ci ne doit le donner dans certains cas qu'après avoir mûrement posé le pour et le contre, les avantages et les inconvénients de la révélation. Mais presque toujours sauf inconvénient capital d'ordre moral, et sauf si le diagnostic implique un pronostic fatal, le malade lui-même doit être mis au courant formellement quand la révélation comme c'est le cas pour la tuberculose au début où la syphilis, est le seul moyen efficace d'obtenir la constance des efforts thérapeutiques. C'est dans la manière de faire les révélations pénibles que le savoir-faire du médecin trouve à s'exercer.

Le médecin doit agir par conseils ou par intervention personnelle, et dans son action, il ne doit avoir d'autre guide que l'intérêt du malade confié à ses soins. Le précepte, semble-t-il, découle si naturellement de la nature même des choses qu'il ne devrait pas même avoir besoin d'être formulé.

De fait, c'est par sa seule acceptation et son application habituelle que le médecin honnête se distingue du forban, et s'il était vraiment nécessaire de rappeler sa nécessité à ceux qui vont entrer dans la carrière, c'est que la dignité de la profession commencerait d'être en péril.

Les choses n'en sont point là, et à coup sûr à chaque pas fait plus avant dans ses études, au contact de ses anciens et des Maîtres, l'étudiant ne peut que se pénétrer presque inconsciemment de cette prescription fondamentale, que nul ne songerait à discuter et dont se couvrent comme d'un masque ceux-là même pour qui l'intérêt personnel immédiat commande l'exploitation sans scrupule du malade.

Cependant, on ne peut s'empêcher de considérer que tout en restant intangible dans son essence le principe « du seul intérêt du malade » tend à perdre de ses rigueurs, et que trop de médecins se laissent aller à des compromissions avec lui, tantôt d'une façon occulte et comme honteuse, tantôt et c'est plus grave en essayant de couvrir publiquement du manteau de la solidarité professionnelle des pratiques qui ne sont rien moins en définitive que des tromperies et des abus vis-à-vis du client, ou qui le deviennent facilement.

Conseiller ou entreprendre des interventions qu'on sait d'une utilité discutable, est une faute grave, plus qu'un abus de confiance, en raison des risques encourus. Prescrire de préférence des médicaments sur lesquels on a un bénéfice, c'est-à-dire faire le « compérage pharmaceutique par les médicaments à remise », est une pratique honteuse ; nul n'en doute et la preuve en est que ceux qui s'y adonnent ne s'en vantent guère et n'oseraient l'avouer à leurs clients.

Mais dès lors que ceci est admis, il est impossible de considérer comme tout à fait innocente l'exploitation par des groupes médicaux, de certains médicaments destinés à rapporter des bénéfices à une caisse de prévoyance ou de retraites. Les intentions sont pures à n'en pas douter. Mais la pratique montre que fatalement beaucoup d'adhérents en viennent par entraînement à prescrire sans utilité réelle et par simple esprit commercial les médicaments dont ils sont actionnaires, c'est-à-dire en somme propriétaires.

Que la chose puisse se justifier par beaucoup de bonnes raisons, que la qualité et le nombre des adhérents garantisse la moralité de l'entreprise, c'est possible encore que pas très sûr. Ce qui est certain, c'est qu'il y a là en dehors de toute appréciation morale un danger pour la dignité professionnelle. Sans doute le public ne paraît pas y avoir beaucoup pris garde ; peut-être les idées généralement répandues sont-elles conformes à cette conception commerciale de la médecine. Mais ce qui est justement à craindre c'est qu'on n'en vienne à considérer la médecine à l'égal d'un commerce quelconque. Ce jour-là les médecins ne seront plus considérés et pour des raisons qui seront dites plus loin, moins ils seront considérés et moins ils seront payés.

Ceci pour conclure que le jeune médecin pour sa dignité propre et pour celle de la corporation dont il fait partie, doit se garder de toute compromission avec le principe du « seul intérêt du malade ». En cette matière du reste il existe deux critères toujours applicables et qui sont les suivants :

1° La conduite d'un médecin vis-à-vis d'un malade doit toujours pouvoir être justifiée devant ses pairs ; pratiquement c'est l'obligation étroite de ne pas se soustraire à une demande de consultation avec un ou plusieurs confrères, sous réserve de l'honorabilité de ces derniers.

2° Le médecin doit pouvoir en toute conscience donner aux malades des raisons uniquement médicales de sa conduite. S'il existe dans ses motifs un élément non médical qui ne puisse être dit, cette conduite n'est pas correcte.

Ces règles s'appliquent non seulement aux actes thérapeutiques, mais aussi aux procédés de recherche, en tant qu'ils constituent un facteur de trouble pour le malade. L'expérimentation *in anima nobili*, qu'il s'agis e d'essayer des thérapeutiques nouvelles ou de rechercher des réactions biologiques est nécessaire pour le progrès de la médecine, et à tout prendre il apparaît bien que pour les premiers sujets au moins, ce n'est pas l'intérêt du malade lui-même qui est visé, mais bien un intérêt plus général. Il ne peut en être autrement mais, ici encore cette

Pratique pour être correcte au point de vue moral et professionnel doit s'inspirer sinon du principe du seul intérêt du malade, du moins en même temps que du principe de l'intérêt général de l'adage plus modeste, mais impérieux du « primo non nocere ». Et on voit pour l'application de ces règles que l'expérimentation in anima nobili n'est autorisée que pour certains hommes, dans certains milieux, et avec certaines précautions notamment d'avoir été précédée d'essais in anima vili ; Dans ces conditions elle n'appartient pas au praticien ordinaire. Celui-ci n'a que le droit d'appliquer des médicaments nouveaux ou des procédés nouveaux de recherches préalablement introduits dans la pratique par quelqu'un faisant autorité, et il a le devoir strict de ne le faire qu'autant qu'il a pu se rendre un compte exact et consciencieux de la valeur des travaux publiés. Pour le praticien, soucieux des intérêts de sa clientèle, la crainte des emballements thérapeutiques est souvent le commencement de la sagesse.

2° La continuité des soins. — C'est un devoir strict pour le médecin de continuer ses soins aussi longtemps qu'ils sont nécessaires ; telle est la seconde obligation qui découle du contrat tacite défini plus haut.

Cependant si l'abandon d'un malade est en thèse générale une faute professionnelle, il importe de faire sur ce point des divisions et des restrictions.

Il ne peut y avoir abandon au sens propre du mot que si l'éloignement du médecin laisse le malade absolument privé de soins par l'absence de tout autre confrère. Le médecin qui, pour des raisons dont il est seul juge, prie son malade de s'adresser dorénavant à un autre, ou qui devant s'absenter avertit ses malades d'aller quérir quelque autre confrère, agit dans la plénitude de son droit et ne peut en courir aucun reproche.

L'abandon n'est encore une faute que si en absence de tout autre confrère le départ du médecin doit nécessairement entraîner une privation de soins dangereuse pour le malade. Il y a lieu en effet de distinguer les malades à ce point de vue en aigus et chroniques. Abandonner un typhique, un pneumonique, un urémique, une femme en couches ou un opéré récent est une faute grave, et dont les annales médicales ne contiennent heureusement que de rarissimes exemples. Abandonner un chronique pour qui la médecine ne peut avoir que de vagues palliatifs, constitue peut-être un manque de bonté mais non une faute sérieuse. Et du reste ce cas reste plutôt théorique que réel, car si les médecins ressentent volontiers à l'égard de certains chroniques une lassitude mêlée d'effroi, ceux-ci ne se font pas faute de changer de docteur, ce qui corrige naturellement les inconvénients de la situation.

L'abandon vrai d'un malade, ou mieux le fait de manquer à la promesse ferme de se rendre auprès de lui peut dans certains cas engager la responsabilité civile du médecin, mais à trois conditions énoncées dans un jugement du tribunal de Pau (25 avril 1895).

Il faut établir : 1° que c'est volontairement que le médecin ne s'est pas rendu auprès du malade; 2° que ses soins auraient certainement sauvé la vie du patient; 3° que s'il n'avait pas promis de venir on aurait pu s'adresser à un autre médecin.

En vertu du principe du libre choix le malade reste toujours libre, en cours de maladie ou pour une maladie nouvelle de changer de médecin. Cette liberté dont certains abusent volontiers ouvertement ou clandestinement est la source de certaines difficultés entre confrères, et impose des règles de conduite dont il sera traité plus loin en détail.

La volonté du malade intervient aussi dans la fixation de la fréquence des visites. Celle-ci cependant est en principe du ressort du médecin au moins dans les cas aigus, ou il doit plus souvent résister à des demandes excessives qu'imposer persuasivement la nécessité contraire.

§ 3 — LES ACTES MÉDICAUX

Ils sont de quatre sortes : 1° *consultations de cabinet*; 2° *visites à domicile*; 3° *interventions*; 4° *consultations de plusieurs médecins*.

1° **Consultation de cabinet.** — La consultation a lieu dans le cabinet du médecin. Traditionnellement le cabinet est un terrain neutre, ouvert à tout venant. Ce qui veut dire que le médecin dans son cabinet n'a pas à s'inquiéter d'où viennent les consultants, s'ils ont ou s'ils n'ont pas un médecin habituel, ou s'ils ont consulté d'autres confrères avant lui ; il n'a même pas en principe à savoir leur nom. La consultation est un acte en principe secret et essentiellement transitoire. Elle n'implique aucune espèce de droits réciproques du malade et du médecin en dehors du conseil que le premier vient chercher et des honoraires dus au second.

Les médecins consultants, pratiquant uniquement ce mode de clientèle n'ont ainsi que des clients de passage : ils n'ont pas de clientèle à proprement parler.

Le but de la consultation est habituellement un avis, rien de plus. Cet avis est quelquefois purement oral : l'indication d'une opération, un conseil hygiénique, familial ou social. Le plus souvent c'est un avis thérapeutique formulé par écrit dans une *ordonnance*.

L'ordonnance du consultant a cette importance particulière que le médecin qui la délivre n'aura pas à en surveiller l'exécution. Elle doit donc être rédigée avec précaution et comprendre non seulement les prescriptions médicamenteuses proprement dites, écrites lisiblement et en toutes lettres suivant les règles énoncées dans les livres de thérapeutique, mais aussi les recommandations expresses pour la prise des médicaments à certaines heures, le régime alimentaire et le genre de vie s'il y a lieu.

Les prescriptions peuvent dans certains cas porter sur un laps de temps assez long. Dans ce cas surtout l'ordonnance doit constituer un véritable vade-mecum pour le malade dont elle est la propriété. Celui-ci ne doit donc pas la laisser au pharmacien qui n'a du reste aucun droit à la garder et doit seulement en prendre copie. Il est bon que le client revenant une autre fois dans le même cabinet rapporte son ordonnance.

Le médecin consultant en effet, surtout le spécialiste, revoit souvent les mêmes malades à intervalles plus ou moins longs et devient ainsi un médecin habituel. Certaines personnes ont ainsi plusieurs médecins consultants habituels en dehors du médecin ordinaire appelé seulement à domicile pour les cas aigus.

Il est bon pour ces consultations renouvelées que le médecin consultant conserve des fiches d'observations, mais il importe que ces fiches et registres d'observations soient tenus absolument secrets,

2° Visite à domicile. — C'est l'acte médical le plus habituel du praticien ordinaire. Par l'impossibilité à peu près complète de l'anonymat, par l'intrduction du médecin dans la plus stricte intimité du foyer, par la possibilité qu'il a de contrôler et de suivre la mise en pratique de ses prescriptions, la visité médicale à domicile crée ipso facto entre le malade et le médecin des devoirs et des obligations réciproques.

Celles du malade à vrai dire sont du même ordre que pour la consultation, soit en droit strict uniquement pécuniaires. Mais dans la majorité des cas encore, quoiqu'on dise, le médecin habituel qui revient à chaque maladie dans une famille dont il a la confiance, s'il n'est pas toujours l'ami « le bon docteur » d'antan, acquiert du moins une certaine autorité morale de conseiller, qu'il tient surtout à lui de garder .La situation du médecin habituel devient de ce fait assez difficile : si ses yeux comme dit le serment de Montpellier ne doivent point voir ce qui se passe dans les maisons où il est appelé, ses oreilles ne peuvent pas ne pas entendre les confidences, et par la force des choses il devient une manière d'ami.

Le praticien, celui qui a une clientèle fixe, le voudrait-il ne peut pas dans ses rapports avec les clients rester strictement médecin comme le consultant, parce que dans la vie les maladies se relient à trop de considérations familiales et sociales.

La chose est vraie à des degrés différents de toutes les classes de la société et de tous les genres de clientèle. Au point de vue moral, la visite à domicile qui dans la règle est répétée, est un acte médical infiniment plus difficile et plus délicat que la consultation. De ce qu'elle implique une immixtion plus grande du médecin dans l'intimité, elle rend son rôle particulièrement ardu, et sur ce point le savoir faire, la délicatesse des manières et la noblesse de caractère sont plus nécessaires que jamais. Savoir aller jusqu'où il est nécessaire, mais pas plus loin est un exercice souvent périlleux, et d'autant que ce qui convient chez des bourgeois n'est pas de mise avec des prolétaires et vice versa.

En pareille matière le sens moral inné et la psychologie acquise par la pratique professionnelle valent mieux que tous les conseils. On peut seulement dire en thèse générale reprenant la définition du médecin « plus et moins qu'un ami », qu'il lui convient de rester aussi impersonnel que possible, de ne pas plus entrer dans les affections et les tendances politiques de ses clients, qu'il ne voudrait voir ceux-ci entrer dans les siennes. L'idéal pour un praticien serait de faire toutes ses visites comme dans un état second n'ayant rien de commun avec l'état premier qui est sa vie personnelle.

Les malades que le médecin visite à domicile constituent sa clientèle au sens propre du mot. Sur cette clientèle il n'a au regard des lois, et en vertu du principe du libre choix aucun droit de propriété, bien entendu. Mais au regard des traditions médicales il jouit vis-à-vis de ses confrères d'un espèce de privilège sur chacun de ses clients effectifs, c'est-à-dire des malades en cours de traitement. S'il a en effet le devoir, comme on l'a vu, de mener ce traitement jusqu'au bout, sauf volonté expresse du malade lui-même, on verra aussi plus loin, qu'il a le droit consacré par une tradition séculaire d'exiger des autres médecins qu'ils ne chercheront point à le supplanter ni à se mêler clandestinement aux soins de son malade.

Au rebours de la clientèle de consultation impersonnelle et temporaire, la clientèle de visites est personnelle et dans une certaine mesure durable. C'est pourquoi mieux que la première elle peut faire l'objet d'une cession à titre onéreux ou gratuit. On verra par ailleurs qu'elles en sont les conditions légales et interconfraternelles. Vis-à-vis des clients toujours libres de leur choix cette cession ne peut avoir qu'une valeur toute morale : le malade peut reporter sa confiance sur le successeur qui lui est recommandé mais rien de plus.

La visite se termine habituellement par une ordonnance dont il n'y a rien à dire de spécial après ce qui en a été dit pour la consultation, si ce n'est qu'étant habituellement à plus courte échéance et son application pouvant être surveillée, elle peut sans inconvénients majeurs être moins détaillée tout en restant aussi précise que possible.

3° **Les interventions.** — Les interventions sont des actes manuels pratiqués par le médecin sur la personne du malade : opérations de petite et de grande chirurgie, manœuvres obstétricales, pratiques physiothérapiques.

Les unes comme les pansements, les injections hypodermiques, les massages, etc., se pratiquent au cours de visites ou de consultations.

Les autres opérations chirurgicales ou traitements physiothérapiques sont le fait habituel de médecins spécialisés, en dehors de la pratique ordinaire, et se font le plus souvent dans des maisons de santé ou des instituts spéciaux. Elles impliquent toutes certaines règles particulières.

Elles ne doivent pas être pratiquées sans le consentement exprès du malade, lequel comme on l'a vu doit être dûment averti des suites et des dangers possibles.

En cas de démence ou de tout autre empêchement, le pouvoir de décision comme il a été dit appartient aux proches responsables. Il en est de même pour les enfants ; Le consentement oral suffit. Toutefois l'urgence peut dispenser le chirurgien d'attendre un consentement qui dans quelques cas serait trop tardif. Ainsi en est-il pour les étranglements herniaires, les fractures du crâne avec enfoncement, l'asphyxie du croup, etc., et généralement pour les opérations d'urgence pratiquées dans les hôpitaux. Le danger immédiat justifie tout.

Le consentement préalable du malade doit s'étendre à certaines conséquences éventuelles qu'il est du devoir du chirurgien de prévoir. Pour prendre un exemple, si le chirurgien ne pense pouvoir faire une résection du genou atteint de tumeur blanche qu'au cas où seront réalisées certaines conditions perceptibles seulement à l'opération, il lui faut de toute nécessité avoir préalablement l'autorisation d'amputer si la chose paraît ensuite nécessaire. Le cas peut se généraliser à toutes les interventions exploratrices et la formule devient celle-ci : la carte blanche donnée au chirurgien n'est valable qu'autant que toutes les éventualités possibles soient connues et acceptées par avance.

L'intervention, acte médical temporaire, et le plus grave de tous est celui qui engage le plus profondément la responsabilité professionnelle.

Dans la règle l'opérateur qui a lui-même choisi ou accepté ses aides est seul responsable et cette responsabilité s'étend non seulement à l'opération elle-même, mais à ses suites opératoires.

Sur le premier point il est à remarquer que la responsabilité opératoire comporte deux éléments distincts, celle de l'opération elle-même et celle de l'anesthésie. La jurisprudence admet que le chirurgien est responsable de l'anesthésie en tant qu'il choisit l'anesthésiste et que celui-ci agit sous sa surveillance constante.

Il semble bien qu'en principe et dans l'esprit de la loi l'anesthésie ne devrait être administrée que par un docteur en médecine ou au moins un élève en médecine rentrant dans les conditions de l'article 16 de la loi de 1892, Dans le premier cas le docteur anesthésiste semble décharger le chirurgien de toute responsabilité dans les accidents dus manifestement à l'anesthésie.

Par contre il n'est pas douteux que le fait de faire administrer l'anesthésie par des personnes étrangères à la profession, même par des gardeé malades spécialement instruites à cet effet et constammenf surveillées, encore qu'il soit de pratique fréquente dans les maisons de santé, ne soit dans une certaine mesure illégal. Le cas échéant la responsabilité juridique du chirurgien pourrait s'en trouver aggravée, hors bien entendu le cas d'urgence.

Sur le second point qui est la continuité des soins post-opératoires il n'est pas douteux que le chirurgien n'ait aucun droit de s'y soustraire. L'abandon de malade tel que l'entend la jurisprudence serait bien caractérisé si le chirurgien ne pourvoyait pas lui-même où par des délégués qualifiés à tous les soins nécessaires jusqu'à la guérison opératoire. Celle-ci effectuée, son rôle est terminé.

4° Consultation à plusieurs médecins. — C'est en somme une visite à domicile plus solennelle et plus complexe. Elle sera étudiée plus loin au point de vue des rapports des consultants entre eux. (p. 182) En ce qui concerne le malade, il est bien clair que lui seul où ses ayant-droits, sont qualifiés pour la demander. Il n'est pas convenable que le médecin traitant se dérobe à un désir de ce genre en refusant net ou même en atermoyant. Car si quelquefois la demande d'une consultation naît d'un certain degré de suspicior ou de méfiance, le plus souvent elle n'est que l'expression d'un besoin légitime de plus grande clarté et d'une aspiration naturelle à épuiser la série des moyens de revenir à la santé.

On verra plus loin comment le médecin doit guider son malade pour le choix des consultants. C'est lui qui doit loyalement demander la consultation s'il en sent le besoin ; ici comme toujours c'est l'intérêt du malade, exclusivement et par dessus tout qui doit lui servir de guide.

CHAPITRE II

LE SECRET PROFESSIONNEL

Les choses dont s'occupe le médecin dans l'exercice de sa profession sont secrètes de leur nature par cela seul qu'elles sont des manifestations de la chose la plus secrète qu'il y ait au monde la personnalité physique et morale de chacun. Mieux peut-être que le confesseur, le médecin fouille au plus profond de cette personnalité. Pour ce qui concerne surtout la partie physique, mais aussi dans une certaine mesure la partie morale, il n'a pas seulement à partager des secrets révélés volontairement ; il possède aussi souvent des secrets devinés, des secrets qu'il n'a pas à partager avec son malade, celui-ci les ignorant lui-même.

§ 1 — Les bases traditionnelles et légales

1° La tradition. — L'obligation étroite de garder les secrets qui viennent à la connaissance du médecin dans l'exercice de sa profession est imposée avant tout par une tradition plusieurs fois séculaire. Celle-ci procède du reste d'une nécessité sociale facile à concevoir. Disons seulement que la confiance du malade puise un de ses motifs les plus forts dans ce que le sens commun populaire se refuse à admettre la non-existence de la discrétion pour les médecins.

Plusieurs formules classiques servent à exprimer la tradition. Le serment d'Hippocrate disait : « Ce que dans l'exercice ou en dehors de l'exercice, dans le commerce de la vie j'aurai vu ou entendu qu'il ne faille pas répandre, je le tiendrai en tout pour un secret. »

Et en 1761 la Faculté de Paris écrivait dans ses actes : « Œgrotorum arcana, visa, audita aut intellecta eliminet nemo ».

Cette dernière formule, d'une énergie singulière conduit au principe traditionnel du secret absolu : en termes de médecine, on pourrait l'exprimer comme il a été dit plus haut, par la formule idéale de la double personnalité du médecin obligé d'oublier dans la vie ordinaire tous les souvenirs de sa vie professionnelle.

Elle élargit aussi la notion compréhensive du secret médical au-delà de la notion vulgaire du dépôt. Ce n'est pas seulement les secrets qui lui ont été confiés volontairement par les malades que le médecin doit garder, c'est aussi tout ce qu'il a deviné ou compris, dans l'exercice proprement dit de sa profession, et tout ce que dans la vie ordinaire il a pu deviner à la faveur de ses connaissances spéciales. Il n'est pas rare pour prendre un exemple qu'un médecin devine l'existence d'une tare morbide chez des personnes étrangères à sa clientèle et sans qu'aucune confidence lui soit faite, et il n'est pas douteux que la révélation lui en soit interdite pour quelque motif que ce soit.

La notion du dépôt, ne peut s'appliquer qu'aux secrets confiés audita et visa de la formule de 1761 ; elle ne comprend pas les secrets devirés qui sont parfois les plus importants. Le secret n'est donc pas uniquement un dépôt confié par le malade, que celui-ci puisse reprendre à son gré : il appartient en fait uniquement au médecin, qui seul en connaît toute l'étendue. Et par suite la tradition enseigne, que contrairement à une croyance assez répandue dans le public, le médecin ne peut pas être relevé du secret professionnel ; du moins comme on le verra au chapitre traitant des certificats, il reste seul juge de la mesure dans laquelle il peut rendre au malade les secrets qu'il possède.

Car si le secret médical constitue un principe absolu, il ne s'ensuit pas que dans la pratique professionnelle tous les faits d'ordre médical soient nécessairement secrets de leur nature. De plus en plus, au fur et à mesure de l'évolution des mœurs et des transformations sociales, une partie de ces faits tend à sortir du domaine purement privé. Pour des raisons qui seront exposées plus loin, ce sont les malades eux-mêmes qui demandent la révélation de faits, en principe secrets, et on peut prévoir l'époque où le médecin rédigera autant de certificats que d'ordonnances, sinon plus.

Sur le terrain des mœurs on assiste donc à la naissance d'un certain antagonisme entre la tradition médicale et les tendances du public, antagonisme qui ne peut se résoudre que par des compromis plus ou moins efficaces que montrera plus loin l'analyse des cas particuliers.

2° La législation. — L'ancienne législation représentée par la jurisprudence des Parlements admettait le principe du secret médical, mais seulement comme un principe d'ordre privé, et sa violation ne comportait que des sanctions civiles, étant uniquement considérée comme un dommage causé à autrui. Il en est encore de même en Angleterre.

Le Code pénal de 1806 a fait du secret médical une obligation d'ordre public, comme telle susceptible de sanctions pénales. L'article 378 est ainsi conçu : « *Les médecins, chirurgiens et* » *autres officiers de santé, ainsi que les pharmaciens, les sages-* » *femmes et toutes autres personnes dépositaires par état ou par* » *profession des secrets qu'on leur confie, qui, hors le cas où la* » *loi les oblige à se porter dénonciateurs, auront révélé ces secrets,* » *seront punis d'un emprisonnement d'un mois à six mois et d'une* » *amende de 100 francs à 500 francs.*

Le Code ne fait par ce texte que consacrer en quelque sorte la tradition médicale du secret absolu ; et la jurisprudence confirme encore ce caractère en établissant que « le délit existe dès que la révélation a été faite avec connaissance, indépendamment de toute intention de nuire » (Cour de Cassation, affaire Watelet, 18 décembre 1885).

Cependant les législateurs ont toujours prétendu imposer des restrictions au secret médical. Des édits de Louis XI (1477), et de Louis XIV (1666), enjoignant aux médecins de déclarer « ce que dans l'exercice de leur profession, ils auraient appris, vu, ou compris, qui pourrait nuire aux intérêts de l'Etat. L'exception prévue par l'article 378 C. P. des cas ou la loi oblige à se porter dénonciateurs, vise les crimes ou complots contre la sûreté de l'Etat, et le crime de fausse monnaie.

La loi du 28 avril 1832 a aboli ces dispositions restrictives ; la jurisprudence, d'autre part, admet que le secret est obligatoire en tous cas vis à vis de la justice, et que sa révélation constituant la violation d'un principe d'ordre public, ne peut servir à l'établissement d'une décision judiciaire (Cour de cassation, 10 mai 1900).

Mais l'ère des dérogations légales n'est pas close. Elles ont seulement changé de motifs. S'il n'est plus question de raison d'Etat, et si le législateur n'ose pas encore (comme dans le Code pénal italien, art 102), rendre obligatoire la déclaration des empoisonnements, des blessures et autres violences, par contre il ne se fait pas faute, sous prétexte d'hygiène ou d'assistance d'introduire à chaque instant, dans les lois nouvelles, des dispositions obligeant les médecins à la violation du secret. Et après l'Etat, les collectivités sollicitent de toutes part du médecin des révélations qui, outre leur caractère illégal, restent fâcheuses en tout état de cause. L'antagonisme dont il a été parlé à propos de la tradition et des mœurs, se retrouve plus fort encore sur le terrain légal et réglementaire, procédant de causes identiques, mais susceptible de solutions quelque peu différentes qu'on va voir en détail.

Quoi qu'il en soit, parmi toutes les tendances nouvelles, celle de l'émiettement progressif du secret médical, est une des plus dangereuses pour le maintien du prestige professionnel. Lutter contre elle n'est pas faire preuve d'un esprit réactionnaire ; c'est une preuve de conscience des véritables intérêts des malades : c'est en toute circonstance pour le médecin un devoir de faire comprendre autour de lui que le progrès social n'implique pas nécessairement la disparition de traditions respectables et indispensables pour la dignité humaine.

§ 2 — LE SECRET MÉDICAL
DANS LA MAISON DU MALADE

1º Vis-à-vis du malade lui-même.—Il ne semble pas, au premier abord, que la notion traditionnelle, ni la notion légale du secret médical doivent avoir une application en ce qui concerne le malade lui-même, qui est, si on peut dire, la source même du secret.

Cependant, si la loi n'intervient pas en pareille matière, la tradition, en enseignant que la notion du secret dépasse par les intellecta, les limites de simples confidences volontaires, conduit à laisser au médecin le droit strict de garder par devers lui, une partie de ce qu'il peut apprendre au sujet de son malade, toutes les fois qu'il en estime la révélation dangereuse à quelque point de vue.

En ce qui concerne le pronostic, c'est comme on pense bien plutôt une question d'humanité qu'une question de secret. Mais pour ce qui est du diagnostic, c'est-à-dire de la nature propre de certaines maladies, il est des cas où, en dehors de toute considération de pitié, il vaut mieux que la chose reste ignorée du malade. Pour prendre un exemple, il n'est pas toujours bon que l'origine syphilitique de certaines affections soit connue des intéressés, une simple insinuation de ce genre pouvant amener des complications familiales. Ceci bien entendu sous la réserve que le silence ou le mensonge du médecin ne devienne pas nuisible au malade ou à des tiers par absence de traitement ou par risques de contagion.

Devant l'impossibilité évidente de prévoir tous les cas particuliers, force est de conclure que la question de ce qui doit être dit ou dissimulé, est dans chacun de ces cas une affaire de tact et de conscience plutôt qu'une question de principes déontologiques.

2° Vis-à-vis de la famille. — Contrairement à une idée assez répandue dans le public, le secret médical en principe, n'est partageable, si on peut dire, qu'entre le malade et le médecin, à l'exclusion même des proches immédiats.

Mais une telle règle, si elle était appliquée dans toute sa rigueur, aurait pour résultat de rendre impossible tout autre mode d'exercice professionnel que la consultation de cabinet.

Dans la visite à domicile, ou dans la consultation d'un malade accompagné de personnes de sa famille, le milieu familial veut, avec raison, être renseigné, et on a vu ailleurs (page 38) que le médecin devait satisfaire ce besoin légitime en disant la vérité au malade ou à quelqu'un des proches, quand le malade lui-même est pour quelque raison hors d'état de la connaître.

La solution de cette contradiction entre un principe et une situation de fait réside dans la séparation des notions qui sont secrètes de leur nature d'avec celles qui ne sauraient l'être, et en règle générale, on peut admettre que tout ce qui intéresse le malade seul, est secret, tandis que tout ce qui touche les proches en même temps que lui est hors du secret.

Partant de cette règle, on voit que la nature et l'origine d'un état morbide sont choses secrètes ; son évolution et son pronostic par contre ne le sont pas. Ce qui est secret ne doit être dit qu'au malade lui-même dans la mesure où le médecin le jugera convenable : le reste peut et doit souvent être dit aux proches, même et surtout si le malade doit en rester ignorant ou si l'humanité commande de le tromper.

En fait et pour des raisons faciles à saisir, c'est principalement pour les maladies d'origine sexuelle que la question se pose du secret vis-à-vis des proches, que le médecin connaisse les faits par des confidences volontaires ou par des constatations d'ordre médical. Il peut s'agir d'époux ou de mineurs, et c'est vis-à-vis de l'autre conjoint ou vis-à-vis des parents que le médecin a le devoir de se taire. Dans les deux cas, ce devoir procède du droit que chaque malade possède au secret, mais pour le médecin, le devoir du secret a pour corrélatif un autre devoir de préservation.

Il lui faut en effet concilier deux nécessités au premier abord antinomiques :

1° Garder le secret de son malade ;

2° Conjurer efficacement le danger que celui-ci par contagion, fait courir à son entourage.

A cette situation, il n'est que deux issues. La première consiste à amener persuasivement le malade à avouer son état aux intéressés ; c'est elle que le médecin doit s'efforcer d'obtenir quand il s'agit de mineurs, encore qu'elle soit malaisément acceptée ; il ne lui est pas défendu d'aider à des confidences difficiles. La seconde, qui restera seule pratique dans la plupart des cas entre époux, sera d'avertir dûment le malade des conséquences de son état, des moyens d'y parer au mieux, et pour le surplus de lui laisser toute la responsabilité de ce qui pourrait advenir.

Les cas de grossesse que les intéressées désirent cacher, sont passibles des mêmes solutions.

En ce qui concerne les mineurs, il est bien entendu que le secret n'est dû qu'aux mineurs qui, à défaut de la majorité légale, ont du moins atteint la majorité morale, âge difficile à définir qui varie suivant les milieux sociaux et les individualités, mais qui est atteint du jour où le jeune homme commence à vivre d'une vie propre dans une certaine mesure. Au-dessous, il ne s'agit plus que d'enfants encore complètement inclus dans le milieu familial, et pour lesquels il ne saurait davantage être question de secrets que pour les déments et les vieillards.

3° **Le secret médical pour les domestiques.** — Au point de vue qui nous occupe et toute considération sociologique mise à part, les domestiques font partie du milieu familial, en ce que leur vie a des côtés communs avec celle de leurs maîtres. Mais par contre, pour le médecin appelé près d'eux, leur personnalité reste entièrement distincte de la famille dans laquelle ils ne séjournent qu'à titre temporaire.

La situation des maîtres vis-à-vis des domestiques ne peut pas être assimilée en ce qui concerne le secret à celle des parents vis-à-vis des mineurs, et pourtant les maîtresses de maison manifestent souvent la prétention d'être tenues au courant par le médecin de l'état de leurs domestiques malades, non seulement en ce qui concerne le pronostic, mais aussi dans quelques cas, en ce qui concerne la nature et l'origine des états morbides. Et la chose qui dans le cas des mineurs n'offrait de difficultés que pour les maladies sexuelles ou les grossesses, se complique étrangement dans les cas des domestiques par la peur plus ou moins justifiée des maladies contagieuses ou simplement répugnantes.

Or il n'est pas douteux que comme pour les mineurs ayant atteint la majorité morale, les domestiques aient droit au secret aussi absolu, que le médecin ait été appelé par eux ou par le maîtres. Ce sont donc en thèse générale, les deux solution pratiques indiquées pour les mineurs qui sont ici de mise. Bien souvent du reste, du moins dans les villes, le médecin, en conseillant le transport à l'hôpital, pourra satisfaire les deux parties, principalement dans le cas de maladies contagieuses.

Il est un cas où la situation du médecin peut être radicalement changée en ce qui concerne le secret : c'est celui où il est appelé non à donner des soins, mais à constater un état de santé préalablement à un engagement de domestiques, par exemple pour s'assurer qu'un chauffeur d'auto ne présente pas d'affection cardiaque susceptible d'entraîner des syncopes dont on connaît le danger, ou pour l'examen d'une nourrice.

Le médecin agit alors comme expert privé, c'est-à-dire que par les usages, et en vertu d'un consentement mutuel, il peut à la rigueur se considérer comme délié du secret professionnel. Toutefois, la chose pouvant avoir des inconvénients si le médecin révélait au futur patron quelque maladie ignorée de l'expertisé ou dissimulée par lui, il est préférable de procéder autrement, par voie de certificat délivré sur la demande expresse de l'intéressé, et en ses propres mains. Au cas de maladie constatée, le certificat sera refusé purement et simplement.

§ 3 — LE SECRET MÉDICAL VIS-A-VIS DES TIERS

C'est vis-à-vis des tiers, quelle que soit leur qualité, que le caractère absolu du secret médical prend son entière signification ; c'est pour eux qu'ont été élaborées les formules classiques et les textes des Codes. La règle ne comporte en fait et en droit aucune exception, et tout commentaire serait bien inutile si une certaine opinion ne s'était avisée que l'absolutisme du secret médical pouvait devenir, dans certains cas particuliers, un facteur de désastres sociaux.

1° **Les conséquences sociales du secret absolu, la théorie du secret relatif.** — Il est de fait que l'obligation étroite de garder le secret peut favoriser dans quelques circonstances des contagions ou des crimes : le médecin qui sait qu'un nourrisson est syphilitique et n'avertit pas la nourrice ; celui qui connaissant quelque tare morbide grave chez un fiancé, laisse accomplir sans mot dire, un mariage voué aux pires désastres ; celui qui connaît un empoisonnement et ne dénonce point l'assassin, peuvent, dans un certain sens, faire figure d'odieux personnages entêtés, dans l'absurde accomplissement d'un devoir mal compris. Et il est certain qu'ainsi étayée sur des cas spéciaux, la thèse qui veut imposer des limites au secret professionnel, prend une certaine force. Il se trouve cependant que soutenue par des romanciers et des dramaturges sociologues, elle a également contre elle l'opinion des médecins et celle des jurisconsultes.

Cette antinomie tient sans nul doute à ce que les premiers raisonnent seulement sur des possibilités particulières, sans vouloir connaître ni les sources profondes du principe, ni les conséquences de la généralisation de leur thèse, tandis que c'est précisément sur ces conséquences générales que s'appuient les seconds.

Brouardel et Morache ont montré, chacun de leur côté, pourquoi les médecins ne peuvent accepter la doctrine de la relativité du secret professionnel. Cette doctrine implique en effet que le médecin peut et doit faire dans sa conscience un choix entre les secrets à garder et ceux qui peuvent être révélés. Or, qui ne sait qu'à la faveur des différences individuelles dans l'appréciation consciente et morale des actes, le nombre des cas de révélation risque d'augmenter au point de détruire le principe même du secret et partant la confiance indispensable pour l'exercice de la médecine. C'est ce que parlant en légiste, M. Bruno-Lacombe a exprimé, dans une parole célèbre : « Nul n'est assez sûr de lui-même pour mettre sa conscience à la place de la loi.

Au demeurant dans la pratique, si tout compte fait le secret professionnel a plus d'avantages que d'inconvénients, ces inconvénients eux-mêmes peuvent être réduits au minimum par le médecin lui-même. Toutes les fois, en effet, que l'obligation du secret le met dans la pénible nécessité d'assister à quelqu'une des situations auxquelles il a été fait allusion plus haut, il a le devoir de ne point rester simple spectateur, mais de faire tous ses efforts pour parer au danger ; il est pour cela des moyens classiques qui peuvent servir d'exemple.

Pour sauver la nourrice de la contagion syphilitique, il faut tout mettre en œuvre : éclairer les parents sur l'odieux de leur conduite, les effrayer par la perspective des conséquences judiciaires et pécuniaires, suffira presque toujours, sinon au théâtre où les situations sont forcées artificiellement, au moins dans la vie pratique où certains arguments ont un poids incontestable.

Pour sauver une victime d'empoisonnement, point n'est besoin de dénoncer le coupable, ce qui n'est guère l'affaire du médecin. Mais celui-ci peut toujours intervenir efficacement, fut-ce par un véritable enlèvement comme le cas s'est produit.

En matière de mariages, les moyens violents ne sont évidemment pas de mise, et le médecin d'un futur époux, de santé suspecte, ne peut agir que par persuasion pour le détourner de son projet. Mais il n'y a pas d'arguments sérieux pour justifier la révélation d'un état morbide à l'autre partie, même pour empêcher un mariage désastreux. Plus qu'en toute autre espèce, celle-ci offrirait aux compromissions de conscience, un champ vraiment trop large, et le secret relatif, s'il était jamais admis, aurait des résultats infiniment fâcheux.

Quelques sociologues effrayés du péril créé par le mariage de certains sujets pour l'avenir de la race, ont préconisé une consultation préalable des médecins des deux familles. L'idée est séduisante en théorie et au premier abord, mais une courte réflexion montre vite que les deux médecins, mis ainsi dans une situation délicate, et exposés à porter tout le poids des rancunes ultérieures, auraient tôt fait de se récuser.

2° La discrétion médicale. — Le secret absolu tel qu'il s'impose dans les cas vraiment graves dont il vient d'être donné quelques exemples, se tempère trop souvent dans la vie courante d'une multitude de petites indiscrétions, en apparence sans importance, que le médecin commet spontanément ou qu'il se laisse arracher sans résistance.

En règle générale, un médecin ne doit jamais parler de ses

malades, au dehors, ni dans sa propre maison. Les femmes de médecins les premières doivent être habituées à ne jamais interroger leur mari sur sa vie professionnelle ; et les connaissances qui demandent en passant des nouvelles de tel client, ne doivent recevoir que des paroles banales, non susceptibles d'être interprétées médicalement.

C'est dans le même sens que doivent être rédigés les bulletins de santé, dont l'usage impose la rédaction aux médecins des personnages de marque.

Pour les malades vus à domicile, l'état de maladie n'est déjà plus un secret, et la discrétion médicale ne peut être que relative. Néanmoins, le médecin se doit d'y porter la plus grande attention.

Il n'en est plus de même pour des malades venus au cabinet d'un consultant, Ceux là sont en principe anonymes, et sous aucun prétexte, le médecin ne doit donner suite oralement, ni surtout par écrit, aux demandes de renseignement qui lui sont adressées par des personnes inconnues, sous couvert d'un intérêt quelconque.

L'observation rigoureuse du secret dans les cas graves, ne sera pas au médecin une cause de louange : le public sait qu'elle lui est imposée ; mais par contre des habitudes de discrétion pure et simple sont encore les premières parmi toutes les qualités qui font rechercher un praticien et lui attachent une clientèle.

<h2 style="text-align:center">§ 4 — LE SECRET MÉDICAL
VIS-A-VIS DES COLLECTIVITÉS</h2>

Ce qui vient d'être dit des tiers s'applique à toutes les personnes étrangères à la famille du malade, et en principe aussi bien aux collectivités qu'aux individus isolés. Pour tous le secret en principe est absolu.

Mais de plus en plus, le client privé se fait rare, et le médecin trouve en tiers, entre son malade et lui, des collectivités pour lesquelles le principe du secret constitue au moins une gêne, et qui, malgré la loi, s'efforcent d'obtenir, pour des motifs divers, des indiscrétions médicales pour ne pas dire plus. Les collectivités sont de deux ordres: les unes garantissent à leurs adhérents des soins médicaux, ce sont les mutualités, certaines administrations et les compagnies d'assurances-accidents ; les autres garantissent aux rentiers un capital après décès ; ce sont les compagnies d'assurance-vie. Chacun des deux ordres de problèmes posés doit être examiné à part.

1° Le secret vis-à-vis des mutualités et administrations.— Les sociétés de secours mutuels, et certaines administrations privées ou publiques (chemins de fer, etc.) garantissent à leurs adhérents ou employés les soins médicaux en cas de maladie. Beaucoup d'entre elles, en revanche, croient pouvoir exiger du médecin la déclaration du diagnostic, soit pour répondre à des besoins prophylactiques, soit dans un but de statistique, soit parce que certaines maladies sont exclues du bénéfice de l'assurance.

En droit, la prétention paraît insoutenable, encore que les malades eux-mêmes soient le plus souvent prêts à autoriser et même à exiger la révélation de leur état. Du moins son admission en tant que principe reconnu ne tend à rien moins qu'à la suppression pure et simple du secret pour une catégorie de malades qui va en augmentant chaque jour d'importance.

Les médecins doivent donc refuser tout net de donner leur diagnostic dans tous les cas ; c'est le meilleur moyen de ne pas se laisser entraîner à des concessions éventuellement fâcheuses. Les sociétés qui croient devoir exclure les maladies vénériennes de l'assurance, faisant ainsi du reste œuvre néfaste au point de vue social, n'ont qu'à faire leur police elles-mêmes, sans y mêler le médecin traitant.

Il ne paraît pas possible sur ce point d'admettre une certaine jurisprudence d'après laquelle le médecin ne viole pas le secret en rendant compte à la société de certaines maladies dont les règlements des sociétés prévoient expressément la vérification (Cour de Lyon 16 juin 1909). Car si des magistrats peuvent valablement admettre que l'acceptation préalable d'un règlement par le sociétaire constitue une renonciation au bénéfice du secret professionnel, le médecin ne saurait accepter une obligation dont l'exécution peut devenir nuisible aux intérêts du client qui s'est confié à lui.

Dans deux cas seulement le médecin qui traite des mutualistes ou des employés, est autorisé à se considérer comme le mandataire de la société ou de l'administration : soit pour la visite préalable des candidats, soit pour attester simplement et sans plus la réalité d'un état morbide, cette dernière constatation résultant du reste implicitement de la délivrance d'une ordonnance.

Mais comme, d'autre part, on conçoit l'utilité d'un certain contrôle et que ce contrôle ne saurait être le fait du médecin traitant, on est amené à souhaiter la généralisation aux mutualités et à toutes les administrations de l'institution des experts privés.

L'expert privé tel qu'il fonctionne pour les P. T. T. par exemple, est un médecin uniquement chargé de renseigner l'administration sur la réalité et la durée probable de la maladie de ses employés ; il ne doit pas les traiter lui-même, encore moins s'immiscer dans la thérapeutique du médecin que ceux-ci ont choisi.

Le malade est dans l'obligation de subir sa visite, cette obligation résultant pour lui d'une manière de contrat, comme l'entend la jurisprudence de la Cour de Lyon. Et il ne peut plus être question de secret professionnel, le malade y ayant par avance renoncé vis-à-vis de son administration, comme contrepartie des soins qu'il doit recevoir.

Au moins l'institution de l'expert privé laisse-t-elle le médecin traitant à son véritable rôle, qui est de considérer uniquement le seul intérêt de son client du point de vue médical. La dignité des uns et des autres y trouve mieux son compte et il faut soigneusement éviter de mettre en conflit ce qui peut être le cas, la conscience du médecin et son intérêt personnel.

2º Le secret vis-à-vis des compagnies d'assurances-accidents. — Le fonctionnement de la loi du 9 avril 1898 sur les accidents du travail est basé sur la délivrance de certificats médicaux, et en faisant de l'état morbide un objet de discussion, elle supprime dans un certain sens ipso facto le secret médical. Elle consacre du reste le principe du double médecin, l'un uniquement traitant, l'autre expert privé chargé de renseigner l'assurance

Pour ce dernier, évidemment, il ne saurait être question de secret, à la condition toutefois de rester dans la limite de ce qui intéresse la question litigieuse pour laquelle il est commis. Un expert privé qui, visitant un blessé atteint d'entorse, mentionnerait des lésions syphylitiques, par exemple, violerait évidemment le secret professionnel.

Le médecin traitant est aussi délivré en partie du secret professionnel par la loi qui l'oblige à rédiger certains certificats, mais il est tenu pour tout le reste. Il n'a pas en particulier à faire part à l'assureur ni à l'expert délégué par ce dernier, des constatations spéciales qu'il a pu faire, qu'elles soient ou non de nature à modifier l'opinion relativement à la solution de l'affaire. Le médecin traitant qui communique à l'expert un document médical en dehors des certificats légaux, viole le secret professionnel (Cour de cassation, 4 mai 1913).

3° **Le secret vis-à-vis des compagnies d'assurances-vie.** — Les compagnies d'assurances sur la vie s'adressent au médecin dans deux circonstances : avant l'admission de l'assuré et après sa mort. L'examen médical préalable à l'admission est passé par un médecin choisi par l'assureur. C'est un expert privé par consentement mutuel des parties, délié par conséquent du secret dans la limite de sa mission, mais seulement comme tous les experts privés vis-à-vis de son mandant.

L'assurance-vie n'intervient pas dans la constatation ou le traitement des maladies de ses assurés. A leur décès, elle demande au médecin traitant par l'intermédiaire des familles un certificat indiquant expressément la cause du décès. Certaines compagnies en effet excluent le suicide du bénéfice de l'assurance ; d'autres n'en parlent pas, mais toutes demandent le certificat, et même quelquefois envoient de longs questionnaires où l'indiscrétion est poussée jusqu'à l'inconvenance.

Tous les auteurs qui ont écrit sur le secret professionnel s'accordent à recommander aux médecins de refuser systématiquement tout certificat de ce genre. Le secret est dû aux morts comme aux vivants.

Ils font valoir que les familles n'ont pas à s'alarmer des

menaces des assureurs. Deux jugements au moins (tribunal du Havre, 30 juillet 1886, et tribunal de Besançon, 21 mars 1887) indiquent expressément qu'en pareil cas le médecin est lié par le secret professionnel.

La conduite théorique apparaît donc des plus claires : le médecin doit refuser un certificat mentionnant les causes du décès de l'assuré. Mais dans la pratique, son refus ne va pas sans entraîner des longueurs excessives du réglement au grand dam des bénéficiaires, souvent fort intéressants par ailleurs. Il n'est pas douteux que le plus grand nombre ne cède aux instances des clients nonobstant la loi et la jurisprudence, et que par suite, un refus formel peut être interprété comme une raison de suspicion quand la police, comme il advient, contient des clauses restrictives pour le suicide, par exemple.

On peut trouver un compromis dans la pratique qui consiste en refusant de remettre un certificat à l'assurance elle-même, à adresser au bénéficiaire de l'assurance une lettre mentionnant les causes du décès. Mais il faut que ce bénéficiaire appartienne à la catégorie des proches dont il a été parlé plus haut et vis-à-vis desquels, pratiquement, le médecin n'est tenu, comme il a été dit, qu'à un secret très relatif. Il s'agit alors de la simple transposition par écrit de confidences qui ont déjà été faites oralement, et dont il est aisé de rendre la forme inoffensive en éliminant toute question de nature pour rester dans le seul énoncé des syndromes, tel qu'on le donne habituellement aux familles.

§ 5 — LE SECRET MÉDICAL
VIS-A-VIS DES POUVOIRS ADMINISTRATIFS

Les pouvoirs administratifs en maintes circonstances demandent des renseignements d'ordre médical, soit directement à des médecins spécialement désignés par eux et fonctionnant alors comme experts, soit indirectement aux praticiens par l'intermédiaire de leurs clients. Dans ce dernier cas, il s'agit de la délivrance de certificats dont les conditions seront traitées dans un prochain chapitre.

D'autre part, les mêmes pouvoirs s'adressent aux médecins pour avoir des renseignements sur leurs malades dans un but prophylactique (déclaration des maladies contagieuses), ou pour le fonctionnement de l'état civil (déclaration des naissances, certificats de décès). Dans ces deux cas qui seront étudiés en détail dans des chapitres spéciaux, il existe des dérogations légales au principe général du secret, auxquelles les médecins ne peuvent que se soumettre. Mais d'autres fois la demande de révélation ne repose que sur des circulaires, ou procède même d'un arbitraire qui ne saurait rien avoir d'obligatoire, et auquel il convient de résister.

Il n'est pas douteux que les dérogations légales ne mettent souvent les médecins dans une situation particulièrement embarrassante, quand la révélation du secret est de nature à nuire au client ou même seulement à lui occasionner quelque gêne ; et cependant dans l'état actuel des choses, les occasions de conflit sont rares. Mais il est à craindre que, dans un avenir prochain, on ne voie la liste des dérogations s'étendre de plus en plus, et le médecin risque de se trouver pris entre des obligations légales étroites d'une part, les préjugés ou les susceptibilités de sa clientèle de l'autre.

Certains ont pensé que dans beaucoup de cas, l'obligation de la déclaration des maladies contagieuses devait incomber non aux médecins, mais aux familles des malades. Il n'est pas probable que les législateurs veuillent s'engager dans cette voie, et il reste aux médecins, surtout aux groupements professionnels à faire tous leurs efforts pour que les dérogations légales du secret restent limitées au strict nécessaire, et pour que leurs effets fâcheux soient palliés dans la plus large mesure par des dispositions adéquates.

§ 6 — LE SECRET MÉDICAL
VIS-A-VIS DE LA JUSTICE

Les dérogations légales au principe du secret médical, n'ont encore à l'heure actuelle qu'une portée purement administrative. Vis-à-vis de la justice, il n'y a pas d'autre disposition que celle de l'article 378 et la jurisprudence a établi définitivement deux principes fondamentaux.

Le premier est qu'une déposition faite en violation de l'article 378 ne peut servir de base à une décision judiciaire. (Cour de Cassation, 10 mai 1900).

Le second consacre le droit pour le médecin appelé à témoigner en justice de se retrancher derrière le secret professionnel si les questions qu'on lui pose ont trait à des faits couverts par ce secret (Cour de Grenoble, 1820, Cour d'Aix, 12 mars 1902).

1° Le médecin témoin en justice. — Aussi sur ce point la règle est formelle : le médecin appelé à témoigner en justice, doit se rendre à la convocation et prêter serment, dans l'ignorance où il est des questions qui lui seront posées. Mais dès que ces questions lui paraissent devoir entraîner une violation du secret, il doit se refuser à parler en invoquant notamment l'article 378. Et il n'est point inutile de rappeler que toutes les choses médicales sont secrètes de leur nature, qu'il n'est point licite au médecin de choisir de son autorité privée celles qui sont importantes et secrètes, et celles qui, moins importantes, peuvent être dites sans inconvénients. Pareille discrimination risque de mener loin, et en toute conscience, on peut être conduit par un magistrat habile à en dire plus qu'il ne conviendrait. Le plus sage est de tenir la conduite strictement traditionnelle qui est de ne rien dire du tout.

L'obligation étroite du secret en justice, encore que légale et dûment consacrée par la jurisprudence, est malaisément acceptée des magistrats instructeurs qu'elle gêne considérablement dans certains cas. Forts de ce qui se passe dans certains pays comme l'Angleterre où la discrétion est seulement traditionnelle, et nullement légale, beaucoup voudraient voir introduire des dispositions déliant du secret les médecins cités en justice. Point n'est besoin de dire que cette prétention doit être combattue énergiquement.

Il est aussi utile de mettre en garde contre l'interprétation au moins étrange de certains magistrats qui considèrent le refus de parler du médecin comme une présomption du caractère défavorable des choses tenues secrètes. En réalité tout ce qui vient d'être dit s'inscrit en faux contre cette manière de penser. L'obligation du secret est absolue, indépendante de toutes considérations affectives, de toute intention favorable ou défavorable ; le silence du médecin ne doit donc pas et ne peut pas être interprété dans un sens quelconque.

2° Le médecin dénonciateur. — Le médecin peut connaître des crimes dans l'exercice de sa profession ; certains faits qualifiés crimes, comme l'avortement volontaire, sont même plus souvent connus du médecin que de la justice. Doit-il considérer que l'exception « des cas où il doit se porter dénonciateur » incluse dans l'article 378, s'applique en toute conscience au droit commun, et dénoncer le crime : doit-il aller plus loin et s'il connaît les auteurs, indiquer leur nom ?

Certes l'article 30 du Code d'instruction criminelle fait à tous les citoyens un devoir de dénoncer à la justice les attentats contre la vie ou la propriété dont ils peuvent avoir connaissance ; mais le devoir du secret est tout aussi impérieux, et il est si on peut dire encore plus étroit. Aussi la réponse n'est pas douteuse. En aucun cas, le médecin ne peut se faire dénonciateur quand les faits délictueux sont venus à sa connaissance dans l'exercice de sa profession.

Il ne lui reste que deux devoirs : faire tout ce qui est en son pouvoir pour sauver la victime dans un empoisonnement par exemple, et d'autre part, s'il connaît le vrai coupable empêcher la condamnation d'un innocent. Ce dernier cas, s'il se produit jamais, est particulièrement gros d'incertitudes morales. Pourtant il semble bien que le médecin, après avoir averti la justice qu'elle fait fausse route, aura rempli tout son devoir. Mais comme dit Morache, « il est dans la vie des cas où l'on a d'autant plus de mérite à faire son devoir qu'il est plus difficile à bien discerner ».

3° Le médecin partie en justice. — Dans un litige avec un client, le médecin ne peut violer le secret professionnel, en vertu de toutes les règles précédentes. La chose en soi paraît cependant singulière, puisque l'objet d'un litige entre médecin et malade ne peut porter que sur des choses médicales. Aussi il faut distinguer deux cas : les actions en responsabilité, et les actions en recouvrement d'honoraires. Les principes relativement au secret découlent de ce que dans le premier cas, c'est le médecin qui est défendeur, tandis que dans le second, il est demandeur.

Le médecin étant attaqué en responsabilité, c'est en effet au demandeur, c'est-à-dire au client à faire la preuve, et il ne saurait la faire qu'en dévoilant lui-même toutes les circonstances de sa maladie. Si on ajoute qu'il y a habituellement expertise, on voit tout de suite qu'il n'y a plus de secret réel, et le médecin peut évidemment, sans forfaire aux traditions, discuter des faits rendus publics. Tout au plus peut-on lui demander de rester strictement sur le terrain des faits incriminés.

Le médecin qui attaque un client en justice est dans une situation toute autre. Le litige ne porte pas sur des faits proprement médicaux, c'est-à-dire secrets, mais sur des faits connexes, qui sont les honoraires, et dont l'examen est indépendant de celui de la maladie elle-même. Du moins, quand la question de nature de la maladie est soulevée pour servir de justification à une prétention, c'est par le client lui-même. En aucun cas, le médecin n'a à énoncer un diagnostic ni a fortiori à donner des détails.

On a évoqué théoriquement le cas où le seul fait d'introduire une poursuite en recouvrements d'honoraires pourrait constituer une violation du secret, les soins médicaux ayant été donnés dans des circonstances elles-mêmes secrètes, par exemple pour une maladie vénérienne ou un accouchement clandestin. Evidemment en pareille matière, le devoir strict du médecin est de ne pas poursuivre, du moins au point de vue purement traditionnel, car légalement la chose est contestable. Aussi peut-on dire en règle générale que les traitements clandestins auxquels le médecin peut être obligé doivent être considérés au point de vue des honoraires comme des consultations anonymes réglées sur-le-champ pour ne laisser aucune trace.

CHAPITRE III

LES CERTIFICATS

Un certificat médical peut-être défini l'affirmation par écrit d'une constatation médicale. Ce serait donc en un sens, puisqu'il est admis que les choses médicales sont secrètes de leur nature, une violation caractérisée du secret médical, si d'autre part, il n'était posé en principe qu'un certificat est destiné à celui-là seul qui en fait l'objet, et que sa production ultérieure quel qu'en soit le but ne peut plus engager la responsabilité du médecin.

Aussi bien, le certificat constitue une nécessité sociale, et c'est un acte médical probablement aussi vieux que la médecine elle-même. Son importance, ou plutôt sa fréquence, tend à s'accroître à notre époque en raison du fait que les lois et règlements qui ont pour objet la santé et la maladie, augmentent de nombre chaque jour; et que de plus en plus la maladie devient une manière de chose publique, et comme telle matière à certificats.

§ 1 — LES MOTIFS DE DÉLIVRANCE DES CERTIFICATS

Les raisons pour lesquelles sont demandés les certificats médicaux sont pour ainsi dire variables à l'infini. On peut cependant ranger les motifs sous deux chefs principaux, suivant qu'il s'agit d'intérêts d'ordre privé ou d'ordre public.

1° Certificats d'intérêt privé. — C'est l'intérêt privé qui est seul en jeu quand le certificat doit servir, soit à appuyer une action civile, soit à permettre au bénéficiaire d'entrer dans une administration, dans une société, de participer à une assurance, ou d'introduire une demande de pension. Les certificats judiciaires sont généralement positifs, c'est-à-dire destinés à constater l'état morbide pour lequel sont demandés des dommages et intérêts. — Les certificats de la deuxième catégorie, qu'on pourrait appeler « d'introduction », sont au contraire habituellement négatifs en ce sens qu'il s'agit de constater purement l'absence de certains états morbides. On peut aussi ranger dans les certificats d'intérêt privé ceux qui ont pour but d'obtenir la dispense d'un service public civil ou judiciaire (fonctions de juré, citations en justice, etc.), et aussi les certificats nécessaires pour l'admission des aliénés dans les asiles publics ou privés.

Ces derniers constituent un document préalable indispensable à l'internement dit par placement volontaire. Ils doivent être aussi explicites que possible, principalement sur les symptômes qui rendent l'aliéné dangereux, et conclure fermement à la nécessité de l'internement.

En règle générale tous les certificats dont il vient d'être parlé, doivent être rédigés sur papier timbré. Le médecin qui délivre le certificat, doit bien savoir qu'en n'observant pas cette règle, il s'expose à une amende.

Enfin dans tous ces cas, la délivrance du certificat constitue un acte médical privé, pour lequel, sauf exception (compagnie d'assurance-vie), le client s'adresse au médecin de son choix. Il comporte donc des honoraires spéciaux qui doivent en principe être réglés sur-le-champ.

2° Certificats d'intérêt public. — On peut ranger dans cette catégorie, un peu confuse à la vérité, tous les certificats exigés pour le fonctionnement de certaines lois, ou seulement de certains règlements.

Les certificats de vaccine et les certificats exigés par la loi du 28 mars 1882 pour justifier l'absence d'un enfant à l'école, les certificats à fournir aux nourrices pour obtenir un nourrisson de l'assistance publique sont demandés par les administrations dans un but d'hygiène sociale et de prophylaxie.

Les certificats demandés dans un but d'assistance sont délivrés pour l'entrée dans les hospices ou pour l'application de la loi du 16 juillet 1905 sur l'assistance obligatoire aux vieillards et aux infirmes.

Les certificats de naissance ou de décès, ou les certificats constatant des coups et blessures, ne doivent être délivrés que sur réquisition des autorités compétentes. Enfin, les certificats délivrés aux blessés du travail pour l'application de la loi du 9 avril 1898, soit sur la demande du blessé, soit sur la réquisition du juge de paix, entrent dans la catégorie des certificats d'intérêt public, et ont un caractère administratif, encore qu'ils soient produits en justice.

Tous ces certificats, dits d'intérêt public, sont dispensés du timbre et doivent être établis sur papier libre. Mais ce qui les distingue essentiellement des certificats d'intérêt privé, c'est qu'au rebours de ceux-ci qui peuvent être utilisés par leur bénéficiaires dans n'importe quel but, ils ne sont délivrés que pour un but parfaitement déterminé et exclusif de tout autre.

Là destination à donner à un certificat d'intérêt public, et la mention de la loi qui en ordonne la production, doivent donc être indiquées de façon expresse par le médecin signataire du certificat. S'il ne possède à la vérité aucun moyen de contrôler l'usage qui en sera fait ultérieurement, du moins se met-il ainsi à l'abri des poursuites qui pourraient lui être intentées pour absence de timbre si le certificat venait à être produit en justice.

§2 — DÉLIVRANCE DES CERTIFICATS

1° **Le droit de refus.** — Hors le cas de réquisition régulière, la délivrance d'un certificat n'est jamais obligatoire pour un médecin du moins en droit. En fait, dans la pratique habituelle, il ne saurait y avoir de difficultés pour les certificats d'intérêt public, qui par leur objet même se réfèrent généralement à des constatations pures et simples.

Pour les certificats privés où l'intérêt seul du malade est en jeu, ou il peut s'agir de constatation plus complexes, ou surtout ces constatations ont besoin d'être interprétées pour les besoins de la cause, le médecin conserve le droit de refuser un certificat écrit ; il a par contre le devoir d'avertir son client des motifs de son refus et de les expliquer. C'est le cas des certificats dits de complaisance. Un médecin soucieux de sa dignité et de la valeur de sa signature ne doit jamais en fournir.

Certains certificats ne doivent être accordés qu'avec la plus grande circonspection. Ce sont les certificats qu'on peut appeler négatifs, par lesquels le médecin certifie que son client n'est pas atteint de telle ou telle maladie. En raison de la latence de certains états, au moins, convient-il de n'affirmer que des faits objectifs en mentionnant expressément le moment de l'observation.

Les médecins sont parfois sollicités de certifier que tel ou tel individu est sain d'esprit. Ce genre de certificat doit être systématiquement refusé pour plusieurs raisons dont la première est qu'une telle affirmation est rigoureusement impossible, les délires les plus dangereux pouvant être parfaitement dissimulés, et la seconde que les demandes de ce genre n'émanent guère que d'individus déjà justement atteints de troubles mentaux ayant attiré l'attention sur eux.

2° Rédaction des certificats. — Le certificat engage quelquefois la responsabilité juridique du médecin, toujours sa responsabilité morale. Et s'il ne doit être délivré qu'à bon escient, il est nécessaire que les précautions les plus minutieuses soient prises pour sa rédaction. On peut considérer trois points principaux.

En premier lieu le certificat s'appliquant à une personne nommément désignée, le médecin doit être certain de l'identité de cette personne, pour pouvoir la désigner en toute conscience par ses noms et prénoms et son domicile. C'est dire que, dans la règle, le certificat ne doit être délivré que par le médecin habituel qui connaît personnellement ses clients, et peut en quelque sorte se porter garant de leur identité.

Ce n'est qu'exceptionnellement qu'un consultant pourra délivrer un certificat, ses clients étant en principe sinon anonymes au moins inconnus de lui pour la plupart. Il ne pourra en tout cas qu'indiquer les preuves données de l'identité du destinataire, ou si le malade qui doit être l'objet d'un certificat lui est conduit par son médecin habituel, inviter son confrère à signer avec lui, ce dernier garantissant l'identité. La précaution est particulièrement indispensable pour les certificats d'aliénation.

En second lieu, le certificat ne doit mentionner que des constatations faites par le médecin lui-même, dans le passé ou dans le présent, et la mention doit en être aussi précise que possible. Les symptômes subjectifs incontrôlables dont se plaignent certains malades comme les céphalées, certains troubles psychiques, ne peuvent être mentionnés que comme vraisemblables si le médecin a pu lui même en constater les effets, ou avec la réserve qu'ils ne sont connus que par les dires du malade. Encore cette réserve n'est-elle de mise que si par ailleurs le médecin a des constatation objectives qui puissent servir de base. Un état purement subjectif ne peut être l'objet d'un certificat. Pour des raisons de même ordre, et aussi en vertu du principe du secret, le contenu du certificat ne doit s'appliquer qu'au destinataire seul, en évitant soigneusement tout ce dont la révélation pourrait toucher d'autres personnes.

Le médecin ne doit pas oublier qu'un certificat, surtout un certificat d'intérêt privé, est souvent destiné à servir de base de discussion, qu'il pourra être utilisé ou critiqué par d'autres médecins, en particulier par des médecins experts. Cette considération lui impose le soin d'être clair et assez précis pour ne laisser prise à aucune équivoque.

Enfin le certificat doit être daté, signé et écrit en entier de la main du médecin. Il doit mentionner en tête les noms et qualités de ce dernier. Ceci s'applique surtout aux certificats privés, certains certificats administratifs pouvant sans inconvénients être rédigés sur des formules imprimées.

Les certificats privés presque toujours, et certains certificats d'intérêt public comportent, après les constatations, des conclusions ou des interprétations. Les premières doivent être fermes dans les certificats d'aliénation pour internement, ou dans les certificats d'invalidité.

Par contre, les interprétations doivent être très réservées

quand il s'agit d'établir un lien entre des constatations objectives et un fait antérieur invoqué par le destinataire. Un médecin peut constater des signes de défloration, mais il a le plus grand tort s'il affirme ensuite qu'ils sont le résultat d'un viol, parce qu'il dépasse ainsi les limites de ce qu'il a pu constater par lui-même.

De même quand un malade raconte que tels ou tels symptômes sont le résultat de violences ou d'accidents dont le médecin n'a pas été témoin, celui-ci ne saurait affirmer une relation de cause à effet comme existante, mais seulement comme possible ou vraisemblable sous réserve de la réalité du fait allégué.

3° Remise des certificats. — En principe le certificat, mentionnant des choses qui constituent une manière de propriété pour le bénéficiaire, et qui sont par surcroît secrètes de leur nature, ne peut être remis qu'à ce bénéficiaire lui-même pour en faire tel usage qu'il lui conviendra, et remis, comme on dit, en mains propres.

Il n'y a à cette règle que deux exceptions : la première comprend les certificats d'aliénation ou les certificats d'assistance concernant des infirmes, des vieillards, des enfants hors d'état d'en faire usage eux mêmes. Ces sortes de certificats sont remis aux ayant droits, dont il est bien entendu que le médecin devra être en mesure de vérifier l'identité, par tous les moyens indiqués plus haut.

La seconde concerne les certificats délivrés sur réquisition. Ceux-là sont bien entendu remis directement à l'autorité requérante.

Les compagnies d'assurances-accidents, soit pour des accidents du travail, soit pour des sinistres couverts par des assurances privées, demandent quelquefois à des médecins des rapports spéciaux sur un cas particulier. Ces rapports ne sont pas à proprement parler des certificats ; ce sont de véritables rapports d'expertise privée ; le médecin ne peut les rédiger qu'avec le consentement au moins tacite du sinistré qui s'est soumis à l'examen, mais il n'en doit compte qu'à ses commettants, et il le leur remet directement. La chose n'est du reste prévue légalement que pour les accidents régis par la loi du 9 avril 1898.

Dans tous les cas où il s'agit de constatations tant soit peu importantes, le médecin doit garder par devers lui un double des certificats qu'il délivre, comme sauvegarde contre des altérations possibles ou pour des rappels éventuels.

§3 — OBLIGATIONS LÉGALES EN MATIÈRE DE CERTIFICATS

1° **Obligations fiscales et administratives.** — Elles ont trait au droit de timbre qui, comme il a été dit plus haut, frappe tous les certificats d'intérêt *privé*, susceptibles d'être produits en justice, à l'exception de ceux dressés en application de la loi du 9 avril 1898 sur les accidents du travail et de ceux destinés à l'autorité militaire. C'est le signataire du certificat qui est responsable.

Toutefois cette disposition fiscale obligerait le médecin à la fourniture du papier timbré en cas d'indigence du destinataire, ce qui serait évidemment abusif. Aussi l'enregistrement admet que les certificats délivrés pour des malades dans les hôpitaux peuvent être établis sur papier libre, mais cette disposition ne s'étend pas aux consultations gratuites.

La rédaction des certificats n'est soumise à aucune réglementation, autre que la légalisation de la signature du médecin par le maire ou le commissaire de police.

2° **Responsabilité en matière de certificats.** — Les lois ont prévu des pénalités pour les faux certificats dans le cas où ceux-ci sont délivrés pour dispenser d'un service public (C. P. art. 160), et dans celui où un médecin aurait sciemment dénaturé les conséquences des accidents dans les certificats délivrés pour l'application de la loi du 9 avril 1898 (article 30, modifié par la loi du 31 mars 1905).

Les pénalités pour le premier cas comportent de un à quatre ans de prison et pour le second une amende de 16 à 300 francs. Mais des faux certificats peuvent être atteints en dehors de ces deux cas par des dispositions légales plus générales. Ceux qui seraient susceptibles de détourner la justice de la trace d'un crime ou d'un délit, exposeraient leur auteur à être inculpé de complicité.

Et ceux qui pourraient devenir nuisibles aux intérêts de tiers, comporteraient des réparations civiles prévues par les articles 1382 et suivants du Code civil.

Du reste l'obligation de la véracité dans les certificats médicaux est avant tout une obligation morale. Et c'est tout à l'honneur du corps médical que partout les certificats médicaux sont présumés véridiques.

Le médecin soucieux de sa dignité doit garder jalousement la valeur de sa signature, en ne donnant de certificats qu'à bon escient et en apportant dans leur rédaction toute sa science et aussi toute sa conscience.

CHAPITRE IV

LES HONORAIRES MÉDICAUX

Le médecin doit vivre de sa profession. La rémunération de ses soins, désignée sous le nom d'honoraires, est le résultat d'un contrat tacite passé entre lui et le client, du moment où celui-ci fait appel à son ministère sous une forme quelconque. La législation consacre formellement le droit aux honoraires ; mais elle n'intervient pour en fixer le taux que dans quelques cas particuliers de la médecine publique ou pour l'application de certaines lois sociales.

Dans la clientèle privée, la doctrine du contrat tacite implique une manière d'accord préalable entre le médecin et le client. En fait, c'est l'usage qui a consacré un certain nombre de règles générales ; c'est lui aussi qui règle avec des variantes locales les applications de détail, et dans les litiges judiciaires, c'est principalement sur ces règle coutumières que se basent les juges.

§ 1. — LES BASES DE LA FIXATION
DES HONORAIRES

Il est unanimement admis par les médecins d'une part, par le public de l'autre que les honoraires doivent en règle générale être proportionnés :

1º A la fortune du client ;

2º A la notoriété du médecin ;

3º A l'importance des actes médicaux.

Mais un principe d'ordre aussi général, s'il peut guider dans quelques cas les décisions judiciaires, ne saurait servir de règle ne varietur dans tous les cas de la pratique, du seul fait qu'il implique une manière d'entente préalable entre le médecin et chacun de ses clients.

Aussi faut-il distinguer les cas où cette entente existe en fait, qui sont ceux de l'exercice de la chirurgie ou des spécialités, et le cas où elle est seulement tacite, qui est celui de la médecine courante.

1° Interventions, traitements spéciaux, consultations. — Les actes médicaux de cette catégorie constituent au regard de la médecine courante des actions extraordinaires, pour lesquelles le client s'adresse à un médecin spécial ; et chacun de ces actes entrepris dans un but parfaitement déterminé comporte des conditions d'exécution et de temps sujettes à prévision, mais essentiellement variables avec chaque cas particulier.

Le médecin qui doit pratiquer l'intervention, connaît la gravité et la difficulté de celle-ci ; dans une mesure évidemment plus relative, il connaît aussi les capacités pécuniaires de son client. Prenant en outre en considération sa situation propre dans le monde médical, il a en sa possession tous les éléments pour proportionner au moins approximativement les honoraires demandés aux trois facteurs indiqués plus haut.

De son côté, le client en s'adressant à tel ou tel médecin sait que la notoriété se paie ; il possède donc lui aussi des éléments d'appréciation et, en fait dans la pratique, ces sortes d'honoraires sont débattus entre les deux parties et fixés d'avance. Du moins devrait-il en être toujours ainsi. Le médecin habituel peut souvent intervenir quand il s'agit d'avertir les clients par avance, notamment pour les confrères appelés en consultation.

Il n'y a donc pas ici de règles fixes, mais de véritables contrats, variables avec chaque cas particulier.

2° Médecine courante. — Il faut entendre par là la pratique des visites à domicile et des consultations de cabinet, c'est-à-dire celle qui est le lot de la grande majorité des médecins. Il apparaît clairement que les conditions de cette sorte de médecine sont totalement différentes des précédentes au point de vue de l'établissement des honoraires. Les trois éléments cités au début ne peuvent plus intervenir dans la même mesure. La gravité des maladies traitées n'entre pas non plus en ligne de compte, du moins nominalement ; elle peut se mesurer simplement au nombre des visites ou des consultations.

L'usage souverain en matière de médecine courante est, en effet, que chaque visite ou consultation comporte un honoraire séparé, et que ce taux soit établi une fois pour toutes, pour chaque médecin, et connu par conséquent des clients. Même dans l'exception qui sera étudiée plus loin de la médecine à l'abonnement, il y a également un chiffre fixé d'avance.

Ce taux du prix de visite ou d'abonnement, chaque médecin est théoriquement libre de le fixer à son gré, en se guidant sur la notion de sa propre valeur et sur celle de la fortune de ses clients. Mais, dans la pratique courante, il est exceptionnel que des médecins, pour des raisons toutes personnelles, et en dehors de certaines catégories distinguées par des titres universitaires ou hospitaliers, adoptent et fassent accepter un tarif spécial de visite. Il l'est moins qu'un praticien dénué de scrupules professionnels, mette en pratique l'abaissement des taux, mais ce fait constitue un manquement grave aux règles déontologiques.

En fait, c'est l'usage qui règle à peu près partout les tarifs moyens de la médecine courante ; praticiens des villes et des campagnes sont dans l'obligation de s'y conformer. Et l'usage établit des tarifs moyens qu'il n'est guère possible de faire varier beaucoup suivant la situation de fortune des clients. Ce qui du reste n'a pas tant d'inconvénients qu'on pourrait croire au premier abord : les riches susceptibles d'accepter un tarif spécial plus élevé sont rares dans les clientèles ordinaires ; les pauvres et les demi-pauvres, les artisans, sont clients de l'assistance ou des mutualités, et la clientèle privée ne comprenant plus en pratique que les classes dites moyennes s'accommode fort bien d'un seul tarif moyen, avec quelques prix exceptionnellement élevés pour certains clients exceptionnels.

Avant la guerre, il y avait eu dans beaucoup de régions un effort vers une codification syndicale des tarifs et un mouvement timide pour leur relèvement général. Cependant, en dehors de certaines grandes villes, le prix moyen de 5 francs pour une visite de praticien restait exceptionnel et dans beaucoup de circonscriptions rurales, il descendait à 2 francs, voire au-dessous. Ce qui veut dire que les tarifs moyens d'avant guerre restaient partout hors de proportion avec le coût de la vie; sauf exception, et en ne considérant que la masse des praticiens, la profession médicale pouvait passer pour une de celles qui ne nourrissent guère son homme.

Dans la période actuelle, l'élévation générale du coût de la vie qui a suivi la guerre, a eu une répercussion en un certain sens heureuse sur les honoraires médicaux. Elle en a amené automatiquement le relèvement, mais surtout elle a fait cesser de manière inattendue la résistance du public, auparavant manifeste pour toutes les tentatives de ce genre. Aujourd'hui en France le taux moyen de la visite oscille aux environs de 8 et 10 francs pour les classes moyennes. La rupture d'équilibre des revenus qui s'est produite au bénéfice de la classe ouvrière et au détriment de la petite bourgeoisie, a du même coup fait monter les prix minima qui ne sont plus nulle part inférieurs à 5 francs. Ce sont là des résultats appréciables, mais qu'on peut considérer comme incomplets, en ce sens que les prix fixés, encore que résultant presque partout d'ententes syndicales, sont établis sur des bases empiriques.

La base rationnelle des honoraires de la pratique courante doit être en effet recherchée surtout dans l'étude du budget nécessaire à un médecin pour vivre entièrement de sa profession et remplir toutes les charges qui lui incombent de ce fait. C'est cette étude, évidemment basée sur des moyennes que le Concours médical avait entreprise en 1912. Le rapport du Dr Chapon établit qu'à cette époque, pour boucler son budget, en vivant honorablement, en élevant sa famille et s'assurant une retraite pour ses vieux jours, le médecin praticien devait pouvoir compter dans une clientèle ordinaire sur un rapport moyen de 5 francs pour l'acte médical élémentaire, la visite à domicile.

Un travail du même genre fait avec les conditions d'existence de l'après-guerre, ferait certainement plus que doubler le chiffre des dépenses. Le doublement du prix théorique moyen de la visite serait donc insuffisant. A vrai dire tant que la société n'aura pas retrouvé un état d'équilibre, un tel travail serait prématuré. Il doit cependant être connu, ne fut-ce que comme base de ce principe que le taux des honoraires doit suivre l'évolution du coût de la vie.

§ 2. — LES DEUX MODES D'HONORAIRES DE LA MÉDECINE COURANTE

1° L'abonnement. — L'abonnement est un mode de rémunération médicale employé sur une large échelle par les mutualités, comme on le verra plus loin, et qui, pour la clientèle privée, est seulement en usage dans certaines régions, en particulier du Sud-Ouest. Il consiste dans le paiement d'une somme annuelle fixée par les usages locaux, moyennant quoi le médecin doit ses soins au client abonné toutes les fois que celui-ci les réclame. Les accouchements et les interventions chirurgicales restent habituellement en dehors des conventions d'abonnement.

Le taux, variable suivant les localités, est en général assez faible. Il ne dépassait guère douze ou quinze francs par tête et restait bien souvent au-dessous avant la guerre. L'abonnement ne peut donc être rémunérateur qu'avec une clientèle très nombreuse.

Ce mode d'honoraires présente pour les clients des avantages incontestables. Pour les médecins obligés de s'y soumettre, il offre un avantage apparent, celui de permettre l'établissement du budget domestique, sans compter qu'il supprime en fait l'aléa redoutable de la rentrée des honoraires. Les abonnements sont en effet payés à époque fixe et souvent d'avance.

Ces avantages sont bien faits pour séduire de prime abord les débutants, empêtrés dans les difficultés matérielles d'une installation, et en proie à la crainte légitime du lendemain. L'attrait du « fixe » est indéniable, comme celui du fonctionnarisme dont il participe.

La chose en thèse générale ne va pourtant point sans des inconvénients dont on a tôt fait de s'apercevoir. Le plus apparent est de mettre le médecin en quelque sorte à la merci de l'abonné. Celui-ci, une fois l'abonnement payé, se considère légitimement en droit d'user de son médecin jusqu'à l'abus ; c'est lui qui fixe impérieusement le nombre et la fréquence des visites sans nulle crainte de la note à payer. Et comme le taux des abonnements est par essence un taux minimum, il n'y a plus de correspondance possible entre le salaire et la peine : les deux éléments croissent en sens inverse au rebours du bon sens.

Il n'est que juste de dire que dans les régions où la pratique de l'abonnement est ancienne, un modus vivendi s'est établi peu à peu qui rend les inconvénients supportables. Du moins les praticiens ont pris leur parti de la chose, en ce qui concerne la clientèle privée, et grâce à l'emprise morale de la profession, beaucoup arrivent à rester à peu près maîtres de l'emploi de leur temps. Il n'en reste pas moins qu'au regard des règles générales en matière d'honoraires, l'abonnement doit rester une exception limitée aux seules régions où il a pris naissance. Le médecin n'a aucun intérêt matériel à en importer la pratique ; et dans un milieu non adapté au préalable, sa dignité morale ne pourrait qu'en souffrir.

2º Tarif à la visite. — Le tarif à la visite reste le mode de rémunération médicale le plus généralement adopté. Il consiste, comme il a été dit plus haut, dans le paiement de chaque visite à un taux déterminé d'avance, le nombre des visites pour une maladie donnée restant en principe variable et fixé par une sorte d'entente entre le médecin et le client.

Le prix de la visite ordinaire varie suivant les régions. D'une façon générale, il est plus élevé en ville qu'à la campagne, différence purement traditionnelle qui ne correspond pas à une dissemblance réelle entre les dépenses professionnelles des médecins des villes ou des campagnes. Dans l'un ou l'autre cas, le prix moyen de la visite oscille entre 10 et 5 francs.

Le prix de visite s'applique à la seule consultation au domicile du malade, et seulement dans les limites de l'agglomération où le médecin a son domicile. Il est majoré si le médecin pratique

une intervention de petite chirurgie, un accouchement : il
l'est également si la visite a lieu hors de l'agglomération, ou
pour les petits bourgs au delà d'un certain périmètre fixé par
les usages locaux.

La *majoration du prix de visite pour les opérations de petite
chirurgie* : pansements, sutures, incisions, injections hypodermiques, vaccinations, etc., n'est pas fixe en principe, et
varie suivant la situation de fortune du malade. Pour ces
interventions minimes et courantes, un usage consacré pour les
accidents du travail et préconisé par le Concours médical,
consiste à doubler ou à tripler le prix ordinaire de la visite
suivant les cas. Les visites de nuit sont toujours comptées à un
prix au moins triple de celles de jour.

Il est souhaitable que dans chaque région des règles uniformes
soient établies par les syndicats médicaux.

Les accouchements et les véritables interventions chirurgicales ne sont pas tarifés en principe : leur prix doit être fixé
dans chaque cas particulier en s'inspirant des règles générales
énoncées au début de ce chapitre.

La *majoration de déplacement*, où l'indemnité kilométrique comme on l'appelle couramment, représente le remboursement des frais de transport du médecin. Elle tend à
s'unifier un peu partout au prix de 1 franc par kilomètre
parcouru, tant à l'aller qu'au retour. Si ce chiffre paraît un
peu supérieur aux frais réels, il importe de se rappeler que le
temps passé à se déplacer a aussi sa valeur.

Le Concours médical (tarif minimum raisonné, Paris, 1912),
estime avec raison que ce chiffre devrait être doublé quand le
médecin sort de son rayon habituel pour pénétrer dans celui
d'un confrère voisin. Le rapporteur (Dr Chapon) voit dans
cette règle un moyen de contrecarrer les tendances à la concurrence qui sont la source la plus certaine de l'invidia medicorum.
Son application ne peut donc résulter que d'un accord préalable
entre les médecins intéressés. Au surplus les questions soulevées
par le voisinage des médecins seront traitées au livre V.

Le paiement du médecin praticien à la visite avec les deux
correctifs ci-dessus, est le seul mode de rémunération vraiment

compatible avec les règles professionnelles. Lui seul, en effet, permet une exacte correspondance du salaire et de la peine, et par là, il place le médecin et le client sur un pied d'indépendance réciproque, bien propre à sauvegarder la dignité de l'un et de l'autre. C'est pour ces raisons que les groupements professionnels (Association des médecins, Concours médical, Syndicats médicaux), préconisent unanimement le remplacement du tarif à l'abonnement par le tarif à la visite partout où la chose est possible.

§3 — LE RECOUVREMENT DES HONORAIRES

L'usage a établi deux modes de recouvrement des honoraires correspondant aux deux catégories distinctes de la pratique que constituent les spécialistes d'une part et des praticiens de l'autre.

1° Les honoraires des médecins n'ayant pas de clientèle fixe. — Ils doivent être réglés aussitôt la fin de l'acte médical. Il en est ainsi :

1° Dans les consultations de cabinet des spécialistes, ou de n'importe quel médecin quand il s'agit d'un malade étranger à sa clientèle habituelle.

2° Dans les consultations à domicile où un ou plusieurs médecins sont appelés concuremment avec le médecin habituel, le prix global de la consultation doit être versé aussitôt après (voir page 188) ; tout au moins, le médecin habituel doit-il faire régler les honoraires des consultants, ayant pris la précaution d'avertir au préalable la famille de cet usage.

3° Dans les traitements à forfait entrepris dans les instituts de physiothérapie, les maisons de santé ou les villes d'eaux, les honoraires sont réglés à la fin de la cure, ou exceptionnellement à la fin de certaines périodes convenues dans les traitements très prolongés.

4° Dans les interventions chirurgicales ou obstétricales, le prix convenu comprenant toujours les soins post-opératoires, les honoraires doivent être réglés quand l'action du chirurgien a pris fin.

2° Les honoraires des médecins à clientèle fixe. — Ceux de la pratique courante sont en principe payés seulement à terme, dans quelques cas exceptionnels à la fin de la maladie, le plus habituellement à la fin de l'année. Cette pratique nécessite la tenue d'une *comptabilité*, qui ne saurait être trop soigneuse.

Une bonne comptabilité médicale doit être tenue en partie double, avec un livre-journal et un grand-livre. Sur le premier, le médecin inscrira chaque jour les visites de la journée avec le nom des clients, et le prix de la visite simple ou majorée. Sur le second, il consacre une page au compte particulier de chaque client, page dont la simple copie constituera la note envoyée à la fin de l'année.

Le temps passé chaque jour est ainsi largement récupéré plus tard. Une comptabilité ordonnée, outre qu'elle facilite grandement la solution de certains litiges dont il sera question plus loin, est une habitude propre à déterminer dans le cours de la vie ordinaire les qualités d'ordre et de méthode qui sont particulièrement utiles au médecin.

Il est fâcheux que certains médecins se contentent de leur carnet de poche pour toute comptabilité. Il est tout aussi fâcheux de ne pas prendre et garder l'habitude des notes régulièrement envoyées. La peur d'être taxé de mercantilisme n'excuse nullement des négligences dont au surplus la clientèle ne sait aucun gré.

De plus en plus, principalement dans les grandes villes, les médecins prennent l'habitude, au lieu d'attendre le paiement des notes envoyées, d'employer des encaisseurs qui vont les présenter au domicile des clients. Cette pratique toute moderne n'est pas répréhensible par elle-même. Elle est à la vérité un peu brutale, et si une certaine catégorie de clients s'y soumet sans hésitation, il en est d'autres pour lesquels elle demande à être maniée avec beaucoup de tact et de discrétion.

§4 — LE RECOUVREMENT PAR VOIE JUDICIAIRE

La loi garantit expressément le paiement des honoraires

médicaux, même en l'absence de tout contrat spécial entre le médecin et le client.

1° Les dispositions légales : prescription et privilèges. — L'article 11 de la loi du 30 novembre 1892 fixe à deux ans la durée de la prescription pour les honoraires des médecins, dentistes et sages-femmes, ce qui veut dire qu'après deux ans, le client est en droit de refuser le paiement, du moins au point de vue strictement légal. Cet article, pas plus du reste que l'article 2272 du Code civil, ne détermine le moment où la prescription commence à courir. Mais la jurisprudence considère que les honoraires sont dus du moment où la maladie qui a motivé la créance est terminée, c'est-à-dire à dater de la dernière visite du médecin.

D'autre part, la loi garantit expressément les honoraires du médecin dans tous les cas où, pour une circonstance quelconque, décès, faillite, etc, il y a lieu à liquidation des biens de son client. L'article 2101 du Code civil, en effet met les frais de la dernière maladie comprenant les honoraires médicaux, au troisième rang, des créances privilégiées après les frais de justice et les frais funéraires. La loi de 1892 a en outre étendu le privilège jadis seulement applicable après décès, à la dernière maladie « qu'elle qu'en ait été la terminaison ».

La jurisprudence n'a pas encore fixé bien catégoriquement le sens du terme « dernière maladie ». S'il ne prête à aucune ambiguïté dans une fièvre typhoïde ou une affection ayant nécessité une intervention chirurgicale, il n'en va plus de même avec une maladie chronique à durée très longue comme le tabes, une cardiopathie, etc. La tendance juridique est de faire porter le privilège légal seulement sur la période de la maladie chronique qui a précédé le décès ou la liquidation, la durée de cette période restant à fixer dans chaque cas particulier.

2° L'action judiciaire. — Le médecin qui, en face de la mauvaise volonté d'un client pour régler tout ou partie de ses honoraires, veut obtenir une décision judiciaire, doit intenter une action civile, en se conformant aux règles de compétene,

soit devant le juge de paix si la note est inférieure à 600 frs,
soit devant le tribunal civil si elle est supérieure à ce
chiffre.

Étant demandeur, c'est à lui qu'incombe la preuve, c'est-à-
dire la justification du nombre de ses visites ou de ses interventions et du taux de ses honoraires. Dans la règle, le nombre
des visites ou des interventions est assez rarement contesté.
Bien que la comptabilité d'un médecin ne soit pas soumise aux
dispositions légales qui régissent les comptabilités commerciales,
elle est cependant admise à faire foi dans une certaine mesure
par la jurisprudence. Encore faut-il qu'elle soit régulièrement
tenue. Si les livres ne contiennent, comme il est de règle, aucune
mention de diagnostic ou d'ordre proprement médical, leur production en justice ne peut être considérée comme contraire au
secret, le fait seul des interventions ou des visites n'étant, sauf
exception très rare, aucunement secret de sa nature.

Le chiffre des honoraires est le point le plus souvent contesté,
qu'il s'agisse d'une note unique pour une intervention, ou du
taux de chaque visite dans une note ordinaire de praticien. Dans
le premier cas, la justification est difficile et ne peut reposer que
sur l'ensemble des éléments dont il a été question au paragraphe 1.
Dans le second, la considération des usages locaux, et mieux
encore celle des tarifs syndicaux, quand ils existent, est d'un
grand secours.

Il est une justification singulièrement plus délicate. C'est
celle de l'opportunité d'une intervention ou de la fréquence des
visites par rapport à la gravité de la maladie. La question est
souvent posée sinon par les malades eux-mêmes, du moins par
les avocats. En droit, bien qu'ils y soient expressément invités,
le médecin et ses conseils ne peuvent se prêter à une discussion
de ce genre, sans enfreindre gravement le principe du secret
professionnel.

Il convient alors de se retrancher derrière cet autre principe
développé plus haut que les interventions et les visites sont
toujours présumées acceptées par le client en connaissance
de cause, celui-ci ou son entourage ayant toujours la possibilité
de les refuser. Ce qui n'empêchera pas le médecin de faire la

preuve, le cas échéant, des exigences de son client en matière de visites.

Dans cette sorte de litiges, comme en général dans les actions civiles, le pouvoir d'appréciation du juge est absolu. Il peut réduire à son gré les notes d'honoraires, et aucun des éléments de preuve qui viennent d'être énumérés ne lui crée d'obligation rigoureuse. En général, il soumet la note en litige à un ou plusieurs experts : mais les expertises ici encore n'ont qu'une valeur purement consultative.

Le recours judiciaire doit rester pour le médecin soucieux de son prestige professionnel une mesure d'exception, bonne seulement quand tous les moyens de conciliation ont été employés et que la mauvaise volonté du client est évidente. Il est heureusement assez rare dans la clientèle privée, mais il prend une importance considérable dans la clientèle des collectivités et des compagnies d'assurances dont il sera question plus loin. Et ici, le médecin sûr de son droit, appuyé sur des tarifs officiels et placé en face d'exigences souvent exorbitantes, n'a pas les mêmes raisons de retenue. Il importe seulement de se rappeler qu'un procès ne doit être engagé qu'à bon escient et après mûre réflexion.

§5. — EXPERTISES ET ARBITRAGES EN MATIÈRE D'HONORAIRES

La tâche des médecins chargés par une juridiction d'expertiser une note d'honoraires, est singulièrement lourde et délicate. Il leur faut, en effet, émettre un avis sur les actes d'un confrère, avec lequel ils sont exposés par la suite à avoir des relations professionnelles ; ils doivent en même temps prendre garde que leurs décisions, qu'elles reçoivent ou non la sanction ultérieure du juge qui les a commis, n'en constitueront pas moins des manières de précédents dont la portée sera plus ou moins lourde dans la suite, pour l'ensemble des médecins, en ce sens que les rapports d'experts influent sur la mentalité des juges et par suite sur la jurisprudence.

1° Choix des experts. — Le choix des experts en matière civile doit en principe résulter d'un accord des parties en cause. Mais dans la réalité, celles-ci usent peu de leur droit et s'en remettent le plus souvent au juge, qui n'est alors limité par aucune règle précise. Le choix des experts sur la liste donnée chaque année par la Cour d'appel n'est pas obligatoire au civil, et chaque juge obéit sur ce sujet à ses préférences personnelles.

Cette manière de faire est particulièrement fâcheuse ; elle est la source de conflits et d'inimitiés regrettables au sein du corps médical. L'expert en effet, pour les raisons qui ont été dites plus haut, doit, pour remplir sa tâche en tout bien et tout honneur, jouir d'une autorité morale et d'une autorité professionnelle également incontestées. Il faut que son opinion soit vraiment celle d'un arbitre et qu'elle s'impose sinon au juge, du moins à l'ensemble de ses confrères.

Il est donc désirable, dans l'intérêt de la justice comme dans celui des justiciables, que ces choix ne soient pas laissés en quelque sorte au hasard des convenances personnelles. Et pour éviter toute difficulté, il conviendrait que dans la règle les experts fussent désignés ès qualité parmi les présidents des groupements professionnels ou des sociétés de médecine ; il conviendrait aussi que pour chaque affaire les experts soient au nombre de trois.

Un certain nombre de tribunaux opèrent de la sorte, et il n'apparaît pas qu'ils aient eu à s'en repentir. Pour ceux qui persistent dans les anciens errements, en particulier pour les juges de paix qui connaissent des litiges d'honoraires pour accidents du travail, il n'est d'autre moyen de les convaincre que la persuasion et c'est à quoi doivent s'employer les groupements médicaux et tout spécialement les syndicats.

En attendant, il semble que les médecins peuvent beaucoup par eux-mêmes dans cet ordre d'idées, en refusant de pratiquer des expertises pour lesquelles ils ne se sentent pas qualifiés. Il n'est pas convenable qu'un médecin accepte d'expertiser la note d'un confrère plus âgé que lui ; il ne l'est pas non plus et il est dangereux par surcroît d'accepter une expertise qui concerne un médecin de la même localité. Et les médecins en cause dans un litige devraient toujours proposer eux-mêmes des experts choisis comme il vient d'être dit plus haut.

2° Règles de l'expertise. — Le médecin chargé d'expertiser une note d'honoraires doit, comme dans toute expertise civile, convoquer les deux parties et provoquer des explications réciproques. D'après tout ce qui a été dit plus haut, il semble bien qu'en bonne règle son examen doive porter sur l'application correcte des tarifs en usage.

La question de la fréquence des visites, en rapport avec la nature de la maladie, ne doit pas être traitée pour les raisons déjà données au paragraphe 4. Cette règle toutefois peut comporter deux exceptions : la première quand il s'agit de soins ou d'interventions comportant un honoraire global à forfait, la seconde dans les litiges d'accidents du travail. Dans le premier cas, la nature des opérations ou des traitements est connue déjà par avance. Dans le second cas, la nature de la maladie peut souvent être reconstituée par le dossier judiciaire : on ne peut donc pas ne pas en tenir compte.

Ce sont là néanmoins des considérations qui doivent être maniées avec beaucoup de délicatesse, et il n'est pas convenable d'insister sur des détails.

L'expert doit se tenir dans un rôle d'arbitre et, à ce titre, il peut lui être permis de conseiller une réduction globale si le total paraît mal proportionné aux ressources du client. C'est là surtout qu'il doit pouvoir tenir une autorité suffisante de sa situation médicale et de son âge.

3° Arbitrage. — Ce procédé devrait être la règle générale ; il éviterait des actions judiciaires toujours fâcheuses, sans compter leur coût excessif.

A cet effet, il serait désirable que les médecins s'efforcent d'amener les clients récalcitrants à un arbitrage pour lequel il serait fait appel aux membres des bureaux des groupements professionnels.

Si cette mesure est difficile à appliquer dans la clientèle privée faute de bon vouloir, par contre, elle pourrait facilement être généralisée aux litiges de plus en plus nombreux entre médecins et compagnies d'assurances. Une entente entre syndicats médicaux et syndicats d'assureurs aboutirait à la création de commissions mixtes d'assureurs et de médecins devant connaître de tous ces litiges. La chose n'a point été essayée ; sous bénéfice de l'expérience, elle mériterait de l'être.

L'arbitre tient toute son autorité de la confiance des parties en cause. La sentence doit être en quelque sorte acceptée par avance. Ceci implique que le choix d'un ou de plusieurs arbitres doit porter sur des hommes dont la valeur morale et professionnelle soit absolument incontestée. Les membres des bureaux des syndicats médicaux ou ceux des conseils de famille habituellement choisis parmi les anciens de la profession dont l'autorité morale s'impose, peuvent et doivent constituer de véritables bureaux permanents d'arbitrage. Les médecins devraient en tout cas prendre l'habitude pour leurs notes contestées et avant d'engager une action judiciaire, de les soumettre à l'examen préalable de ces bureaux. Il n'est pas douteux que des avis sérieusement motivés de la part des autorités syndicales n'aient un poids appréciable dans l'esprit des juges. Même la seule perspective de sentir en jeu l'appui moral d'un syndicat suffira souvent à faire céder les clients récalcitrants.

Le rôle des arbitres temporaires ou permanents est naturellement très délicat. Leur décision devra s'inspirer avant tout des règles générales, qu'elles aient une origine ancienne et traditionnelle ou récente et syndicale. Ils doivent se rappeler que s'il est juste de voir un médecin recevoir la rémunération adéquate de sa peine, il est aussi hautement désirable dans l'intérêt général de la profession que le reproche d'exploitation ne puisse être formulé à l'encontre des membres du Corps médical. S'il ne manque pas de circonstances où la mauvaise foi des clients commande une attitude énergique, il en est d'autres où il sied de faire loyalement preuve de modération. C'est ce que l'arbitre doit savoir indiquer et imposer au besoin.

LIVRE III

LA CLIENTÈLE DES COLLECTIVITÉS

CHAPITRE PREMIER

LE MÉDECIN ET LES MUTUALITÉS

Parmi toutes les questions de l'heure présente, celle-ci mérite l'attention toute particulière du médecin. Le mutualisme doit sa croissance rapide et sa tendance ervahissante à ce fait indéniable qu'il constitue dans son ensemble un progrès social considérable dont les avantages sont immédiatement apparents. Mais ses méthodes en ce qui touche du moins les rapports des médecins et des mutualités, ont dans leur état actuel des inconvénients majeurs pour le corps médical, que ne compensent pas toujours des avantages égaux pour les mutualistes. Elles sont heureusement susceptibles d'évolution, et sur le sens de cette évolution les médecins, à la condition d'être groupés, peuvent avoir une influence incontestable. Le souci de leurs intérêts matériels et moraux exige donc impérieusement la connaissance des conditions dans lesquelles fonctionne la mutualité, et de leur répercussion sur les conditions générales de l'exercice professionnel de la médecine.

§ 1. — BUT ET FONCTIONNEMENT DES MUTUALITÉS

Les sociétés de secours mutuels ont reçu leur charte par la loi du 1er avril 1898, qu'ont modifiée sur quelques points les lois du 31 mars 1903 et du 5 décembre 1908. L'article Ier définit ainsi les buts qu'elles se proposent : assurer à leurs membres participants et à leurs familles des secours en cas de maladie, blessures ou infirmités, leur constituer des pensions de retraite, contracter à leur profit des assurances individuelles ou collectives, pourvoir aux frais des funérailles, et allouer des secours aux ascendants, aux veufs, veuves ou orphelins des membres participants décédés ».

Ces sociétés comprennent à côté des membres participants des membres honoraires qui paient dés cotisations sans jouir, d'aucun des avantages concédés aux premiers. Mais la loi ne fixe en aucune manière les différentes conditions de fortune, de salaire ou de situation sociale qui peuvent légitimer cette distinction, source de beaucoup d'abus préjudiciables aux médecins.

Les ressources des sociétés se composent en principe des cotisations des membres participants et honoraires, et éventuellement des dons de ces derniers et des subventions. On peut donc considérer la cotisation du mutualiste comme une prime d'assurances contre les deux risques énumérés à l'article Ier de la loi. Cette cotisation-prime est en général faible si on considère la multiplicité et la fréquence de ces risques, qu'elle paraît au premier abord bien incapable de couvrir.

On sait en effet que bien peu de sociétés se préoccupent, et pour cause, de remplir tous les buts fixés par le législateur. La grande majorité n'assure à ses adhérents que les soins médicaux et pharmaceutiques avec un faible secours pécuniaire en cas de maladie et les frais funéraires.

Il est vrai que ces mêmes sociétés ayant des budgets en excédent tendent à devenir par le grossissement continu de leurs fonds de réserve, des capitalistes dont les revenus permettront peut-être dans un avenir plus ou moins lointain la réalisation intégrale des buts de la mutualité.

Quelques chiffres extraits du rapport du Ministère du travail et de la prévoyance sociale sur les opérations des sociétés de secours mutuels, pendant l'année 1909, rapport publié en 1912, donneront une idée à la fois de l'importance financière des ressources globales de la mutualité et de l'exiguïté des sommes payées aux médecins (*Concours médical*, 12 janvier 1913; p. 96).

Les sociétés approuvées, les sociétés libres et les mutualités scolaires comptant 4, 341, 570 participants ont, pour 1909, un chiffre total de dépenses qui atteint 64.092, 464 francs, et un chiffre total de recettes qui s'élève à 77.891.007 francs, sur lequel les cotisations des membres participants comptent seulement pour 36.414.770 francs, les subventions gouvernementales étant représentées par 11.810.536 francs.

Le total des honoraires payés aux médecins s'élève à 6.213.524 francs, soit 9,69 0/0 des dépenses totales. Et une proportion facile à établir en considérant le nombre des journées de maladie, montre que l'honoraire médical est en moyenne de 41 centimes par jour de maladie pour les sociétés approuvées et de 29 centimes seulement pour les sociétés libres. Sur l'ensemble des frais de maladie, les honoraires médicaux représentent 23,64 0/0, les frais pharmaceutiques 26,99 0/0, et les indemnités journalières aux sociétaires malades 46,37 0/0.

On voit que dans son ensemble, par ses ressources financières, par le nombre des adhérents et par l'appui de l'État, la mutualité constitue en France une puissance considérable qui, par le but même qu'elle se propose et par son extension indéfinie, exerce une influence sans cesse croissante sur les conditions d'exercice de la médecine.

La mutualité utilise le médecin et ne saurait guère s'en passer ; mais vis-à-vis de lui, elle a instauré un mode de rapports entièrement nouveau qui n'avait guère d'analogies dans l'exercice traditionnel de la médecine privée.

La personnalité collective, et par là même inaccessible à tout côté sentimental, de la société de secours mutuel, s'interpose entre le mutualiste malade et le médecin pour régler seule toutes les questions pécuniaires. Dans ces conditions la question médicale est forcément envisagée par les dirigeants des sociétés sous son seul aspect financier et leur principale préoccupation dans la recherche d'un concours médical est de l'obtenir au plus bas prix possible.

Par la suite, cette tendance initiale conduit la direction des sociétés à s'immiscer par une manière de contrôle plus ou moins discret dans les rapports purement médicaux des mutualistes et des médecins en limitant arbitrairement soit les moyens de traitement employés, soit la nature des maladies appelées à bénéficier des soins rémunérés par la mutualité.

Les deux caractéristiques principales de la mutualité en ce qui concerne les rapports avec le médecin sont donc en conclusion la tendance à l'abaissement des honoraires et la tendance à soumettre le praticien à une dépendance de plus en plus étroite.

§ 2. — L'ABAISSEMENT DES HONORAIRES MUTUALISTES

1° **Les causes d'abaissement des honoraires.** — Pour obtenir des médecins de consentir à des tarifs réduits, la mutualité a disposé à son aurore de moyens moraux; elle a surtout profité du manque d'union professionnelle et d'esprit corporatif dans le corps médical. En faisant valoir d'une part des arguments humanitaires touchant la valeur sociale de la mutualité qui prétendait grouper seulement des travailleurs nécessiteux pour lesquels la maladie constitue l'équivalent d'une catastrophe, elle a pu séduire dès l'abord les médecins aux âmes généreuses, sans compter qu'elle offrait à certains ambitieux un tremplin politique d'une certaine valeur. D'autre part, vis-à-vis de médecins isolés et ne concevant guère la notion d'un intérêt profession-nel général, elle faisait miroiter un avantage immédiatement saisissable, celui du recouvrement assuré d'honoraires, autrement aléatoires et dont la certitude pouvait compenser la réduction ou tout au moins la justifier.

A l'heure actuelle la mutualité triomphante n'essaie plus de séduire : elle use tout bonnement et jusqu'à l'abus d'un facteur essentiel qui est l'encombrement de la carrière médicale emportant comme conséquence la concurrence. Vis-à-vis des mutualités, la concurrence médicale perd le caractère qu'elle a dans la clientèle privée : le souci primordial d'inspirer confiance par sa science et sa tenue passe au second plan; parce qu'il ne peut s'adresser qu'à la personne du mutualiste; l'argument financier seul propre à toucher la collectivité impersonnelle et possédante que forme la société, devient nettement prépondérant. Ainsi s'expliquent les luttes, les rivalités et quelquefois les haines suscitées dans nombre de circonscriptions médicales jadis paisibles par la constante pratique mutualiste des enchères à la baisse.

Un autre facteur bien fait pour forcer la main aux médecins récalcitrants est la disparition progressive de la clientèle moyenne qui de plus en plus adhère à la mutualité. A l'origine les membres participants se recrutaient presque uniquement dans la classe ouvrière ; aujourd'hui on voit, surtout dans les grandes villes, des sociétés composées d'employés, voire de patrons dont les appointements ou les revenus sont souvent supérieurs à ceux du médecin auquel ils demandent une réduction d'honoraires. Et les médecins qui voient ainsi brusquement diminuer leur chiffre d'honoraires, n'hésitent pourtant point à les suivre dans cette voie fâcheuse, sachant bien que s'ils refusent, d'autres sont là tout prêts à profiter de l'aubaine.

2° Les modes de rémunération médicale de la mutualité. — Le souci d'abaisser au minimum les dépenses qui caractérise la mutualité, se double assez naturellement de celui d'éviter les aléas et du désir d'avoir un budget fixé d'avance ne varietur. Pour ces raisons simples le paiement des honoraires médicaux à la visite, suivant les usages communs de la clientèle privée, ne saurait constituer pour les mutualités qu'un pis-aller. Leurs préférences vont à l'abonnement, et dans quelques cas au forfait.

a. Tarif à la visite. — Le tarif à la visite qu'acceptent à leur corps défendant certaines sociétés comporte une réduction variable suivant les lieux, mais toujours importante sur les prix consentis à la clientèle ordinaire. Cette réduction est au moins d'un tiers, souvent de la moitié ou même des deux tiers, pour le prix de la visite et aussi pour l'indemnité kilométrique, avec des tarifs spéciaux aussi réduits que possible pour les petites interventions chirurgicales. Les grandes interventions ne sont que rarement comprises dans les avantages concédés aux mutualistes.

Dans le mode habituel, le médecin appelé par un mutualiste signe à chaque visite sur une feuille ad hoc, et adresse ensuite aux époques fixées ses notes au trésorier de la société. Sauf le paiement par un tiers, tout se passe donc comme en clientèle ordinaire, au moins en apparence. Mais c'est un fait bien connu que le malade mutualiste, dégagé de toute responsabilité pécuniaire propre, est remarquablement exigeant quant à la fréquence des visites. Les mutualités d'une façon générale ne manquent jamais d'incriminer les abus de visites et se plaignent amèrement des médecins. Aussi, bien que comme on l'a vu plus haut leur situation financière ne soit guère en péril, font-elles tous leurs efforts pour obtenir des médecins le tarif à l'abonnement.

b. *Abonnement.* — L'abonnement pour les mutualistes ne diffère de celui de la clientèle privée ordinaire que parce qu'il se pratique à un tarif beaucoup plus bas. Sous la poussée des mutualistes cet usage a débordé bien en dehors des régions où il continue à rester le mode normal d'honoraires de la clientèle privée.

Il a naturellement, pour les raisons budgétaires qui ont été dites, toutes les préférences des mutualités; pour le médecin, sa modicité mise à part, il a les mêmes inconvénients que dans la clientèle privée, avec en plus une aggravation de dépendance vis-à-vis du malade mutualiste, qui n'a cure et pour cause de la rémunération de son médecin, mais qui n'en maintient pas moins ses exigences. Il semble bien que le résultat psychologique et social de l'abonnement pour le mutualiste soit la désaffection et si on peut dire la dépersonnalisation du médecin en ce sens que le malade devient de plus en plus indifférent à la personne pour ne plus considérer que le distributeur anonyme d'ordonnances à la visite duquel sa cotisation lui donne droit.

c. *Forfait.* — Le forfait exagère à l'extrême cette tendance à la suppression du facteur moral. Il consiste à rémunérer le médecin d'une société par une somme globale fixée d'avance et indépendante, au moins pour un temps des variations du nombre des sociétaires : c'est un abonnement collectif pour des soins individuels. Le forfait ne pouvant s'appliquer qu'au cas du médecin unique, imposé par la société et généralement chosi par enchères au rabais, comporte bien souvent une véritable duperie, et le cas d'un confrère trompé sur le véritable chiffre des sociétaires qui s'aperçut au bout d'un an, que ses visites avaient été rémunérées au prix moyen de 20 centimes, pour être déplorable n'est certainement pas exceptionnel.

Aussi, bien que constituant l'idéal pour les administrateurs de mutualités, le forfait a rencontré trop de résistances pour s'être généralisé : il reste heureusement une exception.

§ 3. — LA DÉPENDANCE DU MÉDECIN
DANS LA MÉDECINE MUTUALISTE

1° Choix du Médecin. — Le choix du médecin qui est le droit absolu du malade ordinaire est contesté en principe au mutualiste. En effet, la société fixant les conditions d'honoraires limite par là même le choix des membres participants aux seuls médecins qui adhèrent à ces conditions. La limitation minime, et pratiquement négligeable si la société adopte le tarif à la visite, a des effets beaucoup plus sensibles avec le système de l'abonnement où le malade ne peut que difficilement changer de médecin à son gré, et elle atteint son maximum avec le forfait où le médecin ne peut qu'être unique.

Les raisons qui font préférer aux mutualités le forfait ou l'abonnement, et celles qui les poussent à restreindre le choix du médecin par le sociétaire sont de même ordre et ont une origine financière. La direction des mutualités veut avoir le contrôle du médecin contre qui elle défend sa caisse et elle tend par suite à le tenir dans une dépendance étroite. Quel procédé serait meilleur dans ce but que celui employé par certaines mutualités : assurer leur clientèle exclusive à un ou plusieurs médecins spécialement appelés dans une localité, les mettre en conflit dès l'abord avec leurs confrères précédemment installés, limiter par là-même ou à peu près leur clientèle aux seuls mutualistes, et les tenir perpétuellement en laisse par le souci du pain quotidien ? Cet exemple de domestication médicale n'est pas purement théorique : on en trouve de temps en temps des exemples lamentables.

La limitation du choix du médecin inspirée par des préoccupations uniquement financières est dommageable à la fois aux médecins et aux malades.

Outre que sa dignité professionnelle s'en accommode mal, le médecin imposé y perd le stimulant que crée la nécessité d'inspirer la confiance au malade. Et celui-ci abandonnant son droit de choisir, en sachant bien par surcroît pour quelles raisons la société choisit les médecins en son lieu et place, perd, avec la confiance, un élément thérapeutique dont on ne peut nier l'importance.

Il n'est pas exagéré de dire que dans un nombre de cas du plus en plus grand, la considération du mutualiste abonné pour le médecin de la société, va diminuant au point qu'il n'est pas très rare de le voir alors consulter à ses frais un autre médecin étranger à la société. A ce paradoxe on ne peut trouver d'autre explication que la conscience plus ou moins nette chez le malade qu'en abdiquant en totalité ou en partie sa faculté du choix entre les mains de la société, il perd une garantie précieuse, et en outre pour le malade le médecin au rabais n'est-il pas toujours plus ou moins synonyme de médecin inférieur ?

Ce sont là choses que les mutualistes ne disent guère dans l'état de santé, et des facteurs psychologiques dont leurs dirigeants n'ont pas le moindre souci. Et si au lieu de récolter des avis d'administrateurs, les congrès de mutualistes et les commissions ministérielles recueillaient l'opinion des sociétaires malades les plus intéressés en la matière, le principe du libre choix du médecin tel que peut seulement l'assurer le système du paiement à la visite ne pourrait même pas être mis en discussion. Le libre choix n'est donc pas seulement une revendication corporative des médecins, c'est l'intérêt bien entendu des mutualistes sinon des mutualités.

2° Restriction des moyens de traitement. — La restriction des moyens de traitement, admise par la plupart des mutualités, coniste à supprimer des ordonnances payées par les sociétés, certains médicament dits « de luxe » comme les eaux minérales, les vins fortifiantset, d'une façon générale, toutes les spécialités pharmaceutiques. Ce sont là des distinctions souvent arbitraires et dont on peut discuter le bien fondé au point de vue médical, mais qui, au point de vue professionnel, ne constituent pas une gêne sensible pour le médecin.

3° Restriction des maladies admises au bénéfice des soins gratuits. — La restriction des maladies admises au bénéfice des soins gratuits, est une question beaucoup plus importante. Elle élimine en effet dans beaucoup de sociétés, soit simplement les maladies vénériennes, soit dans une formule singulièrement large et compréhensive « celles qui sont la suite de la débauche et de l'intempérance ». Au point de vue social, l'utilité de cette élimination est très contestable, et on peut se demander si elle n'est pas de nature à favoriser justement les effets fâcheux de ces maladies mises à l'index.

Mais au point de vue médical, elle soulève la question du secret professionnel. Une société peut-elle demander aux médecins qui traitent ses malades de lui dénoncer formellement les maladies désignées par ses statuts, ou simplement les menacer sans plus, de refuser le paiement des soins donnés aux malades de cette catégorie ? La première hypothèse est absolument inadmissible légalement et traditionnellement, car il ne fait pas de doute que le secret professionnel ne doive être aussi rigide dans la clientèle mutualiste que dans la clientèle privée.

La deuxième est odieuse, mais elle est malheureusement facilitée dans son application par le contrôle des ordonnances, qui passent par les mains des administrateurs. Elle conduit à des absurdités, comme d'empêcher le traitement de certains symptômes viscéraux par une thérapeutique d'épreuve, sans compter les soupçons blessants que peut faire naître pour le malade la présence dans une ordonnance de mercure ou d'autres produits déclarés suspects a priori par les administrateurs d'une société.

Au reste, comme toutes les collectivités les mutualités s'accommodent mal du secret professionnel et la tendance à demander au médecin le diagnostic des maladies des sociétaires, cache, sous des prétextes de statistique, un simple besoin de contrôle qui fait bon marché des susceptibilités et des dignités individuelles.

C'est un devoir impérieux pour le médecin de résister de toutes ses forces à des tendances aussi blessantes pour lui que fâcheuses pour les malades, en refusant toute espèce de révélation, mais aussi en s'employant à montrer aux dirigeants des mutualités que l'assurance-maladie des sociétés comporte avec le côté financier

6.

un côté moral ; et à montrer aussi aux malades mutualistes qu'ils ont droit aux mêmes égards que tous les autres malades. Car, en définitive, c'est du malade qu'il s'agit, et c'est par l'ignorance de son droit le plus souvent que le mutualiste malade laisse les dirigeants de sa société s'immiscer toujours plus avant dans des questions devant rester rigoureusement personnelles.

§ 4 — LA CRISE MÉDICO-MUTUALISTE.
CAUSES ET REMÈDES

De l'exposé qui précède, exposé qui reflète, sinon dans les détails, du moins dans l'ensemble l'esprit qui préside aux rapports des médecins avec les mutualités, on peut facilement déduire les causes de ce qu'on a appelé avec raison la crise médico-mutualiste. Entre les mutualités, cherchant à obtenir les soins médicaux au plus bas prix possible, et par ailleurs tendant à englober une partie toujours croissante de la clientèle aisée d'une part, et les médecins lésés dans leurs intérêts d'autre part, il existe un conflit permanent, conflit dont il convient de chercher la solution.

Il serait illusoire d'espérer trouver cette solution dans des arrangements particuliers à conclure entre sociétés et médecins intéressés dans chaque localité. Les mutualités, ou du moins leurs dirigeant qui seuls comptent en l'espèce, sont inaccessibles à tous autres arguments que les arguments financiers : elles n'ont cure ni de l'intérêt médical de leurs sociétaires, ni a fortiori des intérêts si légitimes soient-ils des médecins qu'elles emploient. C'est un fait établi de manière incontestable par l'expérience qu'elles se considèrent au contraire souvent comme exploitées, par ce qu'elles appellent les exigences médicales, et presque dans le cas de légitime défense.

Contre cet état d'esprit, les médecins isolés ne peuvent rien ou à peu près. Seules des collectivités médicales peuvent lutter de puissance à puissance ; c'est l'œuvre des syndicats et il sera parlé plus loin de leurs moyens d'action.

Pour l'instant, on peut seulement envisager les principales

revendications médicales de nature à solutionner la crise au mieux des intérêts de chacun.

La plus immédiatement réalisable est la suppression du forfait et de l'abonnement, remplacés par le tarif à la visite. Ce dernier mode en effet, toute question de réduction mise à part, est le seul qui assure d'un côté le libre choix du médecin par le malade, de l'autre, une rémunération adéquate des soins médicaux. L'objection que lui font les mutualistes de favoriser l'abus des visites est plus facile à formuler qu'à prouver. Elle pourrait être réduite à néant par l'établissement d'un contrôle médical du même genre que celui qui se pratique dans les accidents du travail et dont il sera question plus loin, et mieux encore en intéressant le malade lui-même au paiement des honoraires comme dans le *système lyonnais*.

Ce système employé dans les sociétés de secours mutuels de Lyon consiste à faire payer au malade une certaine somme minime n'excédant pas 75 centimes pour chaque visite ou consultation médicale, en sus de sa cotisation fixe. La perception se fait de la façon suivante : le sociétaire malade achète au trésorier de la société un certain nombre de tickets, en remet un au médecin à chaque visite ou consultation, et le médecin se fait régler ensuite sa note sur présentation des tickets par la caisse de la société. Celle-ci paie ainsi une part de la note, l'autre part étant payée par le sociétaire qui trouve dans cette nécessité un frein à ses exigences. Il semble bien qu'avec ce correctif, le système du paiement à la visite ne soit plus passible d'objections. Encore faut-il peu compter sur la persuasion pour le faire accepter, le sociétaire étant peu enclin à payer, une fois sa cotisation servie.

Au reste, tout intéressant qu'il soit, le système lyonnais ne solutionne pas le problème le plus urgent qui est le relèvement des honoraires médicaux payés par les mutualités. Il n'est guère besoin d'insister pour faire saisir en effet que la persistance de l'état de choses actuel rendrait rapidement la situation des médecins absolument intenable, et qu'elle ne ferait qu'aggraver le conflit. Or ce relèvement ne peut être obtenu par la seule persuasion ; les commissions et les congrès n'y peuvent rien.

C'est seulement en trouvant en face d'elles une puissance équivalente, celle de groupements médicaux bien disciplinés, que les mutualités seront amenées à céder. Et elles devront, pour ce faire, augmenter le taux de leurs cotisations, pour que celles-ci représentent une véritable prime d'assurance adéquate aux risques à courir. Elles devront aussi bien se pénétrer de cette vérité, que le soin des maladies n'est pas uniquement une affaire financière, que rabaisser les honoraires du médecin, c'est le traiter en ennemi, et que demander à un ennemi des services basés au premier chef sur la confiance et le dévouement, est un contre-sens ridicule et dangereux.

Il a été proposé une solution radicale au conflit, qui consiste à supprimer tout rapport entre la mutualité et le médecin, laissant celui-ci en rapport seulement avec le mutualiste malade. La mutualité paierait à ses membres une indemnité quotidienne, et ceux-ci régleraient leur médecin comme des clients ordinaires.

Le rapporteur du Concours médical (Dr Chapon, 1912), qui préconise cette réforme, la considère comme facile à appliquer « à la condition, dit-il, qu'il y ait des hommes qui se donnent pour tâche de l'expliquer clairement aux mutualistes ». Même dans cette condition difficile à réaliser, il paraît peu probable que son idée simpliste ait quelque chance d'aboutir. Outre la résistance des mutualités, qui n'aiment point à changer leurs habitudes, il faudrait compter avec celle de nombreux médecins qui y verraient un aléa dans la rentrée des honoraires.

Pour ces raisons il convient de considérer cette idée intéressante comme un idéal lointain, tout en maintenant fermes les revendications immédiates : le paiement à la visite, le libre choix et le relèvement des honoraires.

CHAPITRE II

LE MÉDECIN ET L'ASSISTANCE PUBLIQUE

L'assistance médicale aux nécessiteux s'exerce sous deux formes : *l'assistance à domicile* et *l'assistance hospitalière.*

§ 1 — ASSISTANCE MÉDICALE A DOMICILE

1° Dispositions générales. — Elles sont contenues dans la loi du 15 juillet 1893 qui organise l'assistance médicale gratuite.

Le droit à la gratuité des soins médicaux appartient à tous les Français malades, privés de ressources, inscrits sur les listes d'assistance dressées dans chaque commune par le bureau d'assistance et arrêtées par le Conseil municipal.

En principe, les malades assistés doivent être traités à domicile, mais dans tous les cas où l'hospitalisation est nécessaire pour des raisons quelconques, ils sont placés par les soins du bureau d'assistance dans un établissement désigné pour chaque commune.

La direction générale du service dans chaque département appartient au Préfet et au Conseil général pour tout ce qui regarde la partie budgétaire. La dépense imputée en principe aux budgets communaux (art. 28), doit être en effet complétée par les départements, voire par l'État, et c'est le Conseil général qui fixe les parts respectives des communes et du département.

Certaines communes sont autorisées à assurer seules le service d'assistance médicale gratuite, par l'intermédiaire des bureaux de bienfaisance qui fonctionnent d'une façon autonome, avec un budget propre.

C'est le cas de la plupart des grandes villes. A Paris, l'administration de l'assistance publique comprend à la fois le service à domicile exercé par les bureaux de bienfaisance, et le service des hôpitaux et hospices.

2° Modes de rémunération des médecins de l'assistance.— C'est dans chaque département le Conseil général qui fixe le mode de rémunération des médecins de l'assistance, et le taux de leurs honoraires.

Les mêmes raisons qui agissent sur la conduite des mutualités dans la question des honoraires médicaux, inspirent les mesures prises par les Conseils généraux soucieux de ménager les deniers publics. C'est dire que d'une façon générale le taux des honoraires est très bas.

Le paiement se faisait avant la guerre à la visite dans 58 départements, au prix le plus habituel de 1 franc (dans 49 départements) ; le maximum était de 1 fr. 50. L'indemnité kilométrique, presque toujours comptée pour l'aller seulement, variait de 15 à 50 centimes. La consultation au cabinet souvent gratuite valait, quand elle était payée, de cinquante centimes à 1 franc. 24 départements pratiquaient le système de l'abonnement, calculé soit par tête d'inscrit, soit ce qui est plus étrange par tête d'habitant. Dans le premier cas, le taux moyen de l'abonnement était de 1 fr. 50 ; dans le second de 20 à 30 centimes. Quelques département appliquaient à la fois les deux systèmes de la visite et de l'abonnement.

Enfin, 5 départements pratiquaient le système du forfait. Par exemple le Lot-et-Garonne alloue annuellement 50.000 francs qui sont versés à une société mutuelle de médecins annexée au syndicat départemental. Les chiffres ont été naturellement partout augmentés depuis la guerre, mais en restant toujours bien au-dessous des prix normaux. Aujourd'hui encore comme devant, l'assistance médicale gratuite, institution inspirée par la plus louable idée de solidarité, est une charge pour le corps médical dans son ensemble. Les minces revenus qu'elle offre en appât à quelques jeunes débutants, et à de vieux politiciens assoiffés de popularité, ne sont en réalité pas même suffisants à couvrir les frais réels.

Cependant les Conseils généraux ne se font point faute d'in-

criminer les abus de visite à la façon des mutualités : ils usent
assez volontiers du pouvoir qu'ils ont de réduire les notes d'honoraires, si le total en dépasse les disponibilités budgétaires.

**3° Modes de nomination des médecins de l'assistance médicale
gratuite.** — Pas plus que le mutualiste, l'assisté n'a, en principe,
le choix de son médecin. Si, en effet, dans beaucoup de départements le service est assuré par tous les médecins qui adhèrent
aux conditions fixées par le Conseil général, si par conséquent
le choix du malade peut encore s'exercer d'une manière plus ou
moins restreinte, il en est d'autres où le choix n'existe plus en
aucune manière.

Ce sont les 22 départements où existe le système de la
circonscription, c'est-à-dire où le territoire étant divisé en circonscription distinctes, il n'existe dans chacune d'elles qu'un
médecin nommé par le Préfet, et rémunéré soit au forfait, soit
à l'abonnement.

Le système de la circonscription avec médecin unique est
aussi généralement adopté par les bureaux de bienfaisance,
qui nomment leurs médecins, soit au choix, soit au concours.

La restriction du libre choix du médecin pour les assistés
est passible des reproches qui ont déjà été faits à propos des
mutualités, en ce qui concerne les malades qu'il prive d'un de
leurs droits essentiels. Pour les médecins, elle se double ici d'un
inconvénient capital : la nomination étant toute entière entre
les mains des Préfets est soumise entièrement aux influences
politiques locales, ce qui plus que toute autre chose est propre
à faire perdre la notion de l'indépendance si nécessaire pourtant
au médecin soucieux de sa dignité et de ses véritables intérêts.

Le médecin de l'assistance nommé par le Préfet et rémunéré
sur le budget départemental, a tous les ennuis du fonctionnarisme : il n'en a pas par contre certains avantages, en ce sens
qu'aucun statut ne le protège et que sa nomination est toujours
révocable.

4° Les désiderata médicaux. — Par ce qui vient d'être dit,
il apparaît que l'organisation de l'assistance médicale gratuite,

telle qu'elle fonctionne actuellement, n'est pas conforme aux intérêts bien entendus des assistés, ni à ceux des médecins. Les deux vices fondamentaux sont, d'une part, la tendance commune aux pouvoirs publics et aux collectivités à n'envisager les questions où les médecins sont en cause que sous le rapport financier qui conduit à une baisse exagérée des honoraires, d'autre part, la tendance à fonctionnariser le médecin, le mettant sous la dépendance étroite du Préfet et de la politique locale. De tout cela il ne peut résulter qu'un abaissement moral dont les conséquences seront également fâcheuses pour les médecins et pour les assistés.

Il est donc hautement désirable que les choses soient modifiées et s'il convient de prendre en considération le souci des finances publiques, il n'en est pas moins juste de vouloir que le concours du médecin à une œuvre de solidarité sociale n'ait point le caractère d'une exploitation. Il faut que la rémunération de ce concours, tout en restant réduite, ne tombe cependant pas au-dessous du chiffre nécessaire pour couvrir les dépenses réelles. Il est donc nécessaire que les taux d'honoraires, notamment en ce qui concerne l'indemnité kilométrique, soient réglés à un taux raisonnable ; c'est l'affaire de négociations entre les syndicats médicaux et les Conseils généraux.

Il faut surtout que les tendances à la fonctionnarisation médicale soient enrayées, l'exercice de la médecine même vis-à-vis des assistés, devant rester avant tout une fonction sociale d'ordre privé. Il convient donc d'obtenir la suppression du système des circonscriptions et la possibilité pour tous les médecins d'adhérer aux condition de l'assistance, ce qui implique le tarif à la visite et le libre choix. L'expérience des départements qui mettent ce système en pratique montre que les dépenses ne sont pas sensiblement plus élevées.

§ 2 — ASSISTANCE HOSPITALIÈRE

Dans un certain nombre de villes, il existe des établissements spéciaux destinés à recueillir pour y être soignés sur place les malades qui ne peuvent, pour une raison quelconque, être traités à leur domicile. Ce sont les hôpitaux proprement dits, les hospices étant plutôt des asiles destinés à recueillir d'une façon définitive les vieillards, les infirmes ou les incurables.

1º Organisation générale. — Dans les villes de France, l'administration des hôpitaux et hospices appartient à des commissions administratives dont les membres sont nommés, partie par le Préfet et partie par le conseil municipal, et présidées par le maire. Ces administrations hospitalières constituent des personnalités civiles ayant un budget propre, avec la capacité de recevoir des legs et d'acquérir des biens ; l'administration préfectorale n'a sur elles qu'un pouvoir de contrôle (loi du 5 août 1879).

A Paris, l'administration de l'assistance publique est assurée par un directeur nommé par le Ministre de l'Intérieur, et assisté d'un Conseil de surveillance. Elle est soumise aux mêmes règles générales que les administrations hospitalières de province.

Le service médical est assuré dans les hôpitaux et hospices par des médecins choisis par les commissions administratives dans des conditions dont il sera question plus loin, et leur service est réglé par un règlement intérieur que chaque commission établit à son gré. Tandis qu'à Paris un certain nombre de médecins et de chirurgiens sont de droit membres du Conseil de surveillance, en province les médecins ne font pas partie en principe des commissions administratives, où ils ne siègent éventuellement que pour une raison étrangère à leur fonctions hospitalières.

Hors les cas d'hospitalisation d'urgence pour les étrangers au territoire de la commune, et d'hospitalisation des assistés de la loi du 15 juillet 1893, les hôpitaux sont en principe destinés au traitement des malades indigents domiciliés dans la commune. Mais les commissions ont tout pouvoir pour fixer les conditions d'hospitalisation à titre gratuit et onéreux des malades étrangers à la commune, et pour établir des services payants distincts des services ordinaires. Les médecins des hôpitaux ne sont pas consultés en principe sur toutes les questions qui concernent l'admission des malades.

2° Recrutement et rémunération des médecins des hôpitaux. — Une tradition qui a acquis force de loi, institue le recrutement au concours des médecins des hôpitaux des grandes villes, ainsi que de leurs aides les internes et externes choisis parmi les étudiants en médecine. Il n'est point besoin d'insister sur des questions de détail connues de tous les médecins et variables au surplus suivant les villes considérées. Il suffit de noter la tendance moderne à la spécialisation des concours hospitaliers : à l'ancienne et primordiale distinction des médecins et des chirurgiens s'ajoutent maintenant les spécialités à domaine bien établi, ophtalmologie, oto-rhino-laryngologie, psychiatrie, physiothérapie, etc.

Le concours confère en fait aux médecins qui en sont issus une certaine autorité professionnelle, qui constitue une garantie d'autant plus précieuse pour les administrations hospitalières, qu'en droit elles sont civilement responsables de leurs médecins, considérés comme leurs mandataires par la jurisprudence. Pour les médecins eux-mêmes, la nomination au concours d'après un statut déterminé, est une garantie non moins précieuse contre l'arbitraire des commissions et des administrations municipales. L'évolution de leur carrière, l'exercice de leurs droits dans l'attribution et le fonctionnement des services, se trouvent soumis dès l'origine à des règles fixes, sorte de droit coutumier qui ne peut être violé arbitrairement, et la révocation ne peut être prononcée que pour des motifs graves et dans des formes prévues. A un autre point de vue que ce point de vue purement professionnel, il n'est pas douteux que les concours hospitaliers dans les villes universitaires n'aient grandement contribué au maintien du niveau général de l'enseignement et aussi à l'éclat de la médecine française. L'institution de l'internat, qui n'a pas d'analogues à l'étranger, est aussi de celles qui donnent les meilleurs résultats pour la formation d'une élite parmi les étudiants en médecine.

Cependant le principe même du concours est contesté dans certains milieux avec deux ordres d'arguments. Les uns, qui dépassent le cadre de cet ouvrage, sont des arguments d'ordre scientifique ; les autres, qui doivent nous arrêter, sont d'ordre professionnel.

On reproche au concours de créer dès l'origine une aristocratie privilégiée, puisque, de l'avis unanime la pratique hospitalière est pour le médecin une source de satisfactions scientifiques en même temps qu'un titre susceptible d'attirer l'attention sur sa personnalité.

On lui reproche aussi dans un autre ordre d'idées de ne pas respecter le principe du libre choix pour les malades hospitaliers, et au nom de ce principe certains médecins considèrent comme un idéal une réglementation qui permettrait à chaque malade hospitalisé de se faire traiter par le praticien de son choix.

La première objection ne vaut évidemment que par la démonstration des inconvénients du concours comme mode de sélection, démonstration qui n'a pas encore été faite d'une façon péremptoire. Et si on admet avec la généralité des esprits que le service médical des hôpitaux doive être assuré par un nombre restreint de médecins, le mode de nomination au choix, pur et simple paraît comporter bien plus d'inconvénients encore. On voit en effet que dans les petites villes où le concours ne fonctionne pas et où les médecins d'hôpital sont choisis en droit par les commissions administratives et en fait par les maires, la chose ne va pas sans récriminations quelquefois amères des intéressés. Ceux-ci se plaignent et avec raison que la politique et les intrigues locales occupent le premier plan parmi les motifs des nominations, sans compter qu'il n'existe guère de recours contre les révocations arbitraires.

De plus en plus, les médecins de ces petites villes réclament la nomination au concours, qui seule offre des garanties suffisantes.

Dans les très petites villes où le nombre des médecins est faible, le service est quelquefois assuré en les employant tous simultanément ou par roulement.

Cette façon de faire qui donne satisfaction, dans une certaine mesure, aux promoteurs du système de l'hôpital ouvert à tous les médecins, paraît difficilement compatible avec le fonctionnement des hôpitaux d'une ville moyenne ou grande.

Là, en effet, les hôpitaux comprennent un grand nombre de lits ; on y pratique des interventions importantes et on y traite des maladies difficiles et compliquées, toutes choses qui engagent gravement la responsabilité des administrations. En outre, le maintien de l'ordre et les simples soucis financiers exigent impérieusement du personnel médical un certain degré de discipline et de dépendance, qui ne saurait exister en l'absence d'un lien permanent entre administrateurs et médecins.

Ce sont là des nécessités de fait, nées de la nature même de la pratique médicale hospitalière, analogue dans une certaine mesure à la pratique militaire. Le fonctionnement d'un établissement hospitalier exige une restriction dans le nombre et les conditions d'admission du personnel médical, et ceci admis, l'exercice du libre choix n'apparaît plus possible.

Mais justement à cet abandon forcé par l'hospitalisé d'une prérogative précieuse, les garanties qu'offre le recrutement au concours constituent une contre-partie et une certaine compensation, qu'on ne peut évidemment trouver dans le choix pur et simple.

La *rémunération* des médecins et des chirurgiens des hôpitaux est toujours un forfait. Elle est généralement très faible, constituée souvent par une simple indemnité représentative des frais de déplacement, et dans quelques villes les médecins ne sont appointés en aucune manière. La chose est passée en habitude, et on peut en un certain sens soutenir que le médecin d'hôpital est payé de sa peine à défaut d'honoraires, par les satisfaction d'ordre scientifique que procure un service hospitalier et aussi par la valeur du titre qui lui est conféré.

On a dit aussi que le bien des hospices étant le bien des pauvres, il était malséant à des médecins généralement haut placés dans l'échelle sociale de vouloir user de fonds à destination essentiellement charitable.

Toutes ces raisons classiques avaient toute leur valeur avec la conception de l'hôpital que résume l'expression d'Hôtel-Dieu, exclusivement réservé aux pauvres vraiment dénués de ressources. Elles ne valent plus guère pour les temps nouveaux.

L'hôpital, si on en excepte les hospices des petites villes où s'abritent les miséreux malades et les vagabonds dont personne n'a cure, n'est plus la maison des pauvres. Ceux-ci ne représentent qu'une partie réduite de la population hospitalière surtout dans les services de chirurgie, les tout petits bourgeois, les employés d'administration formant le fonds de la clientèle.

Bien plus la catégorie spéciale des sinistrés du travail pour lesquels la loi de 1898 prévoit expressément le traitement médical à la charge du patron, viennent de plus en plus dans les hôpitaux, sous la pression des compagnies d'assurances ou des employeurs.

En effet par une inconséquence au moins singulière, la loi de 1898 modifiée par celle du 31 mars 1905, établit que les frais d'hospitalisation dont sont tenus les patrons ne pourront dépasser, tout compris, le tarif de l'assistance médicale gratuite majoré de 50 0/0, ni excéder 4 francs par jour à Paris et 3 fr. 50 partout ailleurs. Ce qui supprime pour les blessés hospitalisés tout honoraire médical, le prix de journée couvrant à peine les frais d'hospitalisation proprement dite, et fait réaliser un bénéfice sensible aux assureurs quand il s'agit de grosses interventions ou seulement d'affections un peu longues.

Enfin la loi du 31 mars 1919 prévoit dans des conditions identiques l'hospitalisation des réformés militaires, dont les frais médicaux sont cependant à la charge de l'État.

Tout cela montre que la question déjà ancienne de l'exclusion des malades aisés des hôpitaux tend à prendre une face nouvelle. De purement privée tant qu'il s'agissait de fermer l'hôpital aux gens aisés désireux de se faire traiter à prix réduit, elle devient publique et d'ordre étatiste, les lois prévoyant et encourageant même l'hospitalisation de gens qui ne sont à aucun titre des indigents.

L'hospitalisation maintenant dépasse si on peut dire l'assistance pour devenir une manière de service public. Dans ces conditions il est également inadmissible d'une part que les administrations hospitalières fassent légalement concurrence au corps médical par le moyen des tarifs rabaissés, d'autre part que les médecins et chirurgiens des hôpitaux ne soient pas rémunérés d'une façon adéquate aux services réels qu'ils rendent et qui n'ont plus que de lointains rapports avec la charité d'avant-hier et la fraternité d'hier.

Ces questions préoccupent vivement tous les médecins à l'heure actuelle, et déjà dans certaines grandes villes, leurs revendications ont reçu satisfaction ; les indemnités forfaitaires ont été portées à des taux raisonnables de plusieurs milliers de francs.

Maix l'autre face de la question, celle de la concurrence aux praticiens par les abus d'hospitalisation, reste entière. Elle ne pourra plus être résolue par des décisions particulières de chaque administration hospitalière autonome, mais bien par des dipositions législatives. Et il y faudrait une modification des conceptions actuelles, qui n'est guère dans l'esprit des législateurs.

3° Conditions spéciales de la pratique hospitalière. — Vis-à-vis des malades qui lui sont confiés par l'administration, le médecin chef d'un service d'hôpital, tout en restant soumis en droit à toutes les obligations générales de la pratique, se trouve en fait dans une situation un peu spéciale.

Il possède en effet une autorité disciplinaire indépendante de l'autorité morale qui s'exerce seule dans la clientèle libre. Il a par là les moyens d'imposer dans une certaine mesure l'exécution de ses décisions d'ordre hygiénique ou thérapeutique; du moins si ses malades ont toujours le droit absolu de s'y refuser, ils n'ont guère pour cela d'autre moyen que la sortie volontaire du service, et er. pratique les rébellions sont rares.

C'est la conscience de cette nécessité qui, jointe à la frayeur plus ou moins avouée de la promiscuité hospitalière, a donné naissance dans certains milieux à la légende de l'hôpital considéré comme un centre d'expérimentations in anima nobili. Les prospectus et les réclames des fabricants de produits pharmaceutiques, citant à l'appui « l'expérimentation dans les hôpitaux », contribue à l'entretenir. La question vaut d'autant mieux d'être discutée qu'avec les tendances dont il a été parlé au livre I, le médecin se trouve de plus en plus exposé à des actions judiciaires en responsabilité. Or si comme il a été dit plus haut, la jurisprudence admet dans certains cas que les administrations hospitalières endossent la responsabilité civile de leurs médecins, ce n'est point là un principe absolu; en tout cas chaque médecin reste personnellement responsable au point ce vue pénal, et aussi au point de vue moral.

Les faits d'expérimentation ou réputés tels sont de deux ordres : les uns se réfèrent à des essais thérapeutiques, les autres à des méthodes d'exploration.

Il n'y a pas de doute que les essais thérapeutiques, qu'ils soient d'ordre médical ou chirurgical, ne soient légitimes, puisqu'ils sont la condition essentielle du progrès et on ne saurait les condamner sans commettre un non-sens, et une sorte de crime de lèse-humanité. Et si c'est principalement dans les hôpitaux rarement au contraire dans la clientèle libre que sont pratiqués les essais, c'est que, comme il a été dit au livre II (page 41), ils ne sont permis qu'à certains hommes, dans certains milieux et certaines conditions. Ce qui veut dire que le savoir et l'expérience des expérimentateurs sont pour les sujets la meilleure garantie de prudence, et que le milieu hospitalier réalise au mieux les conditions de surveillance et d'outillage par lesquelles peuvent être parées au mieux les conséquences de certaines hardiesses. Au surplus le malade d'hôpital reste un homme comme les autres, et qui plus est, un homme sans défense ou presque : un médecin digne de ce nom, s'il peut avoir en vue un intérêt très général, ne fera jamais rien contre l'intérêt particulier du malade, c'est-à-dire qu'il n'entreprendra aucun essai qui ne se présente avec le maximum de chances favorables, et sans avoir pris toutes les précautions nécessaires.

Les méthodes d'exploration du genre des ponctions veineuses ou de la ponction lombaire sont certainement d'un usage plus fréquent à l'hôpital que dans la clientèle libre. Leur utilité n'est point contestable ; peut-être cependant peut-on regretter qu'il en soit fait quelquefois un abus systématique en vue de certaines études. Il est bon de se rappeler que nul n'a le droit d'infliger, sans motif sérieux, une souffrance supplémentaire.

Dans un autre ordre d'idées, le médecin d'hôpital ne doit pas perdre de vue que ses malades ont en fin de compte même psychologie que ses clients et par suite droit aux mêmes égards, tant au point de vue du secret qu'à celui des convenances humanitaires. Ceci est vrai surtout pour les hôpitaux de grandes villes, où des étudiants suivent la visite, où l'examen de chaque malade fait l'objet d'une conférence.

Ici encore la chose est indispensable, sous peine de supprimer l'enseignement clinique. Mais ce qu'il convient, sinon de supprimer, du moins de restreindre à l'indispensable, c'est la clinique au lit du malade, où celui-ci entend souvent ce qu'on ne dirait pas à un malade ordinaire, où les voisins entendent par surcroît ce qui ne les regarde pas.

Une habitude journalière, la passivité et la complaisance même avec lesquelles ces pratiques sont acceptées par les malades eux-mêmes en voilent le côté fâcheux et l'inconvenance aux meilleurs praticiens. Elles ont au moins l'inconvénient de constituer un mauvais exemple pour les débutants : à voir considérer le malade d'hôpital comme un simple numéro, il est à craindre qu'ils n'acquièrent guère le tact psychologique si utile dans la pratique libre, qui sera la leur plus tard.

Il conviendrait donc de ne dire dans les salles que l'indispensable, ce qui n'a pas de signification personnelle pour le malade, et de réserver pour le cabinet ou la salle de cours particulière, les interrogatoires délicats, et les discussions cliniques, de même que dans les consultations privées, les médecins délibèrent hors de la présence du malade.

Le secret professionnel rigoureux est d'une observation difficile même dans un hôpital non affecté à l'enseignement : infirmiers, sœurs et infirmières et jusqu'aux autres malades vivent dans une promiscuité trop étroite pour que les choses les plus secrètes de leur nature ne soient vite connues de tous. Du moins le médecin peut-il et doit-il veiller par ses interrogatoires et par ses propres paroles à ce que seul il doit savoir ne se répande pas dans l'entourage.

Et quand il s'agit d'un hôpital affecté à l'enseignement clinique, c'est un exemple incessant à donner aux étudiants en leur rappelant que, dès leur entrée dans la carrière, la tradition médicale, à défaut du texte de la loi, les astreint au secret professionnel.

Dans les *maternités*, un usage, généralement admis par les

administrations hospitalières, autorise les femmes enceintes, si elles le désirent formellement, à garder l'anonymat, et interdit les visites du dehors. On conçoit les raisons de cette réserve, du moins tant que les mœurs persisteront à considérer certaines grossesses comme honteuses ; et il y a lieu d'y voir une sauvegarde d'ordre social, la maternité clandestine étant en somme préférable à l'avortement. Toutefois, prenant texte de l'augmentation dangereusement croissante des avortements provoqués, certains jurisconsultes et même des médecins ont considéré que le maintien du secret professionnel pour les accoucheurs était de nature à entraver toutes les tentatives de répression. Quelques-uns avec le professeur Pinard ont simplement parlé d'autoriser le médecin à divulguer les avortements criminels dans la mesure où sa conscience l'y autoriserait. D'autres, principalement des jurisconsultes ne parlent rien moins que de la dénonciation obligatoire, par dérogation légale spéciale aux prescription de l'article 378 C. P.

L'Académie de Médecine consultée (1917) n'a pas voulu entrer dans cette voie et persiste à considérer comme intangible le principe du secret professionnel. On ne peut que se ranger à cette opinion en considérant, outre le principe général :

1º Que les mesures restrictives du secret professionnel seraient inopérantes en raison de la quasi-impossibilité de distinguer dans la plupart des cas l'avortement provoqué de l'avortement spontané ;

2º Que leur application aurait pour résultat presque certain d'éloigner des maternités, et d'une façon générale des médecins, les avortées volontaires, au grand risque d'augmenter leur mortalité. (Rapport de la commission des hospices de Bordeaux, 1917.)

La lutte contre l'avortement, dont la discussion ne serait point ici à sa place, comporte d'autres moyens plus efficaces. Il y a lieu entre autres d'envisager certaines mesures pour les morts suspectes, mesures qui seront indiquées au livre III, chapitre II, état-civil.

CHAPITRE III

LE MÉDECIN ET LES LOIS D'ASSURANCE

La loi du 9 avril 1898 sur les accidents du travail, dont les dispositions sont étudiées dans les livres de médecine légale, avec toutes les questions médico-légales que soulève son application, a créé en France, comme l'ont fait ailleurs les lois similaires, un type entièrement nouveau de clientèle médicale. En raison de l'extension prochaine de ses prescriptions aux travailleurs agricoles, on peut considérer que tous les praticiens sont, à quelque degré et à quelque catégorie qu'ils appartiennent, intéressés à en connaître le fonctionnement.

Cette question dépasse du reste l'actualité immédiate : elle intéresse au plus haut point l'avenir de la profession médicale. La loi de 1898 n'est en effet, si on peut dire, qu'un prélude. Déjà l'assurance obligatoire s'étend des accidents du travail aux maladies professionnelles. La loi ne s'applique momentanément, et vraisemblablement à titre d'essai, qu'au saturnisme et à l'hydrargyrisme, mais l'addition de nouvelles maladies pouvant se faire par décret, l'extension peut en être quasi-indéfinie jusqu'à englober la plus grande partie de la pathologie.

Allant encore plus loin dans la voie de la prévoyance sociale, l'Angleterre a inauguré peu avant la guerre un système d'assurance obligatoire contre la maladie, pour tous les citoyens d'un revenu inférieur à un chiffre déterminé. L'émoi soulevé par ces dispositions nouvelles chez nos confrères d'Outre-Manche a été tel que la loi n'avait pas encore été réellement mise en application au moment de la guerre. Sans entrer dans des détails, il apparaît bien en effet que comme on pouvait s'y attendre, cette loi n'allait pas sans modifier considérablement toutes les règles et les habitudes professionnelles, et le législateur britannique dans son zèle de progrès social, ne semble pas s'être beaucoup préoccupé de savoir s'il lésait plus ou moins les intérêts de toute une corporation dont pourtant la loi ne pouvait se passer pour son application.

On peut prévoir que le jour est proche où les législateurs du Continent voudront suivre la voie ouverte par le Parlement britannique, et selon toute vraisemblance, ils s'inspireront des mêmes principes qui ont dicté la loi de 1898 et le projet de loi sur les maladies professionnelles. Ce jour-là, la médecine d'État sera vraiment instaurée pour la grande majorité sinon pour tous les citoyens. Il reste à savoir jusqu'à quel point les assujettis y trouveront un avantage, mais il n'est guère douteux que si quelques médecins doivent y trouver profit, la corporation, dans son ensemble, n'ait à en pâtir quelque peu, pécuniairement et moralement.

Les dispositions de la loi du 31 mars 1919 sur les pensions militaires inaugurent en France un autre mode. Si en effet par l'article 64 l'État prend à sa charge les frais médicaux et pharmaceutiques de cette catégorie nouvelle d'assurés obligatoires, il est expressément stipulé que les tarifs seront établis par un décret d'administration publique pris après entente avec les représentants autorisés des organisations et des syndicats professionnels autorisés. Le libre choix du médecin est également assuré.

Il est vrai de dire que le tarif n'est point encore élaboré (août 1920), malgré que la loi soit entrée en application, situation étrange où le Corps médical se trouve en conflit avec l'administration, et dont la solution se fera peut-être attendre

§1 — CARACTÈRES GÉNÉRAUX
DE LA MÉDECINE D'ASSURANCES

La loi des accidents du travail, qui peut être prise pour type, consacre un certain nombre de principes qui s'appliqueront vraisemblablement dans l'avenir aux législations de même ordre et qui sont les suivants :

1° La tarification administrative des honoraires. — L'Etat impose aux médecins un tarif d'honoraires en fait. Pour la loi de 1898, le tarif « Dubief » fixé par arrêté ministériel du 8 octobre 1905, n'était pas en droit absolument obligatoire pour le médecin : la circulaire du 5 novembre 1905 aux Préfets expose que le tarif indique seulement en cas de contestation la part d'honoraires qui doit être imputée au patron, le médecin restant entièrement libre de débattre le prix de ses soins avec le sinistré. En fait cependant, il apparaît que les médecins n'ont guère usé de cette faculté et pratiquement le tarif Dubief avait partout force de loi pour les honoraires en matière d'accidents.

Il consacrait un mode de tarification intéressant. Partant du prix de la visite simple fixé à deux francs ou deux francs cinquante suivant les localités, il établissait pour les opérations de petite chirurgie un barême progressif obtenu en ajoutant au prix de la visite simple une allocation supplémentaire égale à 1, 2, 3, 5 ou 10 fois ce prix de visite, suivant les cas. Ainsi la réduction d'une fracture du radius (art. 10, E. L) était tarifée 1 visite, plus l'allocation 10, soit 22 francs.

La grande chirurgie comportait des allocations spéciales allant de 20 à 150 francs : l'anesthésie se payait à part (20 francs) et la rémunération des aides allait du quart à la moitié du prix de l'opération.

Dans tous les cas, c'était un tarif très sensiblement réduit par rapport aux tarifs de la clientèle ordinaire. Son augmentation de 100 0/0, intervenue pour un an en avril 1919 comme conséquence de l'arbitrage de M. le sénateur Bienvenu Martin, lui conservait encore le même caractère vis-à-vis des tarifs d'après-guerre. Le décret du 22 juillet 1920 qui vient de remplacer le tarif Dubief, marque un progrès sensible en faveur du Corps médical. Les prix de base pour la visite (10 francs et 8 francs) sont sensiblement ceux de la clientèle moyenne ; les prix des interventions sont également relevés dans des proportions raisonnables.

Le tarif prévu par la loi du 31 mars 1919 sur les pensions militaires, a des bases un peu inférieures (8 et 6 francs).

2º Le libre choix. — « L'assuré peut faire choix lui-même de son médecin et de son pharmacien (article 4). » Et l'article 30 de la loi de 1898 punit d'une amende de 16 à 300 francs « toute personne qui, soit par menace de renvoi, soit par refus ou menace de refus des indemnités dues en vertu de la présente loi, aura porté atteinte ou tenté de porter atteinte au droit de la victime de choisir son médecin ».

Par ces dispositions, les lois de 1898 et de 1919 garantissent au mieux les intérêts des blessés. Par elles encore, et aussi en consacrant par leurs tarifs le système du paiement à la visite, elles satisfont aux principaux desiderata du Corps médical. La médecine d'assurances, contrôlée par l'État, marque sur ce point un progrès réel par rapport à la médecine mutualiste.

3º La responsablité des honoraires médicaux. — Elle passe à des tiers qui, pour la loi de 1898, sont en principe les patrons, et en fait les assureurs qui leur sont juridiquement substitués.

Le résultat pratique de cette disposition, dont la nécessité n'est du reste pas douteuse, étant donné l'esprit de la loi, est un antagonisme permanent entre assureurs et médecins, antagonisme dont il importe de bien préciser les éléments de part et d'autre.

Les assureurs se plaignent d'être obligés de subir toutes les exigences des médecins, n'ayant aucun moyen effectif de contrôler l'utilité ou la nécessité des actes médicaux.

Le rôle du médecin visiteur prévu par la loi se borne en effet à constater l'état du blessé à des dates déterminées. Prenant prétexte des abus de certains médecins, «les médecins marrons», et fortes de leur organisation et de leur puissance financière, les compagnies d'assurances prennent de plus en plus l'habitude de contester les notes d'honoraires et d'obliger les médecins à les traîner en justice.

Les médecins, de leur côté, souffrent de cette suspicion constante, de la nécessité peu habituelle à la profession de hanter les prétoires pour le recouvrement de leurs honoraires. Et les journaux d'intérêt professionnel font une place importante à la crise des assurances à côté de la crise médico-mutualiste.

Dans la voie judiciaire, la crise ne paraît susceptible d'aucune solution satisfaisante. Elle ne peut que s'aggraver. En réalité, elle est née et elle persiste principalement du fait de certains médecins qui sont l'opprobre de la profession, ceux que les assureurs nomment « les médecins marrons » et qui exploitent aussi malhonnêtement que possible la situation. Les cliniques spéciales qui font des remises aux blessés, les médecins qui abusent de façon évidente de traitements physiothérapiques ou autres manifestement inutiles ou même intempestifs de telle façon que le traitement d'un sinistré du travail coûte, avec le tarif Dubief, le double ou le triple de ce que paierait un bourgeois pour une affection identique au tarif normal, rentrent dans cette catégorie.

Les médecins honnêtes, que les assureurs ont le plus grand tort de soupçonner, ont autant d'intérêt que ces derniers à répudier les « marrons ». Mais la réprobation ne saurait suffire ; la solution du conflit ne peut être rationnellement trouvée que dans une entente mutuelle, réalisée par l'institution de commissions d'arbitrage composées pour moitié de médecins et pour moitié d'assureurs. Il n'y faudrait qu'une entente préalable entre syndicats médicaux et asureurs pour leur nomination. Ces commissions trancheraient tous les litiges en matière d'honoraires par la procédure de l'arbitrage, accepté d'avance par les parties, et leurs décisions auraient évidemment beaucoup plus de poids que celles des juges de paix. Du moins j'imagine que les « médecins marrons » auraient quelque peine à se soumettre au jugement de leurs confrères, et ce seul refus les classerait ipso facto dans la catégorie réprouvée. Des institutions mixtes du même genre, sont du reste prévues pour le fonctionnement de la loi anglaise d'assurance obligatoire contre la maladie, et il est à souhaiter devant l'extension future de la législation d'assurances que cet exemple soit suivi par les législateurs à venir.

§ 2 — LE MÉDECIN TRAITANT
DANS LE FONCTIONNEMENT DES LOIS D'ASSURANCE

Le principe du libre choix inscrit dans les lois, permet indistinctement à tous les médecins de traiter les assujettis. Le fait de traiter un assujetti pour un cas ressortissant à la loi, dans l'espèce pour un accident du travail ou un cas de réforme, implique tacitement pour le médecin l'acceptation de toutes les prescriptions légales et réglementaires, en particulier des tarifs réglementaires et de la délivrance des certificats nécessaires.

1° **Obligations envers le blessé.** — Vis-à-vis du blessé qu'il a librement choisi, le médecin traitant contracte les mêmes obligations et les mêmes devoirs généraux que vis-à-vis de ses clients ordinaires (livre II, chapitre I).

En principe et puisqu'il n'y a sur ce point aucune dérogation légale particulière, il reste lié par le secret professionnel. Toutefois les nécessités de la mise en pratique des lois d'assurance apportent au principe des tempéraments inéluctables.

L'accident ou la maladie qui fait l'objet d'une assurance légale obligatoire cesse en effet d'être un fait essentiellement privé, pour prendre dans une certaine mesure les caractères d'un fait public, non au sens juridique, mais dans le sens qu'un certain nombre de personnes doivent en avoir nécessairement connaissance. Le patron qui fait la déclaration, les employés de la mairie qui la reçoivent, l'assureur qui paie, le juge de paix qui règle les demi-salaires sont tour à tour mis au courant, et le sont légalement par l'intermédiaire du médecin traitant qui délivre les certificats. Sur le fait brut de la maladie, sur son évolution et sa terminaison, il ne saurait donc y avoir de secret possible, et l'assujetti qui réclame le bénéfice de la loi pour une conséquence d'accident secrète de sa nature, comme la syphilis des verriers par exemple, renonce ipso facto aux avantages du secret professionnel.

Mais en dehors du fait brut, seul visé par la loi, la tradition médicale et l'article 378 C. P. reprennent tous leurs droits. Le médecin traitant ne saurait en effet, sans violer manifestement le principe du secret, révéler toutes les circonstances particulières, comme des antécédents ou les états morbides concomitants à ce fait brut.

En principe il n'a pas à renseigner l'assureur autrement que par des certificats légaux ; il n'a pas non plus à renseigner les experts. Mais ici encore la pratique fait apparaître une exception intéressante. Certains sinistrés se font accompagner aux expertises par leur médecin, entendant bien le considérer comme une manière de défenseur ou de conseil dont le rôle consiste à mettre en valeur tout ce qui peut être avantageux à l'expertisé et à se taire sur tout ce qui pourrait lui nuire. En un mot, le sinistré, en conflit avec l'assureur, considère le médecin traitant qu'il a lui-même choisi comme son mandataire, et par la force des choses beaucoup de médecins acceptent le rôle en toute conscience.

Dans quelle mesure ce rôle est-il bien conforme aux principes généraux ? C'est ce qu'on ne peut déterminer qu'en prenant en considération les conditions entièrement nouvelles de la médecine d'assurances et l'obligatoire conflit d'intérêts qui existe entre l'assuré et l'assureur.

Dans ce conflit, le médecin traitant est le conseil naturel et dans une certaine mesure l'appui de l'assuré. Et de même qu'il lui doit ses soins matériels et ses conseils, il apparaît bien qu'il ne peut refuser le rôle de mandataire spécial, tel qu'il vient d'être défini. On peut se demander du reste si le jour où l'assurance d'État sera obligatoire pour tous, si tant est qu'il doive arriver, le principe du secret professionnel ne prendra pas cette forme restreinte aux seuls faits nuisibles, comme l'entendait jadis la jurisprudence de certains Parlements.

2° Obligations envers l'assureur. — Vis-à-vis de l'assureur qui paie, le médecin traitant conserve certaines obligations, au moins morales, sinon légales. La loi fait en somme au médecin un large crédit de confiance, et en fait la situation est telle que vis-à-vis de l'assureur, il jouit de la plus large indépendance.

C'est justement en retour de cette situation qu'à son rôle propre de médecin traitant, celui-ci doit ajouter dans une mesure que sa conscience seule peut lui dicter le rôle d'intermédiaire et en quelque sorte d'arbitre au premier degré dans le conflit dont il a été parlé. Ce qui veut dire que tout en prenant au mieux les intérêts de son client, l'honnêteté commune lui fait un devoir de ne pas prêter la main à ce qui pourrait léser les intérêts de l'assureur. Ceci est surtout vrai pour la fixation de la reprise du travail chez les sinistrés guéris, qui dans l'immense majorité des cas est le fait du seul médecin traitant.

Il devrait être inutile d'ajouter que la même chose est vraie pour le nombre des visites, le choix des traitements et l'établissement des notes d'honoraires. On ne peut oublier que l'état d'esprit fâcheux des assureurs à l'égard du Corps médical en général, provient pour une grande part de ce fait que parfois la maladie d'un sinistré coûte plus cher que la même maladie chez un bourgeois qui paie les honoraires au tarif normal.

Or, dans les temps à venir, les médecins auront le devoir strict de lutter pour obtenir dans les lois futures des tarifs convenablement rémunérateurs. La meilleure base de discussion sera la preuve qu'ils ont usé loyalement des tarifs actuels; peut-être ainsi échapperont-ils au danger de se voir imposer des systèmes d'abonnement dont on connaît tous les inconvénients dans l'état actuel des choses, et qui en auraient de pires encore le jour où l'assurance devenue obligatoire pour tous, ou peu s'en faut, le Corps médical se trouverait livré sans recours possible à l'arbitraire des législateurs.

§ 3 — LE MÉDECIN VISITEUR

La loi du 9 avril 1898 a créé un organisme médical entièrement nouveau, le médecin du patron, assez improprement appelé le médecin contrôleur, mieux dénommé visiteur. Cette institution est la conséquence de ce fait que tout en faisant subir au patron la responsabilité pécuniaire des honoraires, elle laissait au sinistré le libre choix de son médecin traitant. Il fallait donc donner au tiers responsable un moyen d'être renseigné sur l'état du sinistré durant l'évolution de sa maladie, et elle lui a donné en conséquence le droit de faire visiter hebdomadairement (art. 4) ce dernier en cours de traitement par un médecin de son choix, sous la réserve de le faire agréer par le juge de paix. Plus tard, si le blessé est en état d'incapacité permanente et jusqu'à l'expiration des délais de revision, la même visite peut être faite trimestriellement (art. 19), c'est alors le président du tribunal qui agrée le médecin.

1° Obligations envers l'assureur. — Vis-à-vis du patron ou de l'assureur dont il est le mandataire, le médecin visiteur est un agent de renseignements, dont l'action dans l'esprit de la loi doit principalement s'exercer pour déterminer le moment de la guérison ou de la consolidation de la blessure. Ce rôle implique donc la nécessité d'un examen aussi complet que possible auquel le blessé ne saurait se soustraire sans perdre le bénéfice du demi-salaire. Ainsi l'a décidé la Cour de Cassation. Il implique aussi nécessairement la levée du secret professionnel, le médecin visiteur étant une manière d'expert privé qui doit toute la vérité à son mandant, le sinistré assujetti à la loi acceptant tacitement ipso facto la dérogation.

2° Obligations envers le médecin traitant. — Vis-à-vis du médecin traitant du blessé, la position du médecin visiteur est déterminée de façon exacte par la loi et par l'usage. En principe il ne doit visiter le blessé qu'en présence du médecin traitant prévenu deux jours à l'avance par lettre recommandée (article 4). L'usage est que seul le médecin traitant peut défaire les pansements, et qu'il doit sur ce point déférer aux demandes de son confrère.

Dans la pratique cependant, la règle se heurte à des difficultés: le médecin traitant peut ne pas être libre aux heures indiquées il peut aussi pour un motif quelconque s'abstenir.

Cette abstention volontaire ou involontaire ne peut être invoquée par le blessé pour refuser un examen, du moment que l'avertissement a été fait dans les formes légales.

Mais dans l'un ou l'autre cas, il est un point sur lequel la jurisprudence et la tradition médicale se trouvent en plein accord: le médecin visiteur, simple agent de renseignements, venu pour se rendre compte uniquement, ne doit en aucune manière s'immiscer dans la direction thérapeutique. Toute critique, toute tentative de direction nouvelle du traitement, toute insinuation même lui sont interdites, comme contraires à l'article 30, qui prévoit et punit les tentatives contre le libre choix du blessé.

Souvent dans les expertises, le médecin contrôleur vient représenter les assureurs : il peut alors se trouver en conflit avec le médecin traitant venu assister le blessé, chacun s'efforçant de mettre en lumière devant l'expert les points les plus intéressants pour leurs clients respectifs.

Le rôle est de ces divers chefs singulièrement délicat à tenir ; il exige une parfaite correction professionnelle. On peut dire que l'idéal d'une collaboration entre les deux médecins, collaboration qui résoudrait au mieux les problèmes soulevés par la médecine d'assurances, est bien rarement atteint.

Le rôle du médecin visiteur, aujourd'hui presque exclusivement limité au fonctionnement de la loi sur les accidents du travail, est destiné à prendre une importance croissante en raison de l'extension future des lois d'assurance. Et il serait certainement fâcheux qu'un jour le Corps médical se trouvât divisé en deux catégories dont l'une exclusivement occupée à surveiller les malades de l'autre tendrait naturellement à s'arroger la supériorité.

A ce point de vue, il n'est pas désirable de voir des médecins se spécialiser étroitement dans cette branche nouvelle. Bien mieux, il y a intérêt pour tout le monde, assureurs, assurés et médecins, à ce que les fonctions de médecins visiteurs soient remplies par des praticiens qui, médecins traitants en temps ordinaire, sauraient apporter dans cette tâche temporaire le tact professionnel sans lequel des conflits fâcheux sont toujours à redouter.

Le Dr Lafontaine, secrétaire général de l'Union des syndicats médicaux, a mis sur pied pour l'application de la loi des pensions militaires un système de contrôle intéressant Le contrôle réel appartiendrait à des commissions mixtes composées pour moitié de délégués du Corps médical renouvelables tous les ans, et jouissant de pouvoirs étendus. Véritables contrôleurs techniques, ces délégués médicaux exerceraient sur les médecins traitants une certaine autorité ayant pour sanction le contrôle des notes d'honoraires. Ils offriraient ainsi à l'État assureur des garanties que le système de la loi sur les accidents ne donne pas aux patrons. Cependant il ne semble pas que cette idée originale de self-control médical, ait trouvé une oreille complaisante auprès des pouvoirs intéressés.

LIVRE IV

LA MÉDECINE PUBLIQUE

CHAPITRE PREMIER

LE MÉDECIN ET L'HYGIÈNE PUBLIQUE

La protection de la santé publique est une fonction gouvernementale au premier chef. Et on peut dire qu'à défaut du pouvoir central, les autorités locales s'en sont en tout temps préoccupées peu ou prou, avec, il est vrai, des moyens plus ou moins heureux.

Mais les législations sanitaires d'ensemble sont une conquête moderne. Sur ce point la France a marché de pair avec l'Angleterre et l'Allemagne ; la loi allemande sur la lutte contre les maladies communément dangereuses est du 30 juin 1900, la loi française sur la protection de la santé publique du 15 février 1902, les Acts of Public healt anglais ont été promulgués de 1908 à 1912. Ce n'est point le lieu de faire ici la comparaison intrinsèque de ces législations ; il suffit de dire que la législation française a un défaut capital : celui de n'avoir jamais été sérieusement appliquée. Bon nombre des organismes qu'elle prévoyait pour son application n'existent pas encore partout et beaucoup de ses prescriptions sont restées lettre morte.

Dans les causes de cette faillite partielle, entre peut-être pour une certaine part le mode d'utilisation qu'elle a prévu pour le Corps médical. C'est uniquement cette partie qui doit être étudiée ici.

A l'heure actuelle, à considérer la législation sanitaire dans son ensemble, les médecins sont appelés à un rôle triple. Leur concours s'exerce en effet :

1° Dans les conseils chargés d'éclairer les pouvoirs publics sur les questions intéressant l'hygiène ;

2° Comme *agents de surveillance* ou de renseignements ;

3° Comme *agents d'exécution*.

§1 — LE MÉDECIN DANS LES CONSEILS D'HYGIÈNE

Les Conseils d'hygiène constituent des organes purement consultatifs. Placés auprès des autorités administratives, ils n'ont à délibérer que sur les sujets qui leur sont soumis par les autorités et les avis qu'ils émettent ne lient en aucune façon les organes du pouvoir.

Le *Conseil supérieur d'hygiène publique* composé de 80 membres, est placé auprès du Gouvernement représenté par le Ministère de l'hygiène. Il donne son avis sur toutes les questions qui lui sont soumises.

Les *Conseils départementaux d'hygiène* placés auprès des Préfets et composés de dix à quinze membres parmi lesquels il doit y avoir au moins trois médecins dont un de l'armée, s'occupent des questions intéressant leur seul département. En réalité, ils sont presque uniquement appelés à donner des avis sur les industries et établissements insalubres.

La loi du 15 février 1902 sur la protection de la santé publique a prévu en outre des *Commissions sanitaires de circonscription* remplaçant les anciens Conseils d'hygiène d'arrondissement, composées de cinq à neuf membres dont au moins un médecin.

Au point de vue qui nous occupe, trois caractères à mettre en relief sont les suivants :

1° Les fonctions de membres des Conseils d'hygiène départementaux et des Commissions sanitaires sont absolument gratuites ; elles ne comportent ni traitement fixe, ni jetons de présence, tout au plus des indemnités sont-elles accordées pour certaines missions. Il y a là un principe communément appliqué en matière de médecine publique qui consiste à remplacer par l'appât d'un titre la rémunération des services rendus. Principe vicieux au premier chef qui est certainement responsable du faible rendement de ces organes consultatifs.

2°) La nomination des membres de ces Conseils est au choix des Préfets ; les considérations politiques y ont par conséquent plus de valeur que celle des compétences.

3°) L'importance de l'élément médical est très faible dans la composition des Conseils ; elle serait même ridicule si les Conseils généraux n'y déléguaient ordinairement leurs membres médecins, qui viennent s'ajouter numériquement aux médecins nommés par le Préfets.

Ces critiques s'appliquent surtout aux Conseils départementaux. Le Conseil supérieur d'hygiène de France y échappe en partie. Il est cependant fâcheux à un certain point de vue qu'un Conseil destiné à étendre son action sur tout le territoire ne comprenne que des médecins de Paris nécessairement peu au courant des conditions si diverses de la vie dans les différentes provinces. Il est bien vrai que les professeurs d'hygiène des facultés en sont membres de droit, mais par une ironie bien administrative, ils n'ont même pas droit à la gratuité du voyage entre Paris et leur résidence.

§ 2. — LES MÉDECINS AGENTS DE SURVEILLANCE ET DE RENSEIGNEMENTS

1° Le médecin inspecteur des enfants assistés. — Le médecin inspecteur des enfants assistés n'est pas un fonctionnaire ; c'est proprement un représentant de l'administration départementale de l'Assistance publique chargé de veiller sur les pupilles que celle-ci place en nourrice ou donne en garde. Comme tel il doit faire à ces pupilles des visites régulières fixées par des règlements, examiner les nourrices qui demandent des nourrissons de l'assistance et éventuellement donner ses soins aux enfants malades.

Nommé par le Préfet, le médecin inspecteur est rémunéré au taux de l'Assistance médicale gratuite soit à la visite, soit à l'abonnement, soit au forfait suivant les départements. Tout ce qui a été dit au chapitre de l'Assistance sur les défauts des différents systèmes lui reste applicable. En fait, on peut dire que si pour certains le titre a une valeur par le prestige qu'il confère aux yeux de la clientèle, par contre l'apport au budget du médecin reste mince.

2° Médecin inspecteur des écoles. — Prévue par la loi du 30 octobre 1886 sur l'enseignement primaire, cette fonction n'existe que dans les grandes villes où elle est organisée par les municipalités et généralement gratuite. Le rôle du médecin inspecteur consiste à veiller à l'observation des règles de l'hygiène scolaire, et éventuellement à prévenir les familles par l'intermédiaire de l'instituteur de certaines mesures urgentes à prendre pour la santé des élèves : vue, audition, dents, etc. On conçoit combien ce dernier rôle de conseiller privé agissant sous le couvert d'une sorte de mandat public est délicat à remplir. Il peut être la source de conflits avec les médecins des familles.

Un projet de loi non encore voté par le Parlement et rapporté par le Dr Doizy prévoit une organisation beaucoup plus complexe et plus générale, comprenant un corps de médecins inspecteurs nommés après concours par le Préfet, avec des inspecteurs départementaux nommés par le Ministre, qui seraient les uns et les autres des manières de fonctionnaires rémunérés. Outre leurs fonctions propres d'hygiénistes, et la tenue des livrets sanitaires des élèves, ils auraient la surveillance de l'enseignement de l'hygiène.

3° Médecin des épidémies. — Pur agent de renseignements, ce médecin, nommé par le Préfet dans chaque arrondissement, adresse chaque année un rapport sur les épidémies qui est transmis à l'Académie de médecine.

L'institution est éminemment respectable ; elle date en effet de 1805 ; mais son rôle se trouve à l'heure actuelle secondaire. Les agents effectifs de renseignements en matière d'épidémies, ce sont les praticiens eux-mêmes astreints à la déclaration des maladies contagieuses.

4° Les praticiens et la déclaration des maladies contagieuses. — L'article 15 de la loi du 30 novembre 1892, sur l'exercice de la médecine, rend obligatoire pour tous les praticiens la déclaration à l'autorité publique des cas de maladies contagieuses.

Les articles 4 et 5 de la loi du 15 février 1902 sur la protection de la santé publique rééditent cette obligation pour les maladies dont la liste est dressée par décret du Président de la République.

Le décret du 10 février 1903 distingue les maladies pour lesquelles la déclaration est obligatoire et celles pour lesquelles elle est seulement facultative.

Les *premières* sont : 1° la fièvre typhoïde ; 2° le typhus exanthématique ; 3° la variole et la varioloïde ; 4° la scarlatine ; 5° la rougeole ; 6° la diphtérie ; 7° la suette miliaire ; 8° le choléra et les maladies cholériformes ; 9° la peste ; 10° la fièvre jaune ; 11° la dysenterie ; 12° les infections puerpérales et l'ophtalmie des nouveau-nés lorsque le secret de l'accouchement n'a pas été réclamé ; 13° la méningite cérébro-spinale épidémique.

Les *secondes* sont : 14° la tuberculose pulmonaire ; 15° la coqueluche ; 16° la grippe ; 17° la pneumonie et la broncho-pneumonie ; 18° l'érysipèle ; 19° les oreillons ; 20° la lèpre ; 21° la teigne ; 22° la conjonctivite purulente et l'ophtalmie granuleuse.

Les déclarations sont faites en double au moyen de cartes-lettres fermées détachées d'un carnet à souche et adressées en franchise postale, l'une au maire et l'autre au Sous-Préfet ou au Préfet dans l'arrondissement du chef-lieu. Le carnet est mis gratuitement à la disposition des praticiens et des sages-femmes.

Telles sont les dispositions très simples et très judicieuses qui ont pourtant soulevé des réclamations amères, et que, depuis longtemps, les pouvoirs publics et l'Académie de médecine se plaignent de voir mal exécutées ; les sanctions prévues ont été en tout cas bien rarement appliquées.

Certains médecins s'abstiennent systématiquement des déclarations parce qu'ils les considèrent comme une violation du secret professionnel du point de vue théorique, et aussi, il faut bien le dire, parce que les familles, mues par un sentiment d'individualisme outrancier, ne se font pas faute de réclamer l'abstention d'une mesure dont elles ne comprennent pas l'utilité.

Or l'utilité de la déclaration pour les maladies vraiment contagieuses, celles qui portent les numéros de 1 à 13, ne peut aux yeux l'ombre d'un doute. Sans elle, pas de mesures prophylactiques possibles, pas de moyens de circonscrire les foyers d'épidémie. Le médecin officiel des épidémies sans la déclaration est privé de tout moyen d'information efficace. De ce que les pouvoirs publics n'ont pas encore su organiser convenablement la prophylaxie pratique des maladies contagieuses, il ne suit pas que personne ait le droit de supprimer de sa propre autorité les moyens de renseignements que ces pouvoirs ont légalement à leur dispositions ; surtout il convient que le public soit exactement instruit de l'utilité de la chose, parce que c'est sur l'opinion publique qu'on peut compter pour imposer l'application des dispositions prophylactiques édictées par la loi et restées trop souvent encore lettre morte.

Aussi bien le public commence à comprendre, et au moins dans les localités où la désinfection suit la déclaration comme il est prescrit par la loi, il s'y prête avec une facilité qui ira certainement en croissant.

L'objection tirée de la violation du secret professionnel n'est plus guère valable du moment qu'il y a un intérêt public évident, et que les particuliers comprennent peu à peu la nécessité de mesures contre lesquelles ils avaient protesté surtout par défaut de compréhension et d'adaptation.

Le Corps médical a tout intérêt à ne pas s'entêter dans une attitude de réaction au nom d'un principe dont nous avons déjà dit qu'il est notre sauvegarde, c'est exact, mais qui en matière de maladies épidémiques, trouve malaisément son application, car en pratique et sauf de très rares exceptions, l'existence d'une de ces maladies dans un immeuble ou dans une localité à la campagne est un fait public bien avant que le médecin ait fait la déclaration.

Ceci cependant ne s'applique qu'aux maladies proprement épidémiques, à celles pour qui la connaissance exacte des foyers d'éclosion a une importance capitale en hygiène publique. Où les protestations apparaissent plus légitimes, c'est contre les tendances affichées à plusieurs reprises par les pouvoirs publics soutenus par l'Académie de médecine, à rendre la déclaration obligatoire pour des maladies comme la tuberculose qui n'ont point le caractère épidémique, dont la prophylaxie publique ne repose qu'en minime partie sur des mesures particulières à chaque malade et dont par contre la divulgation a des inconvénients dans beaucoup de cas. Il est à craindre surtout qu'une fois engagés dans cette voie, les pouvoirs publics n'élargissent inconsidérément la liste des maladies à déclaration obligatoire. Un jour viendra peut-être où le médecin dûment fonctionnarisé et imposé par l'État, aura à tenir à jour le carnet sanitaire de chacun de ses clients et à le faire viser par les autorités compétentes.

Mais tant qu'il existera une médecine privée, le concours du médecin praticien à l'hygiène publique doit se limiter au strict indispensable. Il est absolument inadmissible que la loi en fasse une manière d'espion obligatoire.

Sous ces réserves, le praticien doit donc faire la déclaration des maladies épidémiques et en faire comprendre l'utilité à ses clients. Il apparaît nonobstant l'opinion de certains qu'il doit la faire lui-même. L'idée de rendre la déclaration obligatoire pour le chef de famille ou le logeur est une façon ingénieuse de déplacer les responsabilités, qui ne doit pas être retenue, car il ne fait pas de doute que son application rendrait la loi absolument inopérante.

§ 3. — LE MÉDECIN AGENT D'EXÉCUTION

Les médecins sont appelés à concourir à l'exécution des mesures d'hygiène édictées par la loi à deux titres, soit comme fonctionnaires, soit comme praticiens.

1° Les médecins fonctionnaires. — Les médecins fonctionnaires sont peu nombreux. Ils relèvent de l'État, des départements ou des communes.

Le *service sanitaire maritime* est dirigé dans chaque circonscription par des médecins à traitement fixe, avec une hiérarchie par classes, nommés par le Ministre de l'Intérieur. En dehors de leurs fonctions spéciales dans les lazarets et pour l'assainissement des navires, ces médecins sont autorisés à faire de la clientèle privée. Ils n'en jouissent pas moins de tous les avantages des fonctionnaires ordinaires.

Les *bureaux d'hygiène* prévus par la loi du 1902 pour les villes de 20.000 habitants et au-dessus et pour les stations thermales, sont des organismes techniques dont l'organisation relève des municipalités auxquelles incombe leur entretien. Les médecins appelés à les diriger, et qui sont généralement des spécialistes de l'hygiène et des sciences de laboratoire qui s'y rattachent, ont donc des statuts variables au gré des municipalités. Si les uns sont de véritables fonctionnaires municipaux avec un traitement fixe et une retraite éventuelle, d'autres ne sont liés que par des sortes de contrats toujours révocables et sans garanties particulières contre l'arbitraire administratif. Dans tous les cas, la faculté de se livrer concurremment à la clientèle privée peut leur être accordée ou refusée ; il n'y a pas de règles fixes à cet égard.

La *désinfection* dans les villes qui n'ont pas de bureau d'hygiène doit être assurée par un service départemental. Un ou plusieurs médecins sont placés à sa tête avec le titre d'inspecteur ou de directeur. Ce ne sont pas ordinairement de véritables fonctionnaires, mais des praticiens qui touchent du département une indemnité généralement peu élevée et insuffisante à elle seule ; ils sont par conséquent sur le même pied, administrativement parlant, que les médecins inspecteurs des enfants assistés ou tous les autres agents nommés par les Préfets. C'est dire que la politique a parfois trop de part dans les motifs des nominations.

La *lutte contre la tuberculose* entre dans une phase nouvelle ; elle tend à se réaliser par la création de services spéciaux d'hygiène comportant des médecins fonctionnaires départementaux. Un rouage important consisterait dans le « médecin sanitaire », sorte d'agent de surveillance générale, fonctionnaire spécialisé qui centraliserait les déclarations des praticiens et dirigerait effectivement l'exécution des mesures prophylactiques et de la désinfection. Il s'agit du moins d'un projet, où on retrouve l'idée du médecin hygiéniste fonctionnaire tel qu'il existe en Allemagne.

D'ores et déjà les administrations départementales se préoccupent de la création de sanatoria publics destinés à l'hospitalisation des tuberculeux dont le traitement ne peut être effectué à domicile. Ces hôpitaux spéciaux auront des médecins recrutés au concours, pourvus d'un traitement fixe avec avancement et retraite éventuelle, c'est-à-dire de véritables fonctionnaires départementaux, assimilables pour tout le reste aux médecins de la santé et à ceux des asiles d'aliénés qui sont des fonctionnaires d'État. Mais tandisque les médecins de ces deux dernières catégories conservent traditionnellement le droit de se livrer à la clientèle privée dans la mesure où leur service le leur permet, les futurs médecins des sanatoria départementaux comme aussi probablement les futurs médecins sanitaires se voient interdire toute clientèle. C'est du moins ce qui résulte de l'affiche indiquant les conditions du concours ouvert en 1913 dans le département de la Loire, affiche type inspirée par le Ministère de l'Intérieur.

On peut se demander si cette tendance à la fonctionnarisation étroite de certains médecins et à leur limitation obligatoire à une spécialité purement administrative constitue une innovation heureuse. Ce n'est guère probable si on considère que vraisemblablement le côté bureaucratique aura tôt fait de prévaloir sur le côté technique chez le médecin fonctionnaire dont l'avancement dépendra bien plus des administrations que de supérieurs hiérarchiques techniciens et du reste bureaucratisés eux-mêmes. Il est à craindre que sous prétexte de spécialisation, on n'aboutisse en cette matière à la stérilisation des activités et des intelligences et il ne semble pas qu'une pareille tendance doive rencontrer l'approbation du Corps médical justement attaché aux traditions qui ont jusqu'ici fait sa force et son prestige.

2° Rôle des praticiens. — L'utilisation des praticiens en matière d'hygiène publique se borne actuellement à l'application de mesures très générales comme les vaccinations, les consultations de nourrissons, la prophylaxie anti-vénérienne, etc.

Il s'agit, on le voit, de services purement techniques qui font en réalité partie des attributions professionnelles de tous les médecins dans la clientèle privée, mais que les pouvoirs publics prennent néanmoins à leur charge pour mieux en assurer la généralisation et l'efficacité.

Par leur nature même, ces services ne peuvent être confiés à des fonctionnaires spéciaux, et ils sont d'autre part à la portée de tous les médecins. C'est donc uniquement dans un but de fonctionnarisation outrancière ou peut-être de clientèle, au sens que prenait ce mot dans le monde romain, qu'au moins dans les campagnes, l'administration départementale de qui ces services relèvent entend les confier uniquement à des médecins de son choix.

Elle attribue volontiers, assez naturellement du reste, les consultations de nourrissons aux médecins inspecteurs des enfants assistés, ce qui a pour elle l'avantage appréciable de faire de l'hygiène sans bourse délier.

Les vaccinations dans les grandes villes sont à la charge des municipalités. Partout ailleurs les *médecins vaccinateurs* sont nommés par les Préfets; ils ont chacun une circonscription déterminée et sont appointés soit par un forfait, soit par séance. Dans tous les cas, la rémunération est dérisoire.

C'est d'une façon générale la caractéristique de tous les services publics assurés par des médecins, principalement des services départementaux, d'être fort peu rémunérés, souvent même pas du tout. Et la politique joue un rôle certain dans les nominations, au grand dam des relations entre confrères, quand des fonctions comme celles de médecin vaccinateur permettent au privilégié une intrusion facile dans la clientèle d'autrui.

Il serait temps en vérité que les services d'hygiène soient considérés comme autre chose que des faveurs administratives, et qu'ils soient convenablement rémunérés.

Il semble bien qu'il y aurait intérêt à ce que tous les services pour lesquels la collaboration des praticiens est indispensable, fussent confiés aux syndicats qui sont la représentation légale du Corps médical. Ils régleraient eux-mêmes la répartition des tâches entre médecins et si par surcroît on les appelait à nommer des délégués aux Conseils d'hygiène, les praticiens auraient vraiment dans l'Administration de l'hygiène publique la place à laquelle ils ont droit et pour le plus grand bien de tous.

CHAPITRE II

LE MÉDECIN ET L'ÉTAT CIVIL

Les deux termes qui marquent l'état civil des personnes, la naissance et la mort, ont, dans l'immense majorité des cas, le médecin pour témoin, et en ce qui concerne la mort, bien souvent le médecin représente le seul témoin averti, c'est-à-dire le seul qui soit à même d'en connaître les causes d'une façon complète et précise. Il est donc tout naturel que le Code dans ses dispositions relatives à l'état des personnes ait créé pour les médecins des obligations spéciales. Il est aussi concevable que les mœurs publiques, eu égard à l'importance de son rôle, tendent de plus en plus à faire appel au médecin pour des renseignements que le Code ne prévoit pas. Mais sur ce point, ainsi qu'on va le voir, il se trouve que les tendances de l'esprit public sont souvent en désaccord plus ou moins formel avec les principes généraux de la conduite médicale. La question mérite donc un examen attentif.

§ 1 — NAISSANCES

1° **Prescriptions légales.** — L'article 56 du Code civil est ainsi conçu : « La naissance de l'enfant sera déclarée par le père ou, à défaut du père, par les docteurs en médecine ou en chirurgie, sages-femmes ou officiers de santé, ou autres personnes qui auront assisté à l'accouchement et, lorsque la mère sera accouchée hors de son domicile, par la personne chez qui elle sera accouchée. »

L'obligation pour le médecin ou la sage-femme de faire à la mairie la déclaration prévue par la loi n'existe en fait et en droit qu'exceptionnellement à défaut de celle qui doit être faite par les autres personnes prévues à l'article 56. Il en résulte néanmoins la nécessité pour le médecin ou la sage-femme qui vient de pratiquer un accouchement, de s'assurer que la déclaration est bien faite, faute de quoi ils s'exposent aux sanctions pénales de l'article 346 du Code Pénal : « Toute personne qui, ayant assisté à un accouchement, n'aura pas fait la déclaration à elle prescrite à l'article 56 du C. C. et dans les délais fixés par l'article 55 (3 jours) sera punie d'un emprisonnement de 6 jours à 6 mois et d'une amende de 16 à 300 francs. » La déclaration comporte tous les éléments nécessaires pour établir l'acte de naissance, c'est-à-dire le nom des parents ou au moins de la mère, les noms de l'enfant, son sexe, le lieu et la date de l'accouchement. Mais dans le cas particulier où le médecin a seul assisté à l'accouchement, il est absolument tenu à la déclaration. Deux alternatives peuvent se présenter : ou bien il ignore le nom des parents, et quelquefois même le lieu de l'accouchement, ou bien en connaissance de tous les éléments nécessaires, il se trouve en présence d'un accouchement clandestin et de personnes qui en réclament impérieusement le secret.

Les juristes théoriciens du secret professionnel peuvent discuter au moins sur la seconde alternative, mais la jurisprudence a tranché la question et décidé que la déclaration du médecin était recevable par l'officier de l'état-civil lorsqu'il indiquait seulement le prénom, le sexe de l'enfant et la date de l'accouchement sans indication du lieu, ni du nom de la mère. (Tribunal civil de la Seine, 30 décembre 1875). Selon la formule de Lacassagne le médecin est donc tenu de déclarer tout ce qui rattache l'enfant à la société, et peut taire tout ce qui se rattache à ses parents.

2º Déclaration des mort-nés et des embryons. — Bien que le Code civil n'en fasse pas expressément mention, la déclaration des mort-nés est obligatoire (décret du 4 juillet 1806) ; elle peut porter seulement sur la date de l'accouchement et le sexe de l'enfant.

Par mort-nés, il faut entendre les fœtus parvenus au 160ᵉ jour de la grossesse, c'est-à-dire à la limite de viabilité, et morts avant ou pendant l'accouchement. Le nouveau-né mort après son premier cri, n'est pas légalement un mort-né. L'embryon, c'est-à-dire le produit de la conception né antérieurement au 160e jour et non viable, ne donne pas lieu légalement à déclaration. Toutefois ce point est contesté administrativement. Les ordonnances du Préfet de la Seine prescrivent la déclaration toutes les fois qu'il y a lieu à inhumation.

D'autre part, il existe actuellement un fort courant d'opinion, motivé par la nécessité de la répression des avortements, qui voudrait voir instituer la déclaration légale pour tous les produits de conception quel que soit leur âge. Il est bien évident qu'au cas où cette manière de voir, très défendable du reste, recevrait une sanction législative, les réserves faites pour la déclaration des naissances par le médecin qu'édicte le jugement plus haut cité du tribunal de la Seine, conserveraient toute leur portée.

§2 — Décès

1° **Dispositions légales.** — Le Code civil ne prévoit expressément l'intervention du médecin pour la constatation des décès qu'en cas de mort violente.

L'article 77 dit en effet : «Aucune inhumation ne sera faite sans une autorisation sur papier libre et sans frais de l'officier de l'état-civil, qui ne pourra la délivrer qu'après s'être transporté auprès de la personne décédée pour s'assurer du décès et que vingt-quatre heures après le décès hors les cas prévus par les règlements de police. »

Et l'article 81 : « Lorsqu'il y aura des signes ou des indices de mort violente ou d'autres circonstances qui donnent lieu de la soupçonner, on ne pourra faire l'inhumation qu'après qu'un officier de police *assisté d'un docteur en médecine ou en chirurgie* aura dressé procès-verbal de l'état du cadavre et des circonstances y relatives. »

Mais en pratique constante, l'officier de l'état-civil ne se transporte pas lui-même auprès des décédés. Dans les grandes villes, il délègue spécialement un médecin, le médecin de l'état-civil, ou comme dit le peuple non sans quelque ironie « le médecin des morts » qui fait le constat en son lieu et place ; partout ailleurs la mairie exige un certificat de décès que la famille demande au médecin traitant. Le rôle du médecin est différent dans chaque cas, il demande une étude particulière.

Le *médecin de l'état-civil* quand il existe, est un mandataire direct de l'officier de l'état-civil, généralement payé par appointements fixes, en tout cas étranger au malade dont il a à constater le décès. C'est un expert administratif et comme tel délié du secret professionnel. Il a donc toute latitude, non-seulement pour constater la réalité du décès, mais encore pour s'assurer de visu qu'il n'existe point de traces de violence et pour s'enquérir des causes de la mort. Cette dernière constatation que la loi ne mentionne pas, est en effet devenue primordiale pour les administrations, mues par le souci parfaitement louable de bien connaître les fluctuations de la santé publique, et d'établir des statistiques de mortalité dont l'intérêt est évident.

Ces derniers renseignements, le médecin de l'état-civil ne peut évidemment les tenir que des familles des décédés ; leur valeur est donc dans certains cas contestable, soit que les familles ne connaissent pas exactement les causes de mort, soit qu'elles aient quelque intérêt à les tenir secrètes. En tout cas, si, pour une raison quelconque la mort lui paraît suspecte, l e médecin de l'état-civil peut refuser le certificat et en vertu de l'article 81, la police judiciaire intervient; le médecin qui assiste l'officier de police est alors un expert au criminel, et ce peut être sans inconvénients le médecin de l'état-civil qui change de rôle.

L'institution des médecins de l'état-civil donne donc toutes les garanties au double point de vue de l'hygiène publique et de la police judiciaire. Elle devrait être généralisée.

2° Le médecin traitant et les certificats de décès. — Il n'en est malheureusement pas ainsi et on conçoit que dans les petites agglomérations et dans les campagnes, la chose est en fait presque impossible. C'est le médecin traitant qui est appelé à fournir le certificat de décès.

Il n'y aurait là nul inconvénient s'il s'agissait simplement de constater le fait brut du décès comme le veut la loi. Mais les instructions ministérielles et préfectorales mettent les médecins devant la nécessité de dénoncer d'une part les morts suspectes, et d'autre part les causes du décès.

Or, il apparaît sans contestation possible que l'une et l'autre révélation constituent pour le médecin une violation flagrante du secret professionnel. Une habitude déjà longue et le fait que la plupart du temps dans la clientèle ordinaire, les causes d'un décès sont, sinon absolument de notoriété publique, au moins connues de l'entourage et peuvent être divulguées sans inconvénient, font que la plupart des praticiens ne perçoivent pas clairement le caractère fâcheux de cette quasi-obligation. Cependant de temps à autre, un fait survient qui met le médecin dans un cruel embarras : c'est par exemple une femme qui meurt d'accidents consécutifs à des manœuvres abortives. Le médecin traitant est placé dans un dilemne puisque la révélation première des causes réelles de la mort lui est interdite ; ou bien ne rien mentionner de ces causes sur le certificat et cette dérogation à des habitudes connues, tout comme le refus pur et simple du certificat rendra naturellement le décès suspect; ou bien user de ruse pour ainsi dire, et comme l'ont conseillé certains, ne mettre sur le certificat que ce qu'un médecin expert pourrait y mettre par le seul examen du cadavre, en l'absence de tous renseignements d'aucune espèce.

L'une et l'autre solution sont également mauvaises ; la première parce qu'elle constitue une violation indirecte du secret professionnel ; la seconde parce qu'elle est en fait impraticable, la séparation des deux rôles successifs étant irréalisable pour une même personne. Le médecin qui pratiquerait cette dernière risquerait du reste de se voir accusé d'avoir cherché sciemment à tromper; le fait s'est vu.

Il est donc urgent de remédier à un état de choses déplorable. Malheureusement la routine de beaucoup de médecins, l'inutilité des résistances individuelles et la pression exercée par les administrations municipales risquent fort de le perpétuer.

La solution radicale ne peut être trouvée que dans une entente et une action des organismes corporatifs. Forts de la loi, il leur suffirait d'imposer à leurs adhérents l'obligation de délivrer seulement des certificats constatant le décès sans plus. La rumeur publique suffirait bien à renseigner les maires des campagnes pour les morts suspectes et ce serait affaire à eux de consulter alors un expert autre que le médecin traitant. Quant aux renseignements d'ordre statistique, ils perdraient certainement en précision à être fournis par les familles des décédés, mais en fait on a vu que c'était la principale source à laquelle puisaient les médecins attitrés de l'état-civil. On pourrait donc s'en contenter sans inconvénient majeur, d'autant qu'il serait facile de demander aux médecins par la voie des groupements corporatifs des statistiques anonymes et globales tout aussi utiles pour l'administration de la santé publique.

Dans les hôpitaux, il est de règle que les médecins traitants soient en même temps médecins de l'état-civil en ce qui concerne leurs propres malades. L'inconvénient est de même ordre, quoique atténué, peut-être par le caractère public des établissements. Il serait facile d'y remédier en chargeant dans chaque hôpital un médecin des fonctions spéciales de l'état-civil. Ainsi dans quelques cas litigieux, la conscience des médecins traitants serait laissée en repos ; la répression des morts suspectes et des avortements y gagnerait d'une façon certaine.

CHAPITRE III

LE MÉDECIN ET LA JUSTICE
LE MÉDECIN EXPERT

Le médecin appelé à éclairer sur un point spécial la justice civile ou criminelle prend le titre d'expert. La pratique de la médecine légale se différentie à tous les points de vue de la pratique médicale ordinaire ; les experts ont des devoirs et aussi des droits qui leur sont propres.

§ 1 — CARACTÈRES GÉNÉRAUX DE LA MISSION D'EXPERT

1° *L'expert est un mandataire* d'une autorité représentée par un officier de police judiciaire (maire, commissaire de police ou officier de gendarmerie), un magistrat (parquet ou juge d'instruction), ou une juridiction (tribunal, Cour d'appel, Cour d'assises). Il n'est donc responsable que vis-à-vis de l'autorité qui l'a commis, et il lui doit en revanche un compte exact et complet de sa mission.

Il n'existe donc pas de secret professionnel pour les experts, en ce sens que leur premier devoir est de rendre compte de tout ce qu'ils ont vu, entendu ou compris dans l'exercice de leur mission spéciale. Mais par contre, il n'est pas douteux, à tous les points de vue, qu'ils ne doivent vis-à-vis de toutes personnes autres que leurs commettants garder un secret rigoureux, non seulement de ce qui se rapporte à leurs propres constatations, mais aussi de tout ce qu'ils ont pu apprendre dans leurs rapports avec la justice. On ne saurait trop protester contre l'habitude déplorable de certains médecins mêlés à des affaires judiciaires d'accorder des interviews aux journalistes avant ou après le dépôt de leurs rapports.

2° *La mission de l'expert est limitée* par les termes mêmes employés par l'autorité qui le commet. Ceci est surtout important dans certaines expertises civiles où l'expert peut être sollicité par les expertisés eux-mêmes de donner un avis médical en dehors de l'expertise. Encore que nulle disposition légale ou réglementaire ne s'y oppose, il y a là une incorrection flagrante qui doit être soigneusement évitée.

La procédure des expertises étant étudiée dans les livres de médecine légale n'a pas sa place ici.

La mission de l'expert prend fin avec le dépôt de son rapport. Rien ne lui interdit alors de devenir à un titre quelconque le médecin-traitant de la personne qui a fait l'objet de son expertise ; mais ce renversement de rôles est assurément peu convenable et il pourrait donner lieu à des interprétations fâcheuses.

3° *L'expert doit pouvoir agir en toute indépendance* : il importe donc absolument qu'il ne soit lié en aucune manière, soit à l'expertisé, soit à la partie adverse.

Il est inadmissible qu'un médecin accepte une expertise sur la personne d'un de ses clients habituels ou même d'un client occasionnel antérieur, et ceci parce que les deux rôles de médecin-traitant et d'expert sont antinomiques par bien des côtés, en particulier sous le rapport du secret professionnel entendu dans sa plus large acception.

Il est également inadmissible que le médecin attitré ou habituel d'une compagnie d'assurances soit chargé d'expertiser un assuré de cette compagnie dans un litige avec la dite compagnie. On peut s'étonner qu'une règle aussi simple et qui s'impose pour ainsi dire d'elle-même ait pu être parfois oubliée ; à défaut des magistrats qui ont pu pécher par ignorance et désigner des médecins sans connaître leurs engagements antérieurs, ceux qui ont accepté de pratiquer des expertises dans de pareilles conditions sont hautement blâmables.

Il semble bien toutefois que cette règle ne doive s'appliquer étroitement qu'aux médecins attachés d'une façon permanente ou seulement habituelle à des compagnies d'assurances comme visiteurs ou conseils. Il arrive en effet que des compagnies d'assurances demandent accidentellement des rapports d'expertise privée à des médecins qu'elles n'emploient pas d'une façon habituelle et suivie. Le caractère purement accidentel de cette pratique ne crée pas un lien de dépendance entre la compagnie et le médecin considéré, et par suite, celui-ci peut plus tard accepter en toute conscience une expertise dans une affaire où cette compagnie serait engagée.

La question de dépendance ne se pose guère dans les expertises au criminel, sauf s'il y a une partie civile en cause. C'est un usage généralement admis que les experts habituellement employés par les parquets et les juges d'instruction d'un ressort s'abstiennent de consultations médico-légales aux inculpés ou aux défenseurs, mais la règle peut subir des exceptions dans certains cas dont la conscience du médecin reste juge. Le professeur Lacassagne, qui recommande là-dessus la plus grande prudence, n'a cependant pas hésité dans deux affaires célèbres à prêter son concours à la défense. L'intervention d'un expert en dehors de son ressort habituel n'a pas les mêmes inconvénients ; on conçoit cependant les raisons pratiques qui doivent la limiter à des cas exceptionnels. Les esprits sont ainsi faits que des interventions habituelles de ce genre feraient vite suspecter l'indépendance de l'expert au grand dam de ses intérêts moraux et matériels.

4º Les *rapports d'expertise font foi en fait*, encore que légalement, ils ne soient remis au juge qu'à titre purement consultatif. Être choisi comme expert est donc en quelque manière un honneur et la plus grande preuve de confiance qui puisse être donnée en médecine publique. Cette donnée crée un devoir : le médecin choisi comme expert se doit à lui-même et doit à sa profession de n'accepter qu'à bon escient la mission dont l'investit la confiance d'un magistrat. Il doit se demander s'il a non seulement la compétence technique, mais aussi l'autorité morale que cette mission suppose, étant entendu que les éléments de l'autorité morale ne sont pas seulement représentés par des titres, mais aussi souvent par l'ancienneté dans la carrière et par la considération des autres médecins. Il est fâcheux que là-dessus certains magistrats s'en rapportent plutôt à leurs préférences personnelles et aboutissent ainsi à des résultats critiquables.

§ 2 — MODES DE NOMINATION DES EXPERTS

En principe tous les médecins sont susceptibles d'être désignés comme experts. L'article 23 de la loi du 30 novembre 1892 sur l'exercice de la médecine dit en effet : « Tout docteur en médecine est tenu de déférer aux réquisitions de la justice. »

Mais en fait cette disposition légale, toute impérative qu'elle apparaisse, n'est destinée à jouer que dans des cas tout à fait exceptionnels : urgence absolue ou refus des médecins de prêter leur concours à la justice. Elle a été motivée par la grève des médecins de Rodez qui, peu avant le vote de la loi, avaient systématiquement et unanimement refusé de faire une autopsie que l'autorité judiciaire dut, en fin de compte, faire pratiquer par un médecin militaire. L'article est même bien mal rédigé, puisqu'il motiverait littéralement la réquisition d'un docteur en médecine non pratiquant, chose parfaitement absurde.

Dans la réalité, les réquisitions de ce genre restent infiniment rares. Dans chaque ressort de tribunal, il existe un ou plusieurs médecins légistes habituels, qu'emploient le parquet ou les juges d'instruction. Le décret du 21 novembre 1893 établit dans son article 1 que «les Cours d'appel désignent chaque année, sur la proposition des tribunaux de première instance du ressort, les docteurs en médecine à qui elles confèrent le titre d'expert devant les tribunaux » et l'article 2, modifié par le décret du 10 avril 1906, spécifie que, seuls peuvent être proposés pour ce titre des docteurs ayant au moins cinq ans d'exercice ou munis du diplôme spécial « Médecine légale et psychiatrie » de l'Université de Paris ou d'une autre Université créé par application du décret du 21 juillet 1897.

Les experts ainsi nommés ont, hors certains cas déterminés et sauf urgence, le monopole des opérations d'expertise (art. 3).

Toutefois, il semble bien que ces dispositions restrictives ne s'appliquent qu'aux expertises criminelles. Dans les affaires civiles, les parties ont le droit de choisir elles-mêmes les experts, faute de quoi le tribunal ou la Cour jouit de la plus grande, latitude pour leur choix.

En matière d'accidents du travail devant les justices de paix il n'existe pas de règle et chaque magistrat choisit à son gré les experts.

Il est du reste à remarquer que seules les désignations d'expert pour la justice criminelle ont le caractère d'une réquisition. Le médecin désigné peut faire des réserves, et c'est son devoir s'il se sent incompétent, mais la loi l'oblige à déférer en tout état de cause, si le juge maintient sa réquisition.

Au civil par contre, en fait, sinon absolument en droit, il s'agit d'une mission qui peut toujours être déclinée par une simple lettre adressée au magistrat commettant, avant le serment.

§3 — HONORAIRES DES EXPERTS

Les honoraires des experts sont réglés par des dispositions réglementaires.

Au criminel, les tarifs du 18 juin 1911 et du 21 novembre 1893 ont deux défauts : ils manquent de clarté, et surtout ils sont insuffisants et hors de proportion avec l'augmentation générale de toutes choses ; ainsi une autopsie après exhumation est tarifée 35 francs, ce qui peut passer pour une dérision. Aussi la revision de ces tarifs dans un sens plus moderne et à des taux convenables, est un des desiderata fréquemment renouvelés par le Corps médical, sans aucun succès du reste jusqu'à présent.

Au civil, les expertises sont généralement réglées à un taux convenable quelquefois très élevé. La nécessité de procéder par vacations dans l'établissement des notes d'honoraires, est une preuve de l'archaïsme de nos institutions judiciaires. Ces honoraires sont dus par la partie qui succombe et le règlement qui se fait par l'intermédiaire des avoués est toujours très lent.

Les honoraires d'expertises pour les accidents du travail, sont payés sur présentation de la note taxée par le receveur de l'enregistrement, sauf en cas de revision, où l'expert doit s'adresser à la partie qui a succombé dans l'instance.

Il n'est pas légal que l'expert se fasse servir une provision ; cependant cette pratique renouvelée de celle des avoués, est quelquefois usitée dans les affaires civiles, où les lenteurs de la procédure et du règlement définitif sont de règle.

§ 4 — RAPPORTS DES MÉDECINS EXPERTS ET DES MÉDECINS TRAITANTS

Dans les expertises civiles pour maladies ou blessures, les expertisés se font quelquefois accompagner par leur propre médecin.

L'expert ne peut pas se refuser à recevoir un confrère dans ces conditions ; le but de sa mission comme les convenances professionnelles lui font un devoir de recueillir tous les renseignements techniques que celui-ci juge à propos de lui fournir.

Le rôle du médecin traitant se borne là. L'expert reste seul juge de ses décisions, et il n'a à tenir compte de l'opinion de son confrère que dans la mesure où il le juge convenable. Il a le droit strict et même dans une certaine mesure le devoir de se refuser à toute discussion anticipée sur les bases des conclusions à tirer.

C'est pour cette raison que le médecin expert ne peut pas se refuser à entrer en relations à propos d'une expertise avec un médecin que pour une raison valable il refuserait de rencontrer dans une consultation ordinaire. Il le considère momentanément comme un mandataire quelconque de l'expertisé sans plus.

CHAPITRE IV

LE MÉDECIN MILITAIRE ET LE MÉDECIN D'ADMINISTRATION

Dans l'état social actuel, un certain nombre d'individus se trouvent du fait de leur profession ou de leur situation temporaire spéciale, soumis à des règles particulières en ce qui concerne les soins médicaux. Le médecin leur est formellement imposé par l'autorité dont ils dépendent, sans qu'ils puissent se prévaloir d'un droit quelconque au libre choix. Et d'autre part ce médecin choisi par l'autorité sous sa responsabilité propre, est en fait porteur d'un mandat de cette autorité vis-à-vis de laquelle il remplit surtout un rôle d'expert. C'est ce qui se passe dans l'armée et dans la marine où le commandement, en temps de paix du moins et dans les corps de troupe, considère principalement le médecin comme un agent de surveillance et de renseignements. C'est aussi le cas d'un certain nombre d'administrations et même d'entreprises privées où le médecin est chargé, non seulement de traiter les malades, mais surtout, et même exclusivement dans certains cas, de fixer à titre d'expert la durée des indisponibilités.

La pratique de ces différents cas est par suite toute spéciale, et se réfère à des variantes déontologiques, nées du conflit qui s'élève entre les principes généraux de la conduite professionnelle et les conditions particulières de la variété considérée.

§ 1 — LA MÉDECINE MILITAIRE

Les médecins de l'armée et de la marine, recrutés dans des écoles spéciales, forment dans l'ensemble de la corporation un groupe entièrement à part du double fait de leur hiérarchisation et de leur dépendance directe du commandement militaire.

Il est admis par tradition que l'indépendance technique du médecin militaire reste complète quel que soit son grade en ce qui concerne la thérapeutique et les expertises ; mais en fait cette indépendance complète n'existe réellement que pour les chefs de service des corps de troupe ou les médecins traitants des hôpitaux militaires. Celle des médecins en sous-ordre est toute relative et ne se peut comparer qu'à celle des internes, ou des chefs de clinique dans les hôpitaux civils.

La question des rapports du commandement et du corps médical militaire dépasse les limites de cet ouvrage. Nous n'avons à considérer le médecin militaire que vis-à-vis de ses malades, et aussi dans certains cas vis-à-vis de ses confrères civils.

1° **Le médecin militaire et le malade militaire.** — Vis-à-vis du malade le médecin militaire est avant tout un supérieur hiérarchique et un expert mandaté par le commandement. Il en résulte deux conséquences importantes :

— Au point de vue médical pur et proprement thérapeutique, ses décisions sont dans une certaine mesure imposées à la manière d'un ordre, au lieu de constituer un simple conseil comme dans la pratique ordinaire.

Il n'y a là rien que de banal et aucun inconvénient sérieux ne peut en ressortir tant qu'il s'agit de thérapeutique purement médicale. Il n'en va plus de même en matière d'interventions chirurgicales où un certain risque existe toujours et où, d'après les principes généraux du droit, la liberté du malade reste entière.

Aussi bien est-il de règle qu'en chirurgie militaire comme en chirurgie hospitalière civile, le malade reste libre en principe d'accepter ou de refuser l'intervention qui lui est proposée, du moment qu'il existe un risque même minime.

Toutefois ce droit absolu paraissant abusif en ce qui concerne la permanence de certains états susceptibles d'entraîner des conséquences indemnisables par une gratification, il a été admis à plusieurs reprises par le Conseil d'État et par le Ministère de la Guerre, après avis de l'Académie de médecine, que le refus d'intervention dûment constaté par un procès-verbal pouvait amener une diminution de la pension due pour une infirmité que l'intervention était de nature à modifier dans un sens favorable. Ceci bien entendu à la condition que le risque ne dépasse pas la mesure moyenne des risques chirurgicaux et soit en rapport avec le bénéfice attendu de l'intervention. Le danger de mort en chirurgie de guerre comme en chirurgie civile légitime tous ces risques.

Ces dispositions constituent des garanties pour les malades militaires et elles couvrent, dans une certaine mesure, la responsabilité des médecins militaires.

Celle-ci n'a encore à notre connaissance jamais été soulevée juridiquement. Il semble bien que le cas échéant, si la responsabilité civile devait incomber à l'État, la responsabilité personnelle et pénale du médecin militaire devrait être jugée d'après les mêmes règles que celle des médecins civils.

Les restrictions qui précèdent ne sont pas applicables aux mesures prophylactiques telles que les vaccinations de toute nature. D'une part, en effet, leur mise en pratique est entourée de toutes les garanties désirables et, d'autre part, il y a à leur application générale un intérêt collectif trop évident pour qu'il soit admissible de voir leur efficacité mise en échec par des caprices et des résistances individuelles.

Le médecin militaire agissant à peu près toujours à titre d'expert, le secret médical est par suite inexistant, au moins théoriquement, vis-à-vis du commandement. En pratique, il est radicalement impossible à garder étant donné le nombre considérable d'intermédiaires par qui passent les pièces médicales et aussi la promiscuité qui règne dans les infirmeries et les hôpitaux.

Il apparaît bien qu'il y a là un inconvénient inséparable de toute médecine publique à quelque degré comme on l'a vu pour les lois d'assurance. Mais en matière militaire l'inconvénient devient particulièrement intolérable, parce que toutes les maladies sans exception y sont également sujettes et aussi parce que ce qui n'était que médiocrement fâcheux avec des soldats de métier peut dans certains cas prendre une importance singulière dès qu'il s'agit de la nation armée où passent tous les citoyens à plusieurs reprises.

9.

A défaut d'un secret absolu impossible à obtenir un peu de discrétion ne nuirait point, particulièrement en fait de maladies vénériennes. L'institution essayée pendant la guerre à l'instar de l'armée américaine de cabines prophylactiques anti-vénériennes est un pas dans cette voie. Mais on comprend mal que dans quelques régions le service de santé militaire ait eu l'idée de grouper dans des hôpitaux spéciaux, à destination naturellement connue du public, tous les vénériens ainsi clairement désignés à tous. Cet oubli des convenances professionnelles et de la délicatesse la plus élémentaire a sûrement, pendant la guerre, causé des drames et des complications familiales qu'une prudence avisée eut suffi à éviter.

Si les auteurs d'ouvrages touchant la médecine légale militaire sont d'accord pour refuser le secret aux hommes de troupe pour des raisons militaires pratiques, par contre ils admettent que vis-à-vis des officiers, le médecin militaire est ou non astreint au secret suivant qu'il est appelé par l'officier lui-même et à titre privé, ou qu'il est envoyé par le commandement à titre d'expert. En fait, les deux rôles contradictoires sont difficiles à tenir, quand le même médecin est appelé successivement aux deux titres près du même officier, et on ne peut s'empêcher de penser que la privation du bénéfice du secret médical est une servitude militaire imposable à tous les degrés de la hiérarchie.

Il n'en reste pas moins une série de cas particuliers impossibles à prévoir, où le tact et la discrétion d'un médecin consciencieux trouveront amplement matière à s'exercer.

2º Le médecin militaire dans ses rapports avec les médecins civils. — En règle générale le médecin militaire et les médecins civils ont peu de contacts professionnels. Il est en effet de règle que les médecins militaires ne se livrent pas à la clientèle en dehors de leurs occupations spéciales. Il existe pour cette exclusion des raisons d'ordre spécialement militaire : outre que la même réserve s'applique à tous les officiers en activité, les médecins militaires ont trop d'occasions d'agir comme experts vis-à-vis de civils dans les questions d'incorporation et de réforme pour qu'on puisse leur permettre d'aliéner si peu que ce soit leur indépendance. Les raisons d'ordre civil qui consistent surtout dans le privilège qu'ont les médecins militaires de ne point payer de patente ont été invoquées dans quelques cas.

L'exclusion ne s'applique pas à la clientèle gratuite et obligatoire des familles d'officiers. Elle ne s'applique pas non plus dans les colonies où les médecins civils sont rares. Dans tous ces cas, le médecin militaire agissant au titre civil se trouve soumis à toutes les obligations de la déontologie corporative.

Quand il est appelé par son service à voir un militaire convalescent ou permissionnaire soigné dans sa famille par un confrère civil, il ne contracte vis-à-vis de ce confrère que des obligations de pure convenance. Rien ne l'astreint à le prévenir de sa visite, assez souvent inopinée, et s'il doit par devoir confraternel s'abstenir de toute appréciation en paroles, il a toujours le droit strict de faire hospitaliser le soldat, c'est-à-dire d'intervenir dans le traitement.

§2 — LE MÉDECIN D'ADMINISTRATION

Certaines administrations comme les Chemins de fer, les Ponts et Chaussées, les Douanes, assurent le traitement de leurs employés malades par des médecins civils choisis par elles et rémunérés soit à forfait (par traitement fixe et avantages de parcours pour les Compagnies de chemins de fer), soit suivant un tarif d'abonnement ou de visite. Vis-à-vis des employés, ces médecins cumulent le double rôle de médecin traitant et d'expert de l'administration dans des conditions théoriquement identiques à celles de la médecine militaire, mais pratiquement atténuées. En effet, ces malades restent libres dans une certaine mesure de s'adresser à un autre médecin que celui de leur administration, sous réserve bien entendu de régler les honoraires du premier, et aussi de se soumettre cependant aux visites du second pour le contrôle et la détermination du temps d'indisponibilité. D'autre part, le secret médical est infiniment plus facile à sauvegarder que vis-à-vis des soldats. En sorte que cette pratique ne diffère pas notablement de la pratique ordinaire des mutualités ou des accidents du travail.

§ 3. — Les experts privés

On peut ranger sous cette rubrique les médecins qui, à l'instar des médecins visiteurs de la loi sur les accidents, sont uniquement chargés, par une administration publique ou privée, de rendre compte de l'état de certaines personnes à l'exclusion de tous soins médicaux. La plupart du temps, il s'agit uniquement de déterminer la réalité d'une maladie et la durée de l'incapacité de travail; plus rarement, il s'agit de vérifier la nature elle-même d'une maladie ou l'état de santé d'un individu. Ce qui du point de vue déontologique distingue ces experts privés et caractérise en quelque sorte leur mission, c'est qu'ils sont nécessairement déliés du secret professionnel vis-à-vis de leurs commettants, tout comme les experts publics vis-à-vis de la justice. Cette dérogation aux prescription légales trouve sa raison d'être dans l'existence d'une conventions tacite ou écrite d'après laquelle l'individu qui se soumet volontairement à une visite médicale dans le but d'obtenir certains avantages prévus, accepte par avance, la divulgation de son état, sous la réserve du reste que cette divulgation sera limitée à certaines personnes désignées.

Les visites des experts privés pour constater seulement la réalité et la durée des états morbides n'offrent pas de difficultés déontologiques ; elles sont soumises quant aux rapports de l'expert avec le médecin traitant aux mêmes règles que celles des médecins visiteurs des accidents du travail, sauf l'obligation de l'avertissement préalable.

L'avertissement du médecin traitant dans les formes prescrites par la loi de 1898, théoriquement parfaite, exige en effet des délais et des formalités qu'on ne peut raisonnablement exiger dans la pratique ordinaire. Il suffit que l'expert sache toujours se limiter à son rôle propre. Il importe surtout qu'il n'accepte sous aucun prétexte de cumuler le rôle de médecin traitant pour certains des assujettis qu'il est appelé à visiter.

La visite sanitaire préalable à l'admission d'un employé dans une administration publique ou privée, comme celle des postulants pour les assurances sur la vie, ne doit pas donner lieu, en cas de refus, à l'établissement d'un bulletin écrit portant les motifs médicaux du refus.

La question délicate est soulevée par la découverte de tares ou de lésions ignorées du postulant ; l'expert peut alors se demander s'il ne doit pas, sortant pour un instant de son rôle spécial, avertir son sujet comme le ferait un médecin traitant, ou au contraire lui dissimuler son état véritable. Il paraît bien que dans certains cas le devoir du médecin expert est d'agir de la sorte au mieux des intérêts de son client occasionnel et suivant les règles générales de la médecine privée.

Il est un point spécial pour lequel le rôle d'expert privé prend une importance singulière : c'est quand une administration ou une entreprise privée, assurant les soins médicaux à ses employés, exclut du bénéfice des soins gratuits certaines catégories de maladies, en particulier celles qui, suivant la formule mutualiste, « proviennent de l'inconduite ou de l'intempérance ».

Au chapitre traitant des mutualités, il a été donné les raisons pour lesquelles le médecin traitant ne peut pas se faire dénonciateur, et violer les prescription formelless du Code.

La Cour de Lyon a cependant admis (16 juin 1909) dans le cas d'une usine assurant les soins médicaux sous les réserves précédentes, « que l'ouvrier qui réclame le bénéfice des avantages assurés par la caisse d'assurances est obligé de se soumettre aux prescriptions de ce règlement et de laisser le médecin de la caisse faire à la direction de l'usine les communications nécessaires de par le règlement ».

La dérogation admise par la Cour de Lyon en vertu du principe de droit que « les conventions sont la loi des parties » n'est cependant admissible qu'à une condition : c'est que toutes les administrations, ou les sociétés qui imposent une clause de ce genre à leurs employés ou adhérents, consentent à confier à des médecins différents le rôle d'expert et celui de médecin traitant. L'expert se trouve par définition dégagé de toute obligation de secret, et rentre ainsi dans les conditions de la convention, conditions inacceptables pour le médecin traitant. Sur ce point comme il a déjà été dit au chapitre des lois d'assurance, les dispositions de la loi du 9 avril 1898 doivent de toute nécessité être étendues à toutes les institutions publiques ou privées d'assurance-maladie.

LIVRE V

LA DÉONTOLOGIE CORPORATIVE

CHAPITRE PREMIER

LA SOLIDARITÉ MÉDICALE

Au regard du public, la profession médicale se singularise entre toutes les autres ; les sentiments qu'elle inspire sont en quelque manière contradictoires et ressemblent beaucoup à ceux que la masse des esprits religieux a professés de tous temps à l'égard des prêtres.

Par ses connaissances spéciales qui même aujourd'hui gardent pour le vulgaire un certain voile de mystère, par le pouvoir parfois exagéré du reste, qu'on lui prête d'intervenir efficacement pour le soulagement des souffrances et la cure des maladies, par le caractère tragique des thérapeutiques chirurgicales, le médecin jouit et jouira longtemps encore d'un prestige incontestable.

Mais si ce prestige et l'autorité qui en découle conservent toute leur force vis-à-vis des souffrants de tous genres et des simples apeurés, par contre dans l'esprit des bien portants, les mêmes éléments provoquent facilement un sentiment plus ou moins avoué de méfiance, d'éloignement, voire de révolte. Sans parler des plaisanteries faciles et sans doute aussi vieilles que le monde que suscitent la médecine et surtout les médecins, plaisanteries, dont ceux-ci sont du reste les premiers à rire, ne voit-on pas de temps à autre sous la plume des publicistes éclore des critiques fielleuses dont on s'expliquerait mal l'origine si on n'y démêlait ce sentiment de méfiance très général encore que souvent dissimulé.

Pour ces raisons, les médecins tiennent dans leur ensemble une place à part vis-à-vis du public, dans une position qui, toutes proportions gardées, ressemble à celle des prêtres vis-à-vis des laïques. Et c'est ce qui, bien plus que les simples précédents historiques, sur lesquels il est inutile de s'appesantir, fait du corps médical une corporation au sens large du mot, corporation dont tous les membres sont solidaires au point de vue moral comme au point de vue matériel.

§1 — LA SOLIDARITÉ MORALE

Chaque malade, pris en particulier, a une opinion sur la valeur morale et technique de son médecin, et c'est cette opinion qui sert de base à la confiance dont il a été dit qu'elle était une condition essentielle de l'exercice de la médecine. C'est là une vérité essentielle qui n'a point besoin de démonstration.

Mais ce qui est moins évident, et ce qui se saisit pourtant par l'observation, c'est que cette opinion du malade n'est pas aussi essentiellement individuelle, et si on veut d'homme à homme qu'il y paraît au premier abord. Il s'y mêle dans une proportion variable, mais toujours importante, un élément de psychologie collective. L'opinion d'un malade sur un médecin donné est faite en partie de ce que le malade pense des médecins en général et aussi de ce que l'âme collective du public, si on peut dire, en pense également. En d'autres termes, la confiance de chaque malade dans son médecin particulier est fonction du degré de confiance que le public accorde aux médecins en général.

On peut même dire que la confiance dans les médecins se distingue de celle du même public dans les empiriques et les guérisseurs irréguliers parce qu'elle contient plus d'éléments collectifs, la seconde étant plus individuelle.

Il suit de là que si les empiriques et guérisseurs ne sont point solidaires, par contre les médecins le sont, qu'ils le veuillent ou non.

Le sentiment obscur qu'a le public de la solidarité morale des

médecins a son origine évidemment dans la communauté
d'études et le diplôme d'État, et est certainement plus
intense dans notre pays que dans ceux où l'exercice
de la médecine est libre. Il est entretenu d'autre part,
parce que le même public sait ou s'imagine de l'identité dans
les façons de vivre, d'agir et de penser des médecins et par
l'idée plus ou moins exacte qu'il se fait d'un « type » médical
moyen, si on peut dire.

Et en vertu de ce sentiment persistant, tout ce qui, de la
part d'un ou de quelques médecins isolés, tend à rehausser ou à
diminuer leur valeur morale ou technique, se trouve immédiatement dans l'esprit public porté au compte des médecins tenus
pour solidaires. Les fautes ou les erreurs individuelles sont im-
putées à tous comme aussi du reste les actes sublimes, les
dévouement et les héroïsmes. Par là, l'opinion publique
sur la médecine et les médecins est en état d'oscillation
perpétuelle.

Vue sous cet aspect de l'opinion, la solidarité morale
des médecins est un fait sociologique externe par rapport
aux médecins eux-mêmes, qui a pris naissance en dehors
d'eux, et dont ils peuvent même ne pas avoir une conscience
très claire.

On voit bien, dans le monde médical, que si dans leur for
intérieur, beaucoup pâtissent des défaillances et des hontes par
trop publiques de certains confrères, bien peu en revanche se
rendent nettement compte de l'importance de chacun de nos
actes, quant à leur retentissement dans l'opinion qu'a le public
sur les médecins en général.

Pourtant les transformations de la vie professionnelle médicale,
surtout par le développement de la concurrence et l'encoura-
gement qu'elles ont donné à l'individualisme le plus outrancier,
ont produit des conséquences telles, beaucoup de médecins ont
tellement senti s'affaiblir dans le public ce qu'on peut appeler
le prestige de la profession, que la conscience de la solidarité
morale se fait chaque jour plus lucide et plus forte dans leur
esprit.

Il est donc essentiel avant d'entrer dans la carrière professionnelle de bien se pénétrer de cette notion, qui est à vrai dire la base de toute la déontologie corporative.

§2 — LA SOLIDARITÉ MATÉRIELLE

Les médecins sont solidaires au point de vue de leurs intérêts matériels, autant sinon plus qu'au point de vue moral, ce qu'on peut exprimer d'une façon plus concrète en disant « les abaissements d'honoraires consentis ou simplement acceptés par des médecins isolés ou des petits groupes médicaux, ont nécessairement une répercussion de même sens sur les chiffres d'honoraires des autres médecins dans le voisinage, et si les foyers d'abaissement sont multiples et sensiblement simultanés, la cohérence rapide des zones de répercussion a un effet général d'abaissement sur l'ensemble du territoire.

La démonstration de cette affirmation est facile par un simple examen rétrospectif de la situation présente du Corps médical. C'est un fait certain que dans leur ensemble, surtout si on se réfère à l'augmentation progressive de toutes choses au cours des cinquante dernières années, les honoraires médicaux moyens ont marqué une tendance à s'abaisser. On ne peut pas y voir seulement un effet de l'augmentation du nombre des praticiens agissant par le seul jeu de la loi de l'offre et de la demande, encore qu'il y ait là un facteur important. Il semble bien que le rôle primordial ait été joué, en partie grâce à cette augmentation de nombre, mais aussi grâce à d'autres facteurs par les abaissements consentis aux collectivités et par la passivité avec laquelle la majorité des praticiens a accepté les tarifs de plus en plus dérisoires imposés par l'État pour l'assistance et pour les lois d'assurance.

La portée possible de ces acceptations n'a évidemment pas été perçue par ceux qui les ont consenties dès le principe ; ils ont accepté, les uns mus uniquement par des motifs humanitaires ou séduits par des apparences de progrès social, les autres guidés simplement par des raisons d'intérêt individuel immédiat et ne cherchant qu'à augmenter leur clientèle. Ce faisant, ils ont compromis eux-mêmes leurs propres intérêts; mais surtout en rendant inévitable pour les jeunes la course à la baisse, ils ont compromis gravements les intérêts des générations suivantes.

La méconnaissance de la notion de solidarité matérielle a donc produit des effets fâcheux que sa connaissance eut pu, sinon empêcher totalement, du moins restreindre en grande partie. Et ce sont justement les effets fâcheux qui font naître et grandir maintenant la même notion dans la conscience collective du Corps médical, justement ému et préoccupé de chercher des remèdes.

Le sentiment de la solidarité matérielle est devenu le primum movens du besoin d'union qui caractérise l'évolution professionnelle contemporaine de la médecine comme de bien d'autres professions. Car il est visible que ce sentiment ne peut conduire à des actes et à des effets favorables que s'il est mis en œuvre par des collectivités. Les individualités isolées oublient assez volontiers l'intérêt général et lointain au profit de ce qui leur semble être leur intérêt personnel et immédiat. Les collectivités au contraire peuvent seules prendre conscience d'intérêts généraux et à plus longue portée.

Et comme en un certain sens la solidarité matérielle se lie à la solidarité morale qui en est comme la garantie, il résulte cette conclusion que toute déontologie serait vaine qui, pour tenir compte de ces deux notions, ne conclurait pas à la nécessité de l'union corporative effective, telle qu'elle est réalisée, comme on le verra plus loin, par le syndicalisme médical.

Les conditions nouvelles de l'après-guerre ont conduit à un relèvement des honoraires médicaux par un phénomène en quelque sorte spontané où les syndicats ont eu moins de part que les initiatives individuelles. Il est encore trop tôt pour juger des effets définitifs, et il apparaît comme probable que la solidarité des médecins aura tôt besoin de s'affirmer d'une façon effective dans ce sens.

§3 — LA CONFRATERNITÉ MÉDICALE

La double notion de solidarité morale et matérielle des médecins est une notion positive qui aboutit à l'idée d'union syndicale, expression moderne de la corporation. La notion de confraternité est ancienne et traditionnelle ; elle procède de l'idée de corporation, telle qu'elle existait sous l'ancien régime, et représente l'empire du passé sur le présent. Mais elle n'est point antinomique de la première et la complète au contraire heureusement.

Les médecins se donnent entre eux le titre de confrères parce qu'anciennement, les corporations médicales étaient de véritables confréries, abstraction faite de toute idée religieuse. La corporation se recrutait elle-même, en ce sens qu'elle fixait les conditions d'admission de ses membres ; elle les surveillait et les soumettait à des règles étroites ; elle avait ses rites et ses cérémonies propres, et comme encore aujourd'hui, elle entrait de temps à autre en conflit avec les Universités.

Cette conception a évidemment fait son temps, mais il en reste quelque chose d'encore utilisable et qui doit être gardé comme un précieux héritage : la notion que les médecins par leur communauté d'origine, par la nature de leur ministère et par les traditions de leur profession sont moralement tenus les uns envers les autres d'une attitude sinon amicale et fraternelle au sens propre du mot, du moins correcte et courtoise, plus encore que dans n'importe quelle autre profession.

Les règles de la déontologie intercorporative ont pour la plupart une origine traditionnelle basée sur la conception de la confrérie.

Par là, elles sont souvent inaccessibles aux personnes étrangères au monde médical ; il peut même arriver qu'elles leur apparaissent odieuses et intolérables, en ce qui concerne par exemple les changements de médecin.

Il n'en reste pas moins qu'à la réflexion, l'observation de ces règles traditionnelles, adaptées bien entendu sur certains points aux nécessités de la vie moderne, constitue la meilleure sauvegarde de la dignité professionnelle, et le moyen de tirer les effets les plus favorables de la solidarité morale et matérielle des médecins.

C'est pour cette raison que les étudiants doivent, non seulement les apprendre dans leur sens littéral, mais surtout s'imprégner de leur esprit au cours de leurs études, par la fréquentation des praticiens avant d'entrer eux-mêmes dans la carrière.

Le médecin conscient de sa dignité et de ses devoirs ne peut pas se contenter d'avoir l'estime du public qui se traduit par le nombre des clients. Il doit aussi mériter et rechercher l'estime de ses confrères.

A vrai dire, la concurrence moderne est intense et impérieuse, et trop de médecins, sans couleur de struggle for life oublient volontiers cette maxime. Ce sont les mauvais confrères contre qui la confrérie d'antan avait des armes efficaces et redoutables.

Les syndicats et les groupements médicaux d'aujourd'hui ne disposent plus de moyens de ce genre. Ils ont néanmoins une action très réelle dont on verra plus loin le détail, et tous ont, comme premier but, de veiller à l'observation des règles de la déontologie corporative. L'opinion du public sur les médecins en général, dont a on vu l'importance pour chaque médecin en particulier, ne peut qu'être modifiée dans un sens favorable par l'action des syndicats tendant à exclure et à stigmatiser les indignes. Se rendant compte que presque tous les mauvais confrères sont en même temps de mauvais médecins, qui piétinent aussi bien la déontologie professionnelle que la déontologie corporative, elle n'en aura que plus de considération pour ceux qui savent garder la dignité et les règles traditionnelles de leur profession.

§ 4. — LES DEUX PRINCIPES GÉNÉRAUX DE LA DÉONTOLOGIE CORPORATIVE

De ce qui précède, on peut déduire les deux règles suivantes qui dominent toute la déontologie inter-médicale et qui procèdent aussi bien de la notion positive de solidarité que de la notion traditionnelle de confraternité :

1° Ne rien faire qui soit de nature à affaiblir dans l'esprit du public le prestige du Corps médical, c'est-à-dire que dans leurs rapports avec les malades ou le grand public, les médecins doivent s'abstenir de toute appréciation fâcheuse sur leurs confrères.

2º *Ne rien faire qui puisse amener un avilissement des honoraires au-dessous du taux accepté par l'ensemble de ses confrères.*

Toutes les règles de détail étudiées dans les chapitres qui vont suivre, découlent de ces prescriptions fondamentales. On peut dire qu'elles ne souffrent pas d'exceptions dans la limite bien rarement atteinte du reste, où elles n'entrent pas en conflit avec la règle primordiale de la déontologie professionnelle, que l'intérêt du malade est le guide suprême du médecin.

CHAPITRE II

LES CONVENANCES INTERCONFRATERNELLES ET LA CONCURRENCE MÉDICALE EN CLIENTÈLE GÉNÉRALE

La notion de confraternité médicale implique l'existence d'un Code traditionnel de la politesse et des convenances médicales. La maxime « confrères et non concurrents » qui pour certains résume ce Code, est en un certain sens dangereuse, parce que fausse en fait. Pour l'exercice de leur profession, les médecins sont réellement en concurrence au même titre que tous les hommes cherchant à vivre de leur travail. Ce qui les distingue des autres travailleurs, c'est la limitation traditionnelle des moyens de concurrence, limitation destinée à maintenir dans les rapports médicaux une certaine courtoisie, et surtout à refréner des abus qui ne nuiraient pas seulement à la dignité professionnelle, mais risqueraient en fin de compte de devenir nuisibles aux intérêts bien compris des malades.

Il y a lieu d'examiner en détail les diverses situations où les médecins ont à faire figure de concurrents.

§ 1. — LA RECHERCHE DE LA CLIENTÈLE

On a vu au chapitre I du livre II, que le malade de clientèle ordinaire ayant en principe le droit absolu de choisir son médecin, celui-ci se trouvait limité dans le choix des moyens à employer pour attirer la clientèle par les principes généraux de la morale professionnelle.

La question qui se pose à ce propos sur le terrain corporatif, tout en restant connexe de la déontologie générale, comporte cependant d'autres règles particulières.

Le médecin qui cherche à se faire une clientèle dans un endroit déterminé, sauf exceptions rares, entre en concurrence avec un ou plusieurs confrères, déjà installés soit au même lieu, soit dans un certain périmètre. Vis-à-vis de ceux-là, il contracte du fait seul de son installation, un certain nombre d'obligations traditionnelles.

1º Visite aux confrères. — *Le médecin qui s'installe, doit entrer en rapports effectifs avec les confrères voisins*, ce qui veut dire qu'il doit leur annoncer son installation, se faire connaître d'eux, et faire son possible pour amorcer des rapports cordiaux et au moins courtois, préalablement à tout exercice professionnel.

Cette règle trouve sa raison d'être traditionnelle dans la notion de confraternité ; mais d'un point de vue plus positif, elle se légitime bien plus encore par ce fait que des médecins exerçant dans un rayon commun ou simplement voisins, sont fatalement appelés à se rencontrer quelque jour, ou à se succéder au chevet d'un malade. La situation du nouveau venu, qui a négligé de se présenter, devient dès lors singulièrement fausse.

D'un autre côté, il existe partout en dehors des règles régionales, des habitudes purement locales concernant particulièrement les taux d'honoraires dans certaines localités, les visites de nuit, l'assistance, les mutualités, etc. Le médecin nouveau-venu a tout intérêt à connaître ces points de détail dont la méconnaissance peut lui devenir fâcheuse. C'est seulement auprès des autres médecins du lieu, qu'il peut les connaître. Et ce souci de se renseigner, en montrant qu'il entend par avance se soumettre aux traditions locales ou ne chercher leur modification que dans une entente commune, le fera par avance bien voir de ses futurs confrères.

Le jeune médecin ou le médecin plus âgé, qui pour quelque raison change de résidence, a tout intérêt à amorcer et à entretenir des rapports cordiaux, et autant que possible amicaux avec ses confrères, et il s'agit là non pas tant d'un intérêt général et de hautes convenances que d'un intérêt tout personnel et matériel en un certain sens.

Il serait hautement désirable que pour bien se persuader de cette vérité, les étudiants en quête d'un bon poste n'attendent pas à la veille de leur thèse, quand ils n'ont plus guère que le loisir de comparer le chiffre des médecins existants dans le lieu proposé avec celui de la population. Il leur faudrait longtemps à l'avance observer et surtout comparer ce qui se passe d'une part dans les endroits où les médecins sont comme on dit à couteaux tirés, et dans ceux, au contraire, où ils vivent en bonne intelligence et vraie confraternité. Dans les premiers, ils verraient des médecins plus liés à leur clientèle que les serfs d'antan à la glèbe, angoissés par la préoccupation constante de garder leurs malades contre les entreprises du voisin, n'osant ni s'absenter sans avoir un remplaçant coûteux, ni demander assistance au confrère proche, dans un de ces cas fréquents où le poids des responsabilités professionnelles est lourd à des épaules solitaires. Pour ceux-là, la profession peut être parfois rémunératrice, encore que ce genre de concurrence conduise souvent à l'avilissement des honoraires, mais son exercice est dépourvu de toute espèce de joie, sans compter que la considération des médecins ennemis s'en trouve toujours diminuée dans l'esprit public.

Combien par contre plus facile, plus agréable, est l'exercice professionnel dans les lieux où les médecins sont amis ou simplement camarades. Ils se remplacent les uns les autres, peuvent dès lors prendre de temps à autre les loisirs nécessaires , rendent possible par l'entr'aide mutuelle des consultations ou des interventions chirurgicales simples, maintiennent par leur entente étroite les taux d'honoraires à de justes proportions. Ils sont honorés et respectés.

A vrai dire, les médecins ne sont pas toujours entièrement responsables des situations incorrectes et tendues; la politique seule ou mêlée à des questions de coterie locale y suffit souvent. Mais bien souvent aussi, on trouve que l'oubli par de nouveaux venus de la prise de contact préalable, ou leur résolution arrêtée dès l'abord d'agir en solitaires, est à l'origine de ces foyers d'invidia médicorum.

La visite aux confrères est donc utile, nécessaire même pour

le débutant. Certains jeunes sont par avance effarouchés par la
possibilité d'un accueil froid. En quoi ils ont tort. Certes, on ne
peut s'attendre à des manifestations joyeuses de la part d'un
médecin auquel l'arrivée d'un nouveau confrère offre la perspective d'une diminution de clientèle, mais s'il s'en trouve qui
laissent trop voir leur mécontentement, il n'en manque point
qui font au débutant une réception cordiale. Et l'assurance de
vouloir être un bon confrère ne peut être mal reçue.

C'est surtout à la campagne et dans les petites villes que la
visite préalable s'impose. Dans les grandes villes, la pratique
s'en perd, mais les raisons de la recommander n'en subsistent
pas moins. L'enchevêtrement des clientèles, l'absence de rayons
déterminés, la rendent au moins aussi nécessaire ; elle peut se
limiter seulement aux médecins du même quartier pour des
raisons faciles à saisir.

2° **Usages et honoraires.** — *Le médecin qui s'installe doit
prendre pour règle en matière d'honoraires les usages adoptés par
les médecins de la même localité.* Cette règle formelle signifie
que le débutant n'a pas le droit, déontologiquement parlant,
d'user de la baisse des honoraires comme un moyen d'attirer
la clientèle à lui ; il porterait ainsi un tort immédiat à ses
confrères et par contre-coup à toute la corporation.

Elle doit s'entendre non point seulement dans un sens général
de préavis, mais aussi en ce qui concerne l'application dans les
détails. Dans les clientèles de campagne où souvent chaque
médecin opère dans un périmètre déterminé, les taux d'honoraires
sont majorés par l'indemnité kilométrique, qui s'évalue par la
distance séparant le domicile du malade de celui du médecin.
Le débutant conserve bien entendu le droit strict de pénétrer
dans le périmètre habituel d'un confrère voisin, mais régulièrement sa concurrence n'est loyale et déontologiquement correcte
que s'il compte l'indemnité kilométrique de son domicile propre
et non pas de celui du confrère considéré. En d'autres termes
prendre pour un lieu donné les mêmes honoraires qu'un confrère
si ce lieu est plus éloigné de son domicile propre que de celui
dudit confrère, est, contrairement à ce que croient certains qui

paraissent pécher par ignorance, une faute déontologique et une déloyauté.

Quand il existe un tarif syndical, le débutant doit bien entendu l'accepter, son premier devoir corporatif étant, comme on le verra plus loin, de s'affilier à un syndicat professionnel.

Si la baisse des honoraires est en tout état de cause interdite, la hausse reste licite, puisqu'elle ne risque pas de causer de préjudice aux médecins déjà installés. En fait une tentative de ce genre dans la clientèle ordinaire des campagnes et des petites villes serait très dangereuse pour son auteur. Elle ne peut avoir chance de succès que dans certains cas particuliers, dans les villes, quand un débutant se croit suffisamment autorisé par ses titres et son passé à rechercher une clientèle de choix.

L'élévation du chiffre d'honoraires par rapport au tarif commun est du reste la règle pour tous ceux que leur situation hospitalière et universitaire met en vedette. Elle constitue même pour eux un véritable devoir de confraternité vis-à-vis des médecins adonnés à la clientèle ordinaire, auxquels ils seraient mal venus à faire concurrence par l'emploi des tarifs communs.

3° Le respect de la clientèle des confrères. — *Dans la clientèle ordinaire, un même malade ne doit être traité en même temps par plusieurs médecins que par le consentement réciproque et la collaboration de chacun de ces derniers.* C'est là un principe fondamental qu'on a tort quelquefois de formuler plus simplement en disant : le médecin ne doit pas prendre les malades de son confrère, car cette dernière formule semble impliquer une manière de droit de propriété du médecin sur son malade, qui n'existe pas.

En fait et en droit, la liberté qu'a le malade de choisir son médecin et d'en changer quand bon lui semble est un principe absolu. Mais le médecin qui a des devoirs vis-à-vis de ses confrères, ne peut se prêter à l'exercice de ce droit du malade qu'à la condition de remplir certaines obligations formelles qui ont pour but d'empêcher la clientèle déloyale et clandestine. La formule générale demande donc à être développée et décomposée en quelques règles élémentaires.

Le malade en traitement doit s'entendre d'une personne traitée à domicile pour une maladie donnée, c'est-à-dire visitée régulièrement par un médecin de son choix. Il n'est pas licite à un autre médecin :

a) De visiter ce malade à l'insu du médecin habituel. Outre son incorrection déontologique, cette pratique est pleine d'inconvénients pour le malade lui-même, ne serait-ce que par la possibilité de traitements contradictoires ou surajoutés et dangereux dans l'un ou l'autre cas.

b) De prendre ouvertement la suite d'un confrère sur le désir formel du malade sans avertir oralement ou par lettre le confrère évincé, et sans exiger du malade comme condition préalable le règlement des honoraires dus à ce confrère. Les mauvais clients sont habituellement les plus empressés à faire appeler les débutants et ceux-ci trouveront dans l'application de la règle avec l'accomplissement d'un devoir de solidarité et de confraternité la meilleure sauvegarde de leurs intérêts futurs, l'habitude de ne point payer se prenant avec une facilité déplorable.

Le malade guéri redevient un client seulement virtuel pour son médecin habituel auquel ne l'attache plus aucun lien de droit dès qu'il a soldé la note d'honoraires. Il est donc licite à n'importe quel autre médecin de se rendre à son appel pour une maladie nouvelle, et c'est par ce seul moyen que les débutants peuvent loyalement se créer une clientèle.

Le devoir de l'avertissement du confrère remplacé comme médecin habituel est évidemment moins strict dans ce cas ; en fait, cet avertissement ne se pratique guère, et dans une certaine clientèle qui a pris l'habitude de changer fréquemment de médecin, il n'est guère praticable.

Par contre, l'obligation de s'assurer que le précédent médecin a été payé de ses honoraires, subsiste pour les mêmes motifs qu'au paragraphe précédent.

4° Le remplacement d'urgence : — *L'urgence légitime la visite d'un malade traité par un confrère, mais cette intrusion n'est correcte que sous certaines conditions.* L'intérêt d'un malade en danger prime évidemment toutes les conventions, mais justement parce que d'une part la notion d'urgence est susceptible d'interprétations différentes, et que d'autre part ce genre de visite constitue en quelque sorte l'entrée par surprise dans une clientèle étrangère, le remplacement d'urgence est soumis à des règles très étroites.

En premier lieu, l'intervention du médecin occasionnel mandé d'urgence doit se limiter à l'accident imprévu qui a motivé son appel. Il fera donc le nécessaire pour parer au danger immédiat d'une hémorrhagie, d'une syncope, d'une perforation du tube digestif ou de tout autre symptôme alarmant, mais rien de plus. Le traitement régulier déjà institué, l'évolution ultérieure de la maladie ne sont pas de son ressort ; toute critique, toute insinuation lui sont formellement interdites. Tout au plus a-t-il le droit et même le devoir de s'informer pour faire suspendre temporairement toute médication ou toute pratique qui lui paraîtrait momentanément dangereuse.

En second lieu, le médecin appelé d'urgence en remplacement d'un confrère empêché pour n'importe quelle cause, doit se considérer uniquement comme le mandataire de ce confrère connu ou inconnu. De cette conception découlent les règles suivantes :

a) Le médecin habituel sera aussitôt que possible averti oralement ou par lettre non seulement de la visite, mais des interventions et des prescriptions faites, ainsi que de toutes les circonstances du cas dont la connaissance peut lui être utile pour sa conduite ultérieure. Il est absolument incorrect et contraire aux intérêts du malade de laisser à la famille le soin de cet avertissement.

b) Le remplaçant occasionnel ne doit pas accepter de revenir voir le malade autrement qu'avec le médecin traitant habituel, dès que l'empêchement de ce dernier a cessé d'exister.

c) Il ne doit pas accepter d'être honoré directement par le malade : c'est au médecin traitant que revient le soin de faire régler la note des visites faites en son lieu et place, et il a le devoir de le faire le plus tôt possible.

Le remplacement d'urgence est une des circonstances où l'*invidia medicorum* trouve l'occasion la plus facile de s'exercer.

Les familles ne manquent guère alors d'interroger le nouveau-venu sur l'origine de l'accident incriminé et ses rapports possibles avec le traitement institué par le médecin absent. L'occasion est belle pour le médecin peu scrupuleux en matière déontologique de dauber sur son confrère, soit hautement, ce qui est toujours maladroit, soit subrepticement avec des sourires ou de faibles dénégations, ce qui est encore plus dangereux.

Il n'est guère besoin de dire que ces procédés, odieux et hautement blâmables au nom de la confraternité, sont encore fâcheux parce que par le jeu de la solidarité morale, le discrédit jeté sur un confrère par un autre médecin a sa répercussion sur tout le Corps médical. Et par surcroît, celui qui dénigre ainsi ses confrères risque fort de se voir bientôt payé de la même monnaie.

Le médecin correct et consciencieux a, en pareil cas, besoin de se surveiller. Il ne suffit pas de ne point répondre aux demandes ou aux insinuations. Il faut songer que les paroles, les gestes, les jeux de physionomie sont sujets à des interprétations de l'entourage dont plus tard un confrère pourra vous faire grief. Le remplaçant occasionnel doit donc être particulièrement circonspect et se renfermer strictement dans son rôle.

§ 2. — LA CESSION DE CLIENTÈLE

Une clientèle médicale de praticien ordinaire n'est pas au sens vrai une chose marchande, puisqu'elle n'appartient pas proprement au médecin ; celui-ci n'est à vrai dire détenteur que de la confiance de ses clients, c'est-à-dire de quelque chose qui ne peut être un objet de commerce. Cependant les cessions de clientèle à titre onéreux, autrefois très rares, dans la pratique ordinaire, tendent de plus en plus à entrer dans les mœurs soit qu'un médecin veuille changer de résidence, soit qu'après décès les héritiers veuillent tirer quelque parti du poste laissé libre par ce décès.

1° Cession de clientèle entre vifs — Pour les raisons qui viennent d'être dites, un médecin ne cède pas à proprement parler sa clientèle ; il passe avec un autre confrère un contrat par les clauses duquel il le met dans la meilleure position possible pour recueillir la confiance de ses clients. Le paiement d'une indemnité représente assez souvent le prix de l'installation médicale (cabinet, instruments) et de la prise d'une suite de loyer, le tout naturellement plus ou moins majoré suivant l'importance de la clientèle cédée. Cette question matérielle mise à part, tout se passe dans les cessions onéreuses comme dans les cessions gracieuses, lorsque par exemple un fils succède à son père ou un gendre à son beau-père.

Les contrats de cession comprennent toujours en substance les clauses suivantes :

a) Le médecin qui cède la clientèle, s'engage à présenter personnellement son successeur à ses clients habituels.

b) Il lui cède tous les contrats effectifs ou tacites passés avec des mutualités, des compagnies d'assurances, des entreprises privées, etc.

c) Il lui cède accessoirement le logement, les meubles, véhicules, instruments nécessaires à l'exercice de la profession.

d) Enfin, il s'engage lui-même à ne pas s'installer à nouveau dans un certain périmètre qui, en bonne justice, doit être suffisant pour que des retours dans son ancienne clientèle soient pratiquement impossibles. Avec l'emploi généralisé de l'automobile, ce périmètre doit être au minimum de 30 kilomètres.

Ces contrats une fois passés en bonne et due forme ont une valeur juridique. Chaque partie contractante a toujours le droit d'en réclamer l'exécution devant les tribunaux.

En thèse générale, le jeune médecin doit être très circonspect avant d'acheter une clientèle. L'avantage tentant d'entrer de plein-pied dans une clientèle toute prête est assez souvent plus apparent que réel, et tels n'ont trouvé qu'une situation médiocre après avoir payé très cher de grosses espérances. Il importe de bien savoir que la confiance du client ne se transmet pas entre des tiers, et que l'achat d'une clientèle n'est qu'un premier pas et le moins difficile ; le plus délicat incontestablement est de savoir la garder ensuite.

2° Remplacement d'attente.— L'installation d'un remplaçant pour garder une clientèle vacante se pratique quelquefois quand un jeune homme, avant d'avoir fini ses études médicales, se trouve menacé de voir prise par un autre une clientèle qui devait lui revenir au décès d'un parent par exemple. Il installe alors en son lieu et place un docteur en médecine, qui fixe les conditions du remplacement.

Ce contrat est en tous points assimilable à un contrat de cession ordinaire. Il doit donc de toute nécessité comporter une clause identique à la clause d du paragraphe précédent.

3° La cession de clientèle après décès. — Elle a certainement une valeur moindre que la cession entre vifs, la présentation par la veuve ou les héritiers ne pouvant avoir auprès des clients le même poids que celle du médecin lui-même.

Ce n'est donc, à vrai dire, qu'une vente de matériel médical et d'enseigne, si on peut dire, et qui est plus sollicitée par les vendeurs que recherchée des acheteurs. A la nouvelle du décès d'un médecin, si le poste apparaît bon, il est bien rare qu'il ne se trouve un médecin tout prêt à s'installer, et pour qui l'acquisition des instruments, meubles, etc., du confrère décédé, ne constitue qu'un avantage accessoire et par suite de peu de valeur. La clientèle d'un praticien ordinaire, même très occupé de son vivant, est un bien mince héritage pour ceux qu'il laisse et difficilement monnayable.

§ 3 — Le cabinet du médecin

C'est une maxime déontologique unanimement admise que le cabinet du médecin est un terrain neutre ; ceci signifie que le médecin peut correctement recevoir dans son cabinet pour leur donner des consultations, outre ses propres clients habituels, ceux de n'importe quel confrère. Tout se passe comme si le client de cabinet était en principe anonyme.

La raison de cette règle réside en effet dans une conséquence du principe du secret médical. On conçoit aussi que par la nature même des choses, le client de cabinet qui peut par conséquent se déplacer, n'est pas habituellement un malade « en traitement » au même titre qu'un alité visité à domicile. Le médecin qui voit un malade à domicile institue et surveille un traitement ; il est en fait un médecin traitant. Le médecin consultant de cabinet est par définition un simple conseiller. Le rôle est donc très différent dans les deux cas, et il peut exister un conflit entre deux avis émis par deux confrères à l'insu l'un de l'autre, au sujet du même malade. Le principal but de la déontologie corporative étant justement de prévenir les conflits de ce genre, toujours fâcheux à tous les points de vue, il importe donc de fixer des règles précises pour la conduite des consultants.

Tous les praticiens sont peu ou prou des consultants, mais il est certains médecins qui pratiquent uniquement la consultation. Cette qualité leur crée des obligations beaucoup plus délicates, comme on va le voir, que dans la médecine à domicile.

Deux cas sont à prévoir : le malade vient *de son propre mouvement* ou bien il est adressé *par un confrère* pour avis.

1° Le malade se présente proprio motu au cabinet du consultant. — Le médecin consultant n'a pas dans ce cas à se préoccuper de savoir si le malade a déjà vu d'autres confrères, s'il est en traitement régulier. Il n'a pas à lui demander son nom, ni celui de son médecin habituel ; il doit le considérer dès le principe comme un anonyme et agir en conséquence.

Toutefois cette règle de conduite ne peut être qu'une base sujette à variations en raison de la diversité des conditions dans lesquelles se présentent les malades. Les uns en effet, pour une raison quelconque, tiennent particulièrement à cet anonymat. D'autres, au contraire, s'empressent d'eux-mêmes d'y renoncer et mettent le consultant au courant de toute leur histoire médicale, c'est-à-dire qu'ils énumèrent les noms des médecins consultés et les traitement suivis.

Dans le dernier cas, la tâche du médecin consultant est d'autant plus délicate que bien souvent le client vient seulement chercher une manière de contrôle de la conduite suivie à son égard par son médecin habituel, ou par ceux qu'il a consultés antérieurement. D'un côté, en effet, le consultant a le devoir de donner son avis tel quel, fût-il nettement en contradiction avec celui d'autres confrères ; ce qui lui paraît être l'intérêt de son malade reste le suprême guide. Mais d'un autre côté, il tient à sa disposition dans une certaine mesure, surtout s'il est qualifié par sa notoriété ou ses titres, la réputation et aussi les intérêts matériels d'un confrère auquel il peut faire perdre un client.

Les deux grands principes généraux de la déontologie lui font donc un devoir de s'employer de son mieux à expliquer la raison des divergences de vue existant entre lui et ses confrères, et ce, d'une façon prudente et réfléchie, en évitant bien entendu toute insinuation, toute parole susceptible d'interprétation défavorable. Il y faut beaucoup de tact, une certaine autorité persuasive ; il n'est pas défendu de mentir dans la limite convenable.

Au cas où l'intérêt strict du malade paraît exiger en une mesure quelconque la collaboration ultérieure du consultant et du médecin habituel, par exemple quand le premier a découvert un fait important resté inconnu du second, ou quand il conseille un traitement de longue haleine dont l'application ne peut être faite que par le médecin habituel, il devient nécessaire d'établir un rapport entre les deux médecins.

Il serait peu convenable de charger de ce soin le malade lui-même, et c'est son droit strict de refuser au médecin consultant d'aviser son confrère. Le consultant doit s'efforcer de lui faire comprendre les raisons qui légitiment la collaboration et, sauf défense formelle, lui remettre pour son confrère une lettre cachetée contenant son avis.

Il est en tout cas absolument interdit au consultant d'aller traiter ensuite à domicile des malades vus dans son cabinet. Du moins doit-il alors observer rigoureusement les règles édictées plus haut quant au changement de médecin.

2° Le malade est envoyé au consultant pour avis par son propre médecin traitant. — Ce cas, qui se présente fréquemment pour les consultants professionnels plus ou moins spécialisés, est plus simple que le précédent. Il oblige le consultant à rédiger pour son confrère une lettre détaillée qu'il pourra soit confier au malade lui-même, soit envoyer par la poste, et qui constitue une consultation écrite dont l'exécution est confiée au médecin traitant. C'est une des formes les plus usitées de la collaboration médicale, et il est bon de faire comprendre aux clients combien il est plus avantageux pour eux de se présenter chez un consultant munis d'une lettre d'introduction.

Dans la règle, les honoraires des consultations doivent être acquittés immédiatement. Ce point est bien connu des malades ; ils savent aussi que les honoraires des consultants professionnels sont généralement plus élevés que les tarifs habituels de visite et en rapport avec leur notoriété et leurs titres.

§ 4 — LES REMPLACEMENTS MÉDICAUX

D'après la loi de 1892, les médecins ne peuvent se faire remplacer temporairement que par des docteurs en médecine, des internes des hôpitaux nommés au concours et munis de douze inscriptions, ou des étudiants dont la scolarité est terminée (article 6).

Il serait hautement désirable que les remplacements remporaires soient toujours pratiqués par des confrères voisins à titre de service mutuel. Malheureusement il n'en peut être ainsi que dans les localités où les rapports confraternels sont vraiment cordiaux. Suivant les conventions, le remplaçant peut percevoir lui-même ses honoraires, mais il est préférable de laisser ce soin au confrère remplacé, auquel on remettra simplement la liste des visites effectuées. Ce dernier mode a l'avantage de bien faire saisir aux clients le caractère de mandataire temporaire du remplaçant.

Le remplacement par des étudiants recrutés quelquefois d'urgence et un peu au hasard, est une décision grave qui demande au contraire une grande circonspection. Il importe en effet au médecin soucieux de sa clientèle, et aussi des rapports avec ses confrères, de bien s'assurer, non seulement de la valeur technique du remplaçant choisi, mais aussi de sa valeur morale, et de lui rappeler au préalable les principes élémentaires de la déontologie. Il devra se souvenir qu'il est moralement responsable de son remplaçant, à défaut de la responsabilité légale engagée, seulement si les conditions de l'article 6 ne sont pas remplies.

§ 5 — LA CONCURRENCE MÉDICALE
ET LES MUTUALITÉS

Il en a été assez dit au chapitre qui traite de la mutualité (page 93) pour faire saisir que les sociétés de secours mutuels s'efforcent principalement d'obtenir des médecins des tarifs de plus en plus réduits en faisant un large appel à la concurrence médicale. Le moyen favori consiste à promettre à un médecin le monopole de leur clientèle, et à rechercher au besoin de nouveaux concurrents à ceux qui ne veulent point passer par leurs exigences.

Le médecin qui accepte ce rôle est un mauvais confrère, et doit être tenu pour tel, c'est-à-dire que les autres doivent s'abstenir de tout rapport professionnel avec lui.

La notion de solidarité médicale, plus évidente en matière de mutualité que partout ailleurs, et l'application des deux grandes règles fondamentales font un devoir étroit au praticien de ne jamais agir individuellement vis-à-vis des sociétés de secours mutuels et ce devoir se résume en quelques règles très simples :

a) *Vis-à-vis des mutualités existantes au moment de son installation*, le médecin nouveau-venu n'a qu'à accepter telles quelles, si elles lui conviennent, les conditions locales admises par ses confrères, tant en ce qui concerne les tarifs que le mode de paiement à la visite ou à l'abonnement.

Il n'a pas le droit, sans forfaire à ses obligations déontologiques, d'accepter des tarifs réduits, la substitution de l'abonnement au tarif à la visite, ni toute mesure qui, par une restriction plus ou moins avouée du libre choix, tendrait à lui créer un avantage au détriment des confrères traitant les mutualistes avant son arrivée.

b) *Vis-à-vis des mutualités qui recherchent de nouveaux médecins*, en leur offrant ou non un monopole, tout médecin sollicité a le devoir de s'informer auprès des confrères évincés des motifs de leur exclusion. Il ne doit agir qu'en accord avec eux. En cas de conflit de ce genre du reste, le soin de trancher la question pendante devrait toujours être laissé aux syndicats médicaux.

c) *Vis-à-vis des mutualités de création nouvelle*, hors le cas du médecin absolument isolé dont le rayon d'action se confond avec celui de la mutualité projetée, aucun autre ne doit agir individuellement. C'est aux confrères de la localité unis, ou mieux au syndicat professionnel de la région qu'il appartient de fixer les bases sur lesquelles s'établiront les rapports médico-mutualistes.

Il a été suffisamment expliqué plus haut pour quelles raisons l'action syndicale est nécessaire vis-à-vis des mutualités. Il est inutile d'y revenir et les règles d'action individuelle qui viennent d'être posées sont seulement des directives pour l'esprit dans lequel doivent être prises, dans chaque syndicat ou chaque groupement de médecins, les mesures de détail. A défaut de syndicat organisé, le concert des médecins d'une même localité est absolument indispensable toutes les fois que les questions de mutualité sont en jeu.

CHAPITRE III

LA COLLABORATION MÉDICALE.
LES CONSULTATIONS

La consultation est l'acte par lequel deux ou plusieurs médecins se réunissent pour examiner un malade et édicter en commun les prescriptions nécessaires. Sa grande fréquence, en médecine générale, tient à ce que, dans les cas graves, l'autorité du médecin ordinaire peut paraître insuffisante qu'il s'agisse de diagnostic, de pronostic, ou de traitement. Elle est soumise à des règles traditionnelles, destinées à en faciliter la pratique tout en sauvegardant au mieux les intérêts du malade et ceux du médecin habituel.

§ 1 — DU CHOIX DES CONSULTANTS

Deux cas sont à considérer suivant que la consultation est demandée par le malade ou par le médecin traitant.

1º La consultation est demandée par le malade ou sa famille. — C'est le cas le plus habituel. Au premier abord, cette demande semble impliquer une certaine méfiance vis-à-vis du médecin habituel. Cependant un médecin auquel elle est adressée de façon formelle ne peut s'y refuser pour deux raisons.

La première est que le désir du malade ou de la famille procède somme toute d'un besoin légitime, et qu'il peut être considéré comme la manifestation d'un droit, le libre choix, qui est à la base de toute la déontologie professionnelle. Tout au plus, le médecin qui se sent sûr de lui, peut-il essayer de faire comprendre l'inutilité de la consultation, mais cette démarche délicate doit être bien rarement tentée.

La seconde raison est que le criterium de la conduite médicale réside justement dans le fait de pouvoir toujours se soumettre sans hésiter au jugement de ses pairs. Si la demande de consultation paraît ipso facto impliquer la méfiance, son acceptation sans réserves est le meilleur moyen de la dissiper.

Pour ces raisons, il est admis en principe général que le médecin doit accepter le ou les consultants que désire la famille, et aussi parce que le refus de se rencontrer auprès d'un malade avec un confrère est pour ce dernier une manière d'injure grave.

Cependant la règle comporte dans la pratique une exception formelle et une atténuation.

L'exception s'applique aux indignes et aux mauvais confrères. Pour les médecins notoirement indignes, qui sont la honte de la profession par leurs pratiques déshonnêtes ou leur immoralité professionnelle, la chose va de soi : le médecin traitant doit plutôt se retirer qu'entrer en rapports avec eux. Ce faisant, il se déshonorerait lui-même.

Pour les seconds, la distinction est plus délicate parce que l'expression « mauvais confrère » peut prêter à interprétation, et que d'un autre côté le refus de collaboration est la sanction traditionnelle, celle qui par conséquent suffit à ranger un médecin parmi les « mauvais confrères ». Il convient de considérer comme tels les médecins qui pratiquent *notoirement* et *habituellement* le mépris des règles de la déontologie interconfraternelle, quelles que soient par ailleurs leur valeur technique et leur réputation. La mise à l'index par un syndicat professionnel est à ce point de vue un empêchement dirimant.

L'atténuation du droit qu'a le malade de choisir ses consultants et de les imposer au médecin traitant, consiste dans le devoir qu'a ce dernier d'éclairer le choix au mieux des intérêts de son client. Les facteurs qui déterminent les malades et surtout les familles en cette matière, sont complexes et aboutissent parfois à des désignations étranges ; c'est un tout jeune homme, frais émoulu de l'école qu'on veut imposer à un vieux praticien, un chirurgien qu'on demande pour une maladie médicale, ou vice versa, ou quelque réclamiste bruyant, quand il conviendrait de faire appel à une autorité plus haute. Avant

de s'incliner devant une mise en demeure formelle, le médecin
traitant doit faire comprendre l'inconvenance de certains choix,
donner des conseils en indiquant lui-même plusieurs noms.

En tout cas, il n'est pas convenable pour le médecin traitant,
au point de vue déontologique, de détourner le choix d'un confrère sous prétexte que sa notoriété ou ses titres lui paraissent
inférieurs aux siens propres. Ce serait de l'orgueil déplacé et
une insulte à un confrère, surtout s'il est plus âgé.

Les différences de méthode ne sont pas un motif absolu
d'empêchement : il serait excessif de considérer les homœopathes
ou certains autres médecins à système comme des indignes
a priori. On peut cependant faire par avance, des réserves sur
l'acceptation de décisions dont on se croit en droit de contester
la légitimité.

2° **La consultation est demandée par le médecin traitant.** —
Celui-ci agit alors pour l'un des trois motifs suivants : besoin
d'avis d'un confrère, mise à couvert de sa responsabilité pour
une décision grave ou réponse à une méfiance pressentie chez
le malade ou son entourage. C'est à lui qu'appartient la désignation du consultant sous réserve de l'approbation de la famille bien entendu. Et il n'y a point de règle déontologique pour
ce cas : le médecin traitant choisit au mieux des intérêts de
son malade et en accord avec lui.

Le choix du consultant comporte donc une certaine responsabilité morale du médecin traitant, du moment que le malade
et sa famille s'en rapportent entièrement à lui. Il semble bien
que certains hésitent trop souvent à recourir à la consultation,
soit par une confiance excessive en leurs propres lumières, soit
par crainte d'entraîner leurs clients à des dépenses excessives.

En réalité le deuxième motif n'aurait pas souvent sa raison
d'être, si certains médecins ne se croyaient tenus d'appeler
seulement en consultation des médecins de grandes villes dont
les titres et la notoriété se chiffrent naturellement par de gros
honoraires. La consultation avec des confrères voisins, parmi
lesquels on peut toujours choisir les mieux qualifiés, n'est que
trop rarement pratiquée ; elle offre souvent aux malades des

garanties très suffisantes, et l'avis des autres confrères, même égaux en savoir et en réputation, n'est jamais à dédaigner. Si la pratique de telles consultations peu coûteuses se généralisait, l'intérêt des malades ne serait pas seul à en profiter. Elle amènerait chez les médecins une certaine émulation scientifique, et en outre servirait mieux que n'importe quel autre procédé, à l'établissement de bons rapports confraternels. On ne saurait donc trop engager les jeunes médecins à entrer dans cette voie.

On peut résumer en quelques mots le devoir du médecin traitant : toujours accepter une consultation demandée par le malade ; la provoquer lui-même toutes les fois que l'intérêt de ce malade l'exige.

§ 2 — LE PROTOCOLE DES CONSULTATIONS

La consultation médicale est un acte qui se déroule en plusieurs phases, réglées chacune par un protocole traditionnel. Le but de celui-ci n'est point de perpétuer un cérémonial inutile et suranné, mais bien de sauvegarder le principe primordial : *l'avis émis par des médecins réunis en consultation est un avis collectif et non pas une réunion d'avis personnels et indépendants.* Il comporte donc nécessairement des examens communs du malade et une délibération.

a) *L'appel des consultants*, qu'ils aient été désignés par la famille ou par le médecin traitant, incombe toujours à ce dernier. C'est lui qui doit, oralement ou par lettre, appeler son confrère et fixer avec lui les conditions matérielles du rendez-vous.

Inversement, un médecin sollicité de venir en consultation avec un autre médecin, ne doit pas accéder au seul désir du malade ou d'un membre de sa famille en notifiant simplement son arrivée au confrère. Pareille manière de faire aurait tous les caractères d'une intrusion incorrecte dans la clientèle d'autrui. Le consultant demandé directement ne peut que prier le solliciteur de faire passer sa demande par le médecin traitant.

b) *L'entretien préalable* à l'examen du malade a pour but de mettre les consultants au courant de l'état antérieur. Il doit par conséquent avoir lieu une fois tous les consultants réunis, et en particulier. Du moins la famille ne doit y être admise que dans la mesure où elle peut fournir des renseignements utiles.

c) *L'examen du malade* est pratiqué à tour de rôle par tous les consultants, en commençant par le plus jeune. Naturellement l'interrogatoire est dirigé par un seul. Il convient dans cette phase d'être sobre de paroles, de ne rien laisser échapper qui puisse faire préjuger des avis personnels de chacun.

Les consultants qui, forts de leur situation scientifique et professionnelle, se permettent de faire en pareille circonstance la leçon au médecin traitant, quelle que soit la distance qui les sépare au regard du public, commettent une inconvenance et une faute professionnelle grave. Tout doit se passer de manière à donner l'impression que tous les médecins agissent en qualité de pairs, et aussi que la collaboration est nécessairement et cordialement acceptée de tous.

d) *La délibération* doit être secrète. Il faut savoir à ce sujet qu'une réunion de consultants est trop souvent épiée à travers des cloisons ou par le trou des serrures. Il est des cas où la simple curiosité n'est pas en cause, ou vaguement conscient de la solidarité médicale, quelqu'un de l'entourage du malade cherche à surprendre les preuves d'une défaillance ou d'une erreur du médecin habituel. Il n'est donc pas inutile de conseiller d'éviter de donner à la conversation un tour suspect, ou d'employer des paroles équivoques, d'agir toujours en un mot comme si on était écouté.

Un usage ancien et respectable veut qu'on recueille les avis en commençant par le plus jeune. Consultants, et médecin traitant sont du reste sur le même pied.

De toutes façons, il importe d'arriver à un avis collectif pour que tout à l'heure le porte-parole puisse parler, non pas en son nom propre, mais au nom de tous. Si la chose est généralement facile avec un consultant unique, le médecin traitant ne demandant qu'à se ranger à son avis, elle peut devenir plus délicate avec plusieurs consultants quand il existe des avis absolument contradictoires ou irréductibles.

Dans le cas d'accord parfait, l'ordonnance ou la prescription qui résulte de la délibération sera signée de tous les consultants, et l'un d'eux sera chargé des explications orales à donner.

Dans le second, il faut autant que possible éviter la rédaction d'avis séparés : il est préférable de charger un des consultants d'expliquer la raison des divergences d'opinion aux intéressés, et désirable de leur en donner connaissance anonymement c'est-à-dire sans spécifier les noms des auteurs. Toutefois on conçoit que l'application de cette règle soit difficile et quelquefois irréalisable.

e) *L'explication du résultat de la consultation*, souvent facile, demande beaucoup de tact quand la confrontation des avis aboutit à un changement de diagnostic, de pronostic ou de traitement. Si naturellement l'intérêt du malade prime tout, il convient néanmoins de couvrir le médecin traitant contre les reproches qui pourraient lui être adressés effectivement ou tacitement par la famille. La manière variera, mais en tout état de cause, le consultant doit se considérer comme le gardien du prestige professionnel de son confrère. C'est pour cela qu'il doit substituer le « nous pensons au « je pense » dans toute son exposition.

C'est du reste à ce prix seulement que la consultation peut être utile et fructueuse. C'est en effet le médecin traitant qui surveillera le traitement conseillé, et il ne pourra le faire avec l'ardeur et l'autorité suffisantes s'il croit que la consultation a donné au malade ou à la famille le sentiment de son infériorité.

f) *Devoirs ultérieurs des consultants vis-à-vis du médecin traitant :* la consultation terminée, le consultant ne connaît plus le malade qu'il a été appelé à voir. En aucun cas, il ne doit accepter de devenir son médecin traitant à moins que, chose du reste inouïe, le confrère évincé ne l'en prie lui-même. Il peut évidemment accepter de renouveler la consultation autant de fois qu'il sera nécessaire.

Il peut aussi en vertu du principe du « cabinet terrain neutre » recevoir en consultation privée le malade qu'il a vu avec un confrère. Toutefois l'exercice de ce droit strict n'est vraiment correct qu'à une condition, qui est d'avertir le médecin traitant et de continuer au besoin son rôle de conciliateur comme précédemment.

Ce sont là, choses que les malades ne saisissent point par eux-mêmes : il faut les leur faire comprendre, en leur expliquant leur véritable intérêt et que celui qui a deux ou plusieurs médecins agissant parallèlement et à leur insu réciproque, s'engage dans une mauvaise voie.

En résumé pour le médecin praticien appelé occasionnellement à titre de consultant, la consultation ne doit pas être un moyen d'augmenter sa propre clientèle. Le consultant professionnel d'autre part, qui se trouve par sa situation spéciale le collaborateur habituel des praticiens, doit rester dans son rôle de collaborateur et ne jamais s'en servir pour une concurrence facile, mais dans un sens déloyale. Envers les confrères qui ont recours à lui, il a non seulement une dette de reconnaissance, mais surtout des obligations déontologiques qui viennent d'être dites.

§3 — Les honoraires des consultations

L'usage le plus répandu est que les médecins appelés en consultation fixent eux-mêmes le prix de leurs honoraires et que le médecin traitant prévienne ses clients que ces honoraires doivent être versés immédiatement. Il n'est pas convenable de laisser au consultant le soin d'envoyer une note individuelle.

Mais depuis quelques années, la tendance existe à considérer la consultation comme un acte collectif impliquant un honoraire global pour tous ceux qui y ont pris part. A cela, il y a une raison : souvent la clientèle qui se rend assez mal compte du rôle du médecin traitant dans une consultation, après avoir satisfait aux exigences des consultants, que d'ailleurs elle sait par avance élevées, rechigne pour remettre à son médecin habituel des honoraires dépassant ceux d'une visite ordinaire.

Malheureusement dans l'application, la tendance à l'honoraire global se traduit trop souvent par une sorte de dichotomie analogue à la dichotomie chirurgicale dont il sera parlé au chapitre suivant, et qui consiste dans le partage des honoraires demandés par le consultant entre lui et le médecin traitant, ce dernier touchant un quart ou un tiers de la somme remise au consultant.

Encore qu'issue d'un besoin légitime, la dichotomie de consultation pratiquée de la sorte est inconvenante pour plusieurs raisons. En premier lieu, il y a un certain degré de tromperie, le partage ayant lieu à l'insu du client qui croit avoir honoré le seul consultant. Elle oblige celui-ci à majorer ses prix et, par suite, à risquer une diminution de clientèle en faisant montre d'exigences excessives.

Enfin et surtout elle a tous les caractères d'une remise, c'est-à-dire d'une pratique commerciale suspecte et dangereuse, qui incite à choisir les consultants, non pas d'après leur compétence, mais d'après le quantum de la remise qu'ils sont disposés à consentir. On voit poindre là un facteur de démoralisation professionnelle susceptible de prendre des proportion inquiétantes, sans compter que sa connaissance par le public doit tôt ou tard faire naître de la méfiance et même un mépris dont on ne peut mesurer l'étendue future à l'égard de tous, praticiens et consultants. Il faudrait donc trouver une formule d'application facile et qui tienne compte à la fois des légitimes intérêts réciproques du médecin traitant et du consultant d'un côté, de l'autre des principes de moralité et des explicables susceptibilités des clients.

Sa mise en application devrait au surplus résulter d'une entente, ou mieux de règles posées par les groupements professionnels, et par suite rendues en quelque manière publiques.

Elle semble devoir être trouvée dans l'application du principe de la note d'honoraires unique. Ce terme s'entend d'une note d'honoraires unique pour un acte de collaboration médicale, comprenant donc en bloc les honoraires des consultants et ceux du médecin traitant. Ce qui ferait la différence avec la pratique signalée plus haut comme défectueuse, c'est que le client saurait qu'il paie en une fois toute la consultation dont son médecin n'aurait plus à tenir compte dans sa note d'honoraires pour la maladie en cours. Il n'y aurait donc plus d'élément de clandestinité qu'il faut éviter à tout prix.

C'est l'honoraire du ou des consultants qui va nécessairement constituer la base de la note globale. Certains groupements professionnels ont posé en principe que les honoraires du médecin traitant devaient être proportionnels à ceux du consultant et en représenter le quart, le tiers ou même la moitié.

Cette proportionnalité, à vrai dire, ne se comprend guère, si du moins on ne veut pas revenir à la dichotomie pure et simple. En effet, le chiffre d'honoraires du consultant varie, toutes autres choses égales, suivant deux facteurs qui sont la notoriété dudit consultant et l'importance de son déplacement. De ce chef, ces honoraires seront déjà variables, et ils varieront bien plus encore en raison de la fortune du malade. Mais hors ce dernier point, les deux facteurs précédents n'ont aucune importance réelle pour le médecin traitant dont la peine pour une consultation donnée est indépendante du renom du consultant et du lieu d'où il vient. On saisit par contre le côté immoral et aussi le côté anti-déontologique de la chose. Car si, d'une part, il n'est pas moral que le choix des consultants soit guidé par la seule perspective d'un gros chiffre d'honoraires, il apparaît par ailleurs que cette pratique aboutirait à réserver les consultations aux seules notoriétés susceptibles d'obtenir sans récrimination des prix élevés c'est-à-dire à handicaper fâcheusement un certain nombre de consultants plus jeunes, mais non moins méritants.

L'honoraire du médecin traitant doit être en pareil cas proportionnel à sa peine, qui est incontestablement plus grande pour une consultation que pour une visite ordinaire. Il doit être obtenu en multipliant son prix ordinaire de visite, déjà proportionnel à la fortune du client, par un coefficient qui sera de 5 à 10, suivant les cas.

Le coefficient 4, adopté par certains usages locaux, est certainement trop faible.

La note globale ainsi comprise n'offre plus de difficultés. Elle doit être annoncée par le médecin traitant du malade et réglée sur-le-champ.

Les mutualités n'admettent généralement pas la consultation dans leurs tarifs ; du moins si elles laissent au mutualiste le soin d'honorer le consultant de son choix, elles négligent le plus souvent de prévoir une majoration pour les honoraires du médecin habituel. Les tarifs mutualistes sont cependant si bas, qu'une majoration au besoin supportée en partie par le malade d'après le système lyonnais, ne gênerait guère les finances des sociétés, et par ailleurs ferait plus aisément bénéficier les mutualistes des bienfaits indéniables de la consultation.

CHAPITRE IV

LA COLLABORATION CHIRURGICALE.
LES INTERVENTIONS

L'intervention chirurgicale est légalement un droit pour tous les docteurs en médecine. Dans la règle cependant, si on voit augmenter chaque jour le nombre des médecins praticiens qui font volontiers dans leur clientèle certaines interventions courantes, la pratique de la grande chirurgie n'en reste pas moins l'apanage d'un nombre restreint de médecins spécialisés. Les chirurgiens de carrière, par la nature même des affections qu'ils traitent, et le caractère temporaire de leur intervention, n'ont pas plus que les consultants professionnels de clientèle permanente : ils n'ont que des clients occasionnels qui par ailleurs ont eux-mêmes un médecin habituel. Comme pour les consultants encore, ce sont les praticiens qui font la clientèle des chirurgiens, au moins le plus habituellement. Pour ces raisons, et aussi parce qu'elle exige le concours de plusieurs personnes, l'intervention chirurgicale est toujours un acte de collaboration médicale qui comporte par suite des obligations déontologiques.

§ 1 — ROLES RESPECTIFS DU MÉDECIN TRAITANT ET DU CHIRURGIEN

Comme pour les consultations de cabinet, il y a lieu d'envisager deux cas : suivant que le malade vient au chirurgien de son propre mouvement, ou qu'il lui est adressé par un confrère

1° Le malade s'adresse directement au chirurgien sans l'intermédiaire de son médecin habituel. — Le cas est assimilable à celui du malade qui se présente au cabinet du médecin et doit être traité d'après les mêmes règles. La salle d'opérations est considérée comme un prolongement du cabinet. Le chirurgien peut donc en droit strict, une fois l'intervention décidée, opérer le malade sans avoir à s'inquiéter de savoir s'il a un médecin habituel.

Toutefois cette conduite ne serait absolument correcte que si le malade s'opposait formellement à ce que son médecin habituel soit averti. Il est du devoir du chirurgien, après avoir fait comprendre au malade l'utilité de la chose, d'avertir lui-même le médecin traitant habituel et de l'inviter à assister à l'opération.

Pour tout le reste, le malade opéré doit être considéré par son médecin habituel comme appartenant au chirurgien jusqu'au jour de sa guérison opératoire.

2º Le malade est envoyé au chirurgien par son médecin habituel. — Il y a dans ce cas collaboration véritable, puisque la décision opératoire n'est prise qu'après une manière de consultation, soit orale, soit par correspondance.

Le médecin habituel remet son malade aux mains du chirurgien pour le reprendre aussitôt le rôle propre de celui-ci terminé.

Les conditions dans lesquelles le médecin habituel assiste à l'intervention sont variables. Quelquefois, notamment pour les interventions d'urgence au domicile du malade, le médecin prend une part active à l'acte opératoire comme anesthésiste ou comme aide direct de l'opérateur. Souvent même en pareil cas, c'est lui qui assure les soins post-opératoires plus ou moins complètement.

Dans la règle ordinaire pour les malades opérés dans les maisons de santé, le chirurgien tient avec raison à n'employer dans des rôles véritablement actifs que ses aides habituels. Il ne faut en effet pas oublier qu'à lui seul incombe légalement la responsabilité de l'opération.

Le rôle du médecin habituel n'est pas pour cela réduit, s'il assiste à l'opération à la simple satisfaction d'une curiosité d'ailleurs légitime. Beaucoup de malades trouvent dans la présence à l'opération de leur médecin une sorte de réconfort, comme un soutien moral. Ils pensent aussi, et non sans raison, que pour l'avenir, il peut lui être utile d'avoir vu de ses propres yeux l'opération pour mieux discerner les causes des suites possibles à brève ou longue échéance. Ces désirs sont compréhensibles, et il est du devoir du médecin vraiment soucieux de ses malades de les réaliser dans toute la mesure possible, en assistant comme spectateur à l'opération.

Les visites post-opératoires du médecin habituel, tant que le malade n'est pas libéré par le chirurgien, sont des actes du même ordre que son assistance à l'opération. Il ne doit pas toucher lui-même aux pansements, ni faire de prescriptions, sauf le cas d'entente préalable avec le chirurgien. Comme il a été dit plus haut, il ne reprend vraiment possession de son malade et n'en redevient responsable que le jour où le chirurgien le remet entre ses mains, la tâche terminée.

Inversement le chirurgien ne doit pas ultérieurement consentir à donner des conseils oralement ou par lettre à ses anciens opérés à l'insu du médecin habituel qui a assisté à l'opération. Vis-à-vis de celui-ci, il est dans la même situation que le médecin consultant dont il a été parlé dans les deux chapitres précédents.

§ 2 — LES HONORAIRES DES INTERVENTIONS

Le caractère complexe des interventions chirurgicales et le nombre des exécutants expliquent l'existence de règles spéciales en matière d'honoraires.

1° L'intervention et les suites post-opératoires sont une série d'actes indivisibles. — Ils incombent tous au chirurgien qui en a la responsabilité globale ; les honoraires fixés à l'avance s'appliquent donc à l'ensemble.

De même, le chirurgien choisissant lui-même ses aides sous sa propre responsabilité, c'est lui qui doit les rémunérer et non le malade.

Ces règles de pratique courante sont également avantageuses aux médecins et aux malades. Les premiers y gagnent une grande facilité pour la fixation et le règlement des honoraires. Les seconds trouvent assurément plus commode de connaître à l'avance ce qu'ils auront à débourser et de n'avoir affaire qu'au chirurgien chef d'équipe, au lieu et place de chacun des membres de l'équipe.

Même dans le cas, du reste assez rare, où le malade désignerait lui-même un médecin spécial pour l'anesthésie, c'est le chirurgien qui doit percevoir pour les lui remettre les honoraires de ce dernier, en les englobant dans sa propre note.

2° La part du médecin traitant dans les honoraires de l'intervention est justifiée dans la mesure où il a fait acte de collaboration. — Ce principe indiscutable et d'application facile quand le médecin habituel a pris une part active à l'opération, se justifie même dans le cas où il fait simplement acte de spectateur, si on considère, outre l'élément moral, les éléments matériels de son rôle : consultations préalables, déplacements, perte de temps, etc.

Mais dans la pratique, une habitude fâcheuse tend à se développer, qui a été baptisée bizarrement *la dichotomie*. C'est tout simplement le partage à un degré variable du quart à la moitié, entre le médecin habituel et le chirurgien des honoraires perçus par ce dernier. Il a déjà été traité au chapitre précédent des inconvénients et du caractère immoral de cette pratique pour les consultations médicales. En matière d'interventions, ces inconvénients sont encore plus grands.

Le partage en effet ne peut avoir quelque apparence de légitimité que s'il y a collaboration effective. Si cette collaboration n'existe pas, si elle se borne pour le médecin habituel à la désignation d'un chirurgien sans plus, la dichotomie n'est plus, pour appeler les choses par leur nom qu'une remise de rabattage.

Elle implique de la tromperie vis-à-vis du malade à l'insu duquel elle est pratiquée. Même ce dernier fut-il averti et consentant, elle reste démoralisante au premier chef. La dichotomie en effet pratiquée de la sorte conduit naturellement les praticiens à adresser leurs malades aux chirurgiens les plus offrants, d'où un mode de concurrence peu loyal, et un facteur de nature à fausser singulièrement les éléments d'appréciation du praticien en quête d'un chirurgien, sans compter que pour le médecin habituel la tentation est forte de réclamer ensuite, s'il a assisté à l'opération, des honoraires spéciaux nonobstant qu'il ait déjà touché sa remise.

Enfin la méfiance et le mépris doivent nécessairement naître dans l'esprit du public au courant des pratiques dichotomiques. Il y a déjà des personnes qui, dans l'avis émis par leur médecin de l'utilité d'une opération, voient l'appât de la remise, et méfiantes s'en vont incognito consulter ailleurs, puis se font opérer à son insu.

Point n'est besoin de dire que le Corps médical n'y gagne guère en prestige et en considération.

La dichotomie est entrée dans les mœurs, c'est un fait certain encore que fâcheux. Le tarif raisonné du Concours médical de 1912, plusieurs fois cité au cours de cet ouvrage, lui donne la haute consécration de son autorité, mais il demande en même temps qu'elle soit rendue en quelque sorte publique.

Il dit en effet (p. 91) : Le médecin traitant qui aura sollicité le concours d'un chirurgien pour opérer un de ses malades, aura droit, en sus de la rétribution de ses soins ordinaires, à des honoraires variables du cinquième au tiers de la somme réclamée par le chirurgien. S'il participe à l'opération, il sera de plus payé comme aide par le chirurgien.

Et il ajoute (p. 102) que la chose doit être connue du public « par la production d'une note commune aux deux confrères, signée des deux, établissant leur solidarité dans la question de recouvrement et donnant indication complète de la répartition des sommes ».

La note globale rédigée sur ces bases sauve la face en enlevant tout caractère de tromperie, mais par contre, elle légitime le principe de la remise, et c'est sur ce dernier point qu'il faut faire toutes réserves en ce qui concerne l'acceptation du public.

En réalité, la remise pure et simple reste immorale quoi qu'on fasse. Pour que le médecin traitant puisse honorablement figurer dans une note globale d'honoraires pour intervention, il faut, de toute nécessité qu'il y ait pris part, ne fût-ce que comme spectateur. Ce point acquis, la question de quotité des honoraires est peu importante ; elle peut être fixée d'un commun accord entre le médecin et son malade, ou mieux entre le chirurgien et le médecin traitant. Pour ce dernier, il faut tenir compte des peines, voire des frais, surtout de la perte de temps que représente l'opération d'un de ses malades. Et parce qu'on ne peut fixer par avance la valeur de chacun de ces éléments, on peut admettre une certaine proportionnalité avec les honoraires du chirurgien. Mais il serait bon que dans chaque région la proportion fût fixée d'un commun accord ou par voie syndicale pour éviter d'en faire un mode de concurrence entre chirurgiens. Et sur cette base, la rédaction d'une note globale, telle que l'indique le Concours médical, devient facile. Le chirurgien peut indiquer au malade ce que lui coûtera l'opération tout compris, et ce, en toute honnêteté et toute bonne foi.

CHAPITRE V

LES SPÉCIALISTES

La tendance à la spécialisation des médecins dans certaines branches plus ou moins étroitement limitées de l'art médical est un des principaux caractères de l'exercice professionnel à notre époque.

Du point de vue professionnel, le spécialiste, comme d'ailleurs le consultant pur et le chirurgien, se distingue du praticien ordinaire resté le médecin de famille, en ce qu'appelé en quelque sorte épisodiquement, il n'a point de clientèle propre et recrute ses clients temporaires dans les clientèles de ses confrères.

Mais là encore une distinction s'impose importante pour les rapports confraternels, celle des spécialistes de cabinet adonnés à une unique branche de la médecine, tantôt consultants, tantôt chirurgiens comme les oculistes, les oto-rhino-laryngologistes, les dentistes, etc, et celle des spécialistes d'institut si on peut dire comme les physiothérapeutes, les aliénistes qui prennent les malades pour des traitement temporaires en principe, mais d'une certaine durée, enfin les médecins hydrologistes qui constituent une variété particulière. Toutes ces catégories ont des règles différentes en ce qui concerne les rapports avec les médecins traitants.

§ 1 — LES SPÉCIALISTES DE CABINET

L'oculiste, l'oto-rhino-laryngologiste, le consultant spécialisé dans telle ou telle branche de la médecine interne ou de la chirurgie, ne sont pas absolument spécialisés au sens déontologique. Les mêmes règles qui ont été exposées pour les consultations et les interventions, leur restent applicables intégralement, soit qu'ils aient affaire à des malades adressés par leur médecin habituel, soit que les malades s'adressent directement à eux.

Une seule question délicate peut se poser à propos de certains médecins de petites villes, qui, sans s'adonner exclusivement à une spécialité, s'y livrent par surcroît concurremment avec la médecine générale. Pour ceux-là, l'exercice de la spécialité peut devenir un moyen d'accroître leur clientèle ordinaire aux dépens des confrères. La chose peut rester déontologiquement correcte, si les formes sont observées comme il a été dit page 172. Elle ne saurait cependant être encouragée; ce faisant le demi-spécialiste se fera nécessairement mal voir de ses confrères ; il y perdra pour sa spécialité un courant de malades que ceux-ci lui auraient autrement adressé.

A ceux qui voudraient ainsi faire marcher de pair une spécialisation relative et une clientèle générale, on ne saurait trop recommander de séparer avec soin les deux rôles, et de se bien toujours rappeler que le malade qui vient au spécialiste ne lui est plus rien en dehors de sa maladie spéciale. A ce prix seulement la spécialisation relative, appelée par ailleurs à rendre des services, peut être acceptée et encouragée.

§ 2 — LES SPÉCIALISTES D'INSTITUTS
ET DE MAISONS DE SANTÉ

La physiothérapie sous toutes ses formes, les cures d'isolement, de rééducation, de régime, pratiquées dans des institut ou des maisons de santé, prennent une place chaque jour plus considérable dans la thérapeutique moderne. La vogue de ces procédés très grande dans le public, toujours impressionné par la nouveauté et aussi, il faut bien le dire par la réclame bruyante, favorise le charlatanisme, et il n'est guère de partie de la médecine dans laquelle les médecins peu délicats trouvent un champ d'action plus favorable.

Pour ces derniers, la déontologie n'est pas en question et

pour cause. Mais pour tous les autres, ceux qui veulent mettre en pratique honnêtement des procédés thérapeutiques d'une incontestable utilité, elle reprend tous ses droits. Et le besoin s'en fait d'autant plus sentir, que si comme le spécialiste de cabinet, le spécialiste d'institut recrute nécessairement ses clients dans la clientèle de ses confrères, par contre le champ de sa spécialité s'étend infiniment plus jusqu'à déborder celui de la médecine générale. L'électrothérapie, pour ne prendre qu'un exemple, étend bien son action des paralysies infantiles et du lupus aux troubles de la nutrition générale en passant par les fibromes utérins. Et de même pour nombre d'autres spécialités de cure.

Il en résulte que le spécialiste de ce genre est nécessairement exposé à empiéter à chaque instant sur le domaine du médecin habituel, et ce, d'autant plus dangereusement que son prestige éclipse nettement celui de son confrère dans l'esprit du client.

C'est pour cette raison qu'en général le praticien qui confie volontiers ses malades au confrère étroitement spécialisé comme l'aliéniste, les envoie plus malaisément aux spécialistes à compétence étendue comme les physiothérapeutes, dont on peut le dire, il a quelque méfiance. La conséquence fâcheuse de cet état de choses est que les malades s'adressent volontiers de leur propre chef et à l'insu de leurs médecins, aux instituts de cure, dont les spécialistes prennent ainsi facilement l'habitude de se considérer comme en dehors de toutes règles déontologiques.

Pour ramener les choses à un état normal, il suffit cependant de prendre les spécialités dont il est question pour ce qu'elles sont en réalité sans plus, des procédés thérapeutiques. Leur application devrait donc toujours résulter d'un échange de vues entre le médecin habituel et le spécialiste, tant pour les indications que pour la continuation du traitement. En d'autres termes, un spécialiste de ce genre doit demander des clients à ses confrères et non pas les chercher directement dans le public. C'est dire évidemment que le spécialiste pénétré de cette idée, bornera son action à l'objet déterminé pour lequel le malade lui a été confié, et qu'il ne donnera de conseils pour le reste qu'en accord avec le médecin habituel.

Il continuera bien entendu à traiter comme devant les malades qui s'adresseront directement à lui, l'institut ou la maison de santé étant considérés comme le prolongement du cabinet terrain neutre. Mais il devra s'efforcer, comme il a été dit à propos des consultations de cabinet, d'être mis en rapport avec le médecin habituel.

Dans tous les cas, la collaboration entre le médecin traitant et le spécialiste reste limitée à une manière de dépôt que le premier fait au second. Il ne peut donc y avoir matière à une note globale d'honoraires, sauf le cas de consultation préalable effective entre eux. La dichotomie, si elle était pratiquée pour les honoraires, aurait tous les caractères d'une remise et se justifierait encore moins que pour les interventions chirurgicales.

§ 3 — LES MÉDECINS HYDROLOGUES

Les médecins des stations thermales et balnéaires sont comme les précédents des spécialistes d'une certaine thérapeutique ; ils s'en distinguent cependant par le fait que la durée de leur action est plus limitée si son étendue n'est bornée que par le champ des indications de leur station.

Vis-à-vis des malades qui s'adressent directement à eux, ils agissent comme des consultants ordinaires. Cependant il semble bien que la cure terminée, leur rôle devrait se borner à en prescrire seulement les compléments utiles, prise d'eaux à domicile, applications d'eaux mères, etc. La prescription d'un long traitement de thérapeutique classique, surtout le traitement par correspondance, constituent des empiètements sur le domaine du médecin habituel, et par suite des fautes déontologiques.

Quand les malades sont adressés par leur propre médecin, le médecin hydrologue devient le mandataire de son confrère. Il doit par suite le mettre au courant de la cure et de ses effets, lui donner au besoin tels avis qu'il juge utiles pour plus tard. Mais il serait incorrect d'aller plus loin et de donner directement au malade des conseils ou des prescriptions, tout comme au médecin habituel, du reste, de prétendre instituer par avance les modalités de la cure thermale.

Les rapports entre médecin traitant et médecin-hydrologue ne constituent pas une collaboration complète. Il n'y a pas lieu à une note globale. L'habitude des remises que pratiquent de propos délibéré certains médecins de villes d'eaux, teinte fâcheusement d'industrialisme cette branche de la profession, et n'honore guère les médecins qui les acceptent.

CHAPITRE VI

LES PARA-MÉDICAUX

Les para-médicaux, néologisme peut-être peu correct, mais consacré par l'usage, sont tous ceux qui aident à quelque degré le médecin dans son rôle vis-à-vis du malade. Les uns comme les pharmaciens sont au sommet de la hiérarchie, en ce qu'ils ont leur rôle propre et dans une certaine mesure indépendant de celui des médecins ; les autres comme les masseurs, les infirmières, les garde-malades sont proprement des auxiliaires subordonnés. Para-médicaux des deux catégories sont cependant membres de la grande famille médicale encore qu'à des degrés différents, et à ce titre, ils doivent trouver place dans un livre de déontologie. Ils doivent aussi malheureusement y figurer à un autre titre : il n'est pas de famille où les cousins ne se querellent, et dans celle qui fait l'objet de cette étude, on voit trop fréquemment les para-médicaux sortir de leur rôle et s'attribuer des droits vis-à-vis des malades que ne leur reconnaissent ni la loi ni le simple bon sens. Il n'est donc pas mauvais de tracer des limites à l'action de chacun.

§ 1 — LES PHARMACIENS

Le rôle légal du pharmacien est la préparation et la vente des médicaments prescrits par les médecins. Beaucoup y ajoutent la pratique des analyses chimiques.

1° **L'exercice illégal de la médecine par les pharmaciens.** — C'est une habitude courante et invétérée dans une certaine classe sociale de considérer l'officine du pharmacien comme une sorte de juridiction médicale du premier degré. On y va demander directement des médicaments pour un rhume, des douleurs rhumatismales, des migraines, etc., toutes affections bénignes et ambulatoires. Il n'y a pas d'exemple qu'un pharmacien, même consciencieux, se soit dérobé à une demande de ce genre en prétextant l'absence d'ordonnance médicale.

En droit, cet usage peut à coup sûr tomber sous l'inculpation d'exercice illégal de la médecine, délit qualifié par la part prise habituellement au traitement des maladies. Il constitue surtout une violation de la loi du 21 germinal an XI, modifiée le 25 juin 1908, qui constitue encore aujourd'hui la charte fondamentale de la pharmacie. L'article 22 dit en effet : « Les pharmaciens ne pourront livrer et débiter des préparations médicales ou drogues composées quelconques, que d'après la prescription qui en sera faite par les docteurs en médecine et sur leur signature. »

En fait, nul ne songe guère à s'insurger contre une coutume probablement bien vieille ; on y perdrait son temps. Cependant le pas est parfois vite franchi entre une pratique innocente et la véritable consultation médicale donnée dans l'officine ou dans la pièce à côté, et qui constitue bel et bien l'exercice illégal de la médecine. Il est des pharmacies dont l'achalandage provient uniquement de la réputation de consultant du titulaire. Mais ce sont là des exceptions que les pharmaciens en général déplorent eux-mêmes. Car pour l'honneur de leur profession comme pour le maintien des bons rapports médicopharmaceutiques, la séparation des deux fonctions doit, en principe, rester complète.

Le fait de faire un premier pansement d'urgence à un blessé de la rue, suivant un usage constant, ne constitue pas un délit d'exercice illégal. Bien plus, la Cour de cassation a condamné un pharmacien de Grenoble qui avait refusé de panser une blessure sur réquisition de la police.

2° L'exercice de la pharmacie par les médecins. — Le médecin n'est autorisé à préparer et vendre lui-même des médicaments que s'il est établi dans des bourgs, villages ou communes où il n'y a pas de pharmaciens tenant officine ouverte ; et encors cette exception n'est valable que pour les personnes auprès desquelles il est appelé (art. 27 de la loi du 21 germinal, an XI).

La loi n'a prévu là qu'un cas exceptionnel encore qu'assez fréquent, et où l'exception au principe de la séparation naît de la nécessité. Encore est-il certain que le médecin placé dans ces conditions doit limiter ses fournitures à ses seuls clients, qu'il ne doit point tenir officine ouverte, et qu'il n'a pas le droit de faire lui-même les ordonnances d'un confrère. Du reste, il n'est point considéré par les lois comme un commerçant ainsi que le sont les pharmaciens.

Hors ces cas, le médecin ne doit jamais fournir de médicaments à ses malades. Ceci est une règle très générale, bonne à servir de sauvegarde contre toute espèce de suspicion. Sauf urgence, les médicaments administrés par injection sous-cutanée doivent être achetés par les malades eux-mêmes sur ordonnance. L'article 27 du décret du 24 septembre 1916 sur la vente des substances vénéneuses « donne le droit aux médecins de prendre dans les pharmacies sur demande écrite, les quantités de substances du tableau B, nécessaires à leur pratique, mais à la condition de les employer eux-mêmes, avec interdiction de les céder à leurs clients à titre onéreux ou gratuit ».

Si on songe que ce décret visant dans le cas particulier la morphine et la cocaïne, a été rendu dans un but de lutte contre l'envahissement de la toxicomanie devenue un danger sérieux, on voit qu'il fait au corps médical un crédit de confiance.

Le médecin qui vendrait des toxiques ou consentirait seulement à servir d'intermédiaire, commettrait plus qu'un délit d'exercice illégal de la pharmacie, une faute grave de moralité professionnelle et serait la honte de la corporation.

3° Les médecins-pharmaciens. — Pour l'instant, les textes législatifs sont muets sur l'exercice simultané de la médecine et de la pharmacie par les personnes possédant les deux diplômes. A l'abri de la lettre de la législation, encore que le cumul professionnel paraisse nettement contraire à l'esprit du législateur, le nombre des pharmaciens devenus docteurs en médecine, qui passent de l'officine au cabinet de consultation contigu, tend à s'accroître dans certaines villes.

Cette situation ambiguë ne va pas sans inconvénients au double point de vue juridique et déontologique.

Juridiquement, il ressort des textes que dans l'exécution des ordonnances le pharmacien est couvert par la signature du médecin d'une façon générale, et même que dans le cas des substances vénéneuses, cette dernière signature constitue en quelque sorte un instrument de contrôle administratif. Il est dès lors difficile d'admettre que la même personne soit appelée à se contrôler et à se donner décharge. Du moins si l'espèce n'a pas encore été jugée, on voit qu'elle ne laisserait pas d'être embarrassante. Et d'autre part, le contrôle des inspecteurs devient forcément illusoire dans ce cas.

Déontologiquement, c'est un fait que les médecins-pharmaciens dans leur ensemble sont également suspects à quelque degré, aux pharmaciens et aux médecins. Il leur est en effet bien difficile d'échapper au double reproche d'achalander leur officine par le cabinet, et d'être facilement tentés de pousser leurs clients médicaux à une consommation exagérée de médicaments. Il est aussi certain qu'un médecin-pharmacien dans l'officine duquel on vient faire exécuter d'autres ordonnances que les siennes propres, a des facilités singulières de pénétrer dans la clientèle de ses confrères. En tout cas, la correction déontologique lui est de toutes façons plus difficile à observer.

Pour toutes ces raisons, il apparaît que la non-interdiction du cumul des deux professions constitue un oubli fâcheux des législateurs, et les efforts des groupements professionnels tendent à faire introduire une interdiction formelle dans les lois en préparation sur l'exercice de la pharmacie.

4° Rapports professionnels entre médecins et pharmaciens. — Les cas qui viennent d'être étudiés constituent en somme des exceptions, tandis que dans la pratique ordinaire les rapports entre médecins et pharmaciens sont de tous les instants, les malades ayant affaire tour à tour aux uns et aux autres.

Théoriquement les deux exercices peuvent rester parfaitement indépendants, le pharmacien exécutant simplement les prescriptions de médecins qui lui restent par ailleurs inconnus. Et il semble bien qu'en un certain sens cette conception théorique doive constituer l'idéal pratique, puisqu'elle écarte d'emblée tout soupçon d'entente et de collusion. Il ne faut pas en effet qu'un client puisse penser que le médecin a un intérêt quelconque à faire exécuter ses ordonnances dans une officine déterminée; il ne faut pas qu'il voie dans la désignation d'un médecin par un pharmacien l'indice d'un intérêt personnel pour ce dernier.

Telle est la règle dont on doit s'inspirer dans la pratique. Le médecin est amené nécessairement à entretenir avec certains pharmaciens des rapports quasi-confraternels ; il peut avoir recours à eux pour certains renseignements techniques. Mais quelles que soient ses préférences personnelles, il commet une incorrection chaque fois qu'il détourne un client vers leur officine au détriment des autres pharmaciens.

Cependant cette neutralité rigoureuse est bien difficile à observer d'une façon constante. Il peut exister des préparations délicates pour lesquelles une indication est nécessaire dans l'intérêt du client. Il y a surtout lieu d'en tenir compte quand il s'agit d'analyses chimiques plus ou moins compliquées. Là le droit du médecin d'indiquer son chimiste est légitimé par l'intérêt du malade, par la nécessité d'une véritable collaboration médicale et de rapports au moins épistolaires.

Mais de même qu'il est incorrect pour un pharmacien de critiquer si peu que ce soit les ordonnances qu'on lui demande d'exécuter, de même le médecin doit se garder de critiques plus ou moins correctes sur les pharmaciens où se servent ses clients. Ceux-ci doivent avoir le libre choix pharmaceutique, comme ils ont le libre choix médical.

L'interdiction déontologique de toute association médico-pharmaceutique est une conséquence de ce qui précède : elle appelle trop facilement le reproche de collusion. Toutefois dans les campagnes où médecins et pharmaciens, souvent uniques, sont forcément en rapports plus étroits que dans les villes, on ne saurait considérer comme constituant une association le

fait que les clients vont se faire inscrire chez le pharmacien
pour les visites d'un médecin. Ceci arrive quand ce dernier se
rend à certains jours dans des localités éloignées de sa résidence
où existe cependant un pharmacien, et ici la règle théorique doit
plier devant l'usage.

§ 2 — LES AUXILIAIRES

La médecine moderne, par la complexité des moyens mis en
œuvre en dehors de la chirurgie et de la thérapeutique chimique,
nécessite l'emploi d'auxiliaires, dont les uns travaillent sous la
surveillance immédiate et constante du médecin, comme les
infirmiers et les infirmières des instituts et des maisons de santé,
les autres reçoivent un mandat temporaire qui s'exerce pour
une part en dehors du médecin, comme les masseurs, certains
professeurs de gymnastique médicale, les garde-malades à
domicile, les sages-femmes.

Des premiers, il y a peu de choses à dire ; ils sont de fait sous
la dépendance étroite et constante du médecin qui les emploie
et les choisit lui-même sous sa propre responsabilité.

Il n'en va pas tout à fait de même des seconds. Évidemment,
leur choix, dans une grande mesure, dépend du médecin, et la
surveillance que celui-ci exerce sur eux est, si on peut dire,
inversement proportionnelle à la confiance qu'ils savent lui
inspirer. Mais on ne saurait nier qu'il y ait dans ces différentes
professions juxta-médicales une tendance à s'affranchir dans
une certaine mesure des directions médicales et à rechercher
directement la clientèle, faisant ainsi, sinon toujours de l'exercice illégal au sens juridique, du moins quelque chose qui y
ressemble fort.

L'origine de cette tendance, qui met en danger, non seulement
les intérêts matériels du corps médical, mais aussi l'intérêt
bien entendu des malades, doit être recherchée dans la délivrance de diplômes para-médicaux par les écoles de massage
plus ou moins officielles et par les écoles d'infirmières fondées à
l'instar de l'institution anglaise des nurses.

Il n'est pas douteux que ces écoles ne répondent à un besoin et que le corps médical n'ait intérêt à trouver des garanties de compétence pour les auxiliaires dont il a besoin. Il ne saurait donc être question de remonter le courant, mais il est nécessaire de rappeler que la dépendance de ces auxiliaires, vis-à-vis du corps médical, est une caractéristique essentielle de leur emploi.

Par suite, il faut que le médecin sache dans tous les cas les choisir et au besoin les imposer à ses malades, et qu'il conserve toujours sur eux l'autorité indispensable.

Depuis la guerre, les diverses sociétés de la croix-rouge, fortes des services incontestables rendus aux blessés, cherchent un emploi de leur activité, à l'exemple des Américains, dans le fonctionnement des œuvres d'hygiène sociale par l'institution des dispensaires et des infirmières visiteuses. Ici encore, la noblesse et la grandeur du but son évidentes, mais il est facile d'apercevoir la tendance générale à écarter la direction médicale, du moins à ne la supporter qu'en façade, si on peut dire, avec du reste la complicité plus ou moins consciente des pouvoirs publics.

Le devoir médical n'est pas moins étroit dans ce cas qu'en clientèle privée : les médecins doivent savoir prendre et surtout garder la direction effective de toutes les œuvres d'assistance et d'hygiène sociale. S'il apparaît commode à certains de se décharger d'une partie plus ou moins grande de leurs attribu-. tions professionnelles sur des personnes bien intentionnées certes, mais en tout état de cause insuffisamment compétentes, ils doivent prévoir qu'un jour viendra, et vite, où ces personnalités para-médicales émancipées d'une tutelle trop lourde viendront s'ajouter à la liste déjà trop longue des irréguliers de la médecine, au grand dam des médecins et des malades.

CHAPITRE VII

LA MÉDECINE GRATUITE

Le médecin, quelle que soit sa situation professionnelle, fait toujours peu ou prou de médecine gratuite. Pour les uns, la chose est pour ainsi dire accidentelle : c'est affaire de générosité de charité, de relations amicales ; pour les autres, au contraire, la médecine gratuite est un moyen délibérément employé dans un but personnel ; pour certains enfin, elle constitue un mode de la médecine publique.

Ces trois variétés de médecine gratuite sont fort dissemblables quant à leurs effets sur les intérêts corporatifs matériels et moraux de l'ensemble des médecins. C'est à ce point de vue seulement qu'elles doivent être étudiées ici.

§ 1 — LA MÉDECINE GRATUITE ACCIDENTELLE

Le médecin est toujours libre absolument de donner gratuitement ses soins à qui bon lui semble. Dans la vie ordinaire, les occasions de faire preuve de générosité abondent : les relations d'amitié, les sentiments d'humanité dans certains cas, obligent à renoncer à tout honoraire et c'est un honneur pour le corps médical de savoir faire preuve de désintéressement toutes les fois qu'il convient.

Cette médecine gratuite, hautement louable dans son principe, ne saurait constituer un dommage quelconque pour l'ensemble de la corporation ; tant qu'elle reste accidentelle et faite de cas particuliers, elle appartient aux plus chères traditions médicales : elle ne peut que contribuer au prestige moral de la profession.

Elle est de règle absolue pour les confrères et leur famille et pour les étudiants en médecine. Un médecin qui demande

une note d'honoraires à son confrère, lui inflige une manière
d'insulte ; celui qui accepterait des honoraires d'un confrère
commetterait une goujaterie professionnelle. Pour les professions voisines de la profession médicale : pharmaciens, dentistes,
sages-femmes, il ne peut y avoir de règle ; la gratuité médicale
si elle ne comporte pas de réciprocité, ne peut être qu'un geste
de courtoisie, et devient plutôt une affaire de relations individuelles.

§ 2 — LA MÉDECINE GRATUITE HABITUELLE

Au rebours de la précédente, cette variété constitue en principe un élément de dommage pour les autres médecins, pour les
confrères immédiatement voisins d'abord vis-à-vis desquels le
médecin qui s'y livre use de concurrence déloyale, pour l'ensemble du corps médical, en suite, par l'habitude qu'elle crée
dans l'esprit public de considérer les soins médicaux comme
gratuits de leur nature.

La médecine gratuite habituelle, hors le cas exceptionnel des
illuminés conduits par quelque chimère de fraternité ou de
charité effrénées, a son origine dans un sentiment d'intérêt
individuel, sentiment dont les manifestations doivent trouver
des limites dans le tort qu'elles font à autrui.

1° **La Médecine politique.** — La médecine politique est la
gratuité des soins médicaux employée comme un moyen de
s'attirer les suffrages des électeurs ou les bonnes grâces de ce
tains personnages et des pouvoirs publics. Elle comprend
donc, mais dépasse largement la médecine purement électorale.

Celle-ci, trop répandue, devait naître naturellement du fait
bien connu que la reconnaissance du malade pour son médecin
varie en raison inverse de la note d'honoraires. Elle constitue
pour les médecins que pique la tarentule électorale un puissant
moyen d'action, mais elle apparaît particulièrement dangereuse
justement parce que cette tarentule est fort répandue. Pour
les confrères voisins, un médecin politicien est un véritable

fléau : si même il ne sort pas de son rayon habituel pour étendre outre mesure l'action de sa générosité intéressée, il prêche d'exemple. Et les malades de proche en proche ont tôt fait de considérer comme un homme d'argent quelque peu méprisable, le médecin d'à côté qui émet l'exorbitante prétention de vivre de sa profession.

Vis-à-vis des collectivités où elle trouve un champ d'action plus vaste et plus fertile, la médecine électorale consent rarement à la gratuité complète. Mais elle consent, et offre même volontiers des rabais qui sont une gratuité camouflée, rabais dont, comme il a été dit au chapitre des mutualités, doivent pâtir tôt ou tard les contemporains d'abord, leurs successeurs ensuite.

La médecine électorale gratuite, pratiquée ouvertement ou par une apparente négligence dans l'envoi des notes et le recouvrement des honoraires, tout comme par l'abaissement des tarifs ordinaires, est donc une faute professionnelle grave, un manquement au devoir de solidarité.

En dehors des médecins qui la pratiquent pour leur propre compte, il convient d'incriminer au même titre ceux qui, même pour une rémunération personnelle convenable, accepteraient de pratiquer la médecine gratuite pour la plus grande gloire d'un candidat quelconque. Ceux-là doivent être mis au ban de la profession.

On ne saurait trop engager les jeunes médecins soucieux de leur avenir professionnel à se tenir en dehors des luttes politiques locales. Leur intérêt matériel et le souci de leur considération les poussent également à un isolement, difficile à tenir d'ailleurs pour qui ne veut pas garder la neutralité d'idées qui ne convient guère aux citoyens éclairés. Mais ces réserves faites pour les débutants, on ne peut pas considérer comme mauvaise, en thèse générale, l'accession de certains médecins aux corps élus municipaux, départementaux et autres. Il est bon que le corps médical ait dans ces assemblées une place correspondant à son importance sociale, et qu'il apporte dans certaines questions l'appoint de sa valeur technique.

Mais c'est aux médecins déjà posés en clientèle, à autorité

assise, que conviennent les luttes électorales si le cœur leur en dit. Leur seule valeur les imposera aux électeurs, Ils seront élus aux applaudissements de leurs confrères, tout en faisant rentrer leurs notes d'honoraires, démontrant ainsi que la médecine électorale gratuite n'est pas, quoi qu'on dise quelquefois, une nécessité. C'est simplement, comme dit le Concours médical, une façon d'acheter des suffrages en les faisant payer à ses confrères.

L'habitude d'accepter la gratuité des soins médicaux pour certains corps comme la gendarmerie, en vue d'une décoration d'ailleurs hypothétique et lointaine, est une forme de la médecine politique ; elle renforce les pouvoirs publics dans la conviction dont ils donnent tant de preuves que le concours gratuit du médecin peut être toujours demandé. Et c'est ainsi qu'en France toute la médecine publique est gratuite ou à peu près, au grand dam des praticiens.

En principe et par devoir de solidarité, quand la question d'humanité n'est pas en jeu, aucun médecin ne devrait accepter de faire gratuitement un service public.

2° Les cliniques gratuites. — Les cliniques gratuites dont le nombre est considérable dans certaines villes, ont été accusées et avec raison de détourner une partie de la clientèle au détriment des praticiens. Il n'est pas douteux en effet que, sous couleur d'assistance aux malades indigents, ces établissements ne constituent, avant tout pour les médecins qui les dirigent, un moyen de se faire connaître du public et que, d'autre part, il ne s'y glisse un nombre considérable de malades aisés.

Les groupements professionnels dans beaucoup de villes se sont émus de cette situation, mais n'ont guère pu y trouver d'autre remède que d'imposer l'apposition dans les locaux des cliniques de pancartes portant l'inscription : « consultations réservées aux indigents » ; recommandation toute théorique dont personne ne tient compte.

Pourtant les cliniques sont entrées dans les mœurs, pour ce qui concerne du moins les spécialités. Et il faut bien dire que, pour les spécialistes dépourvus d'un service d'hôpital, la clinique rend de réels services en permettant de voir un grand nombre de malades, toute considération de réclame mise à part. D'un autre côté, les consultations ordinaires et les interventions de cabinet de ce genre de médecins étant assez haut cotées en général, se trouvent inabordables en fait à toute une catégorie de malades indigents, ou seulement peu aisés. Et on voit maintenant des praticiens y diriger eux-mêmes certains de leurs clients habituels, dont ils sont mieux à même que personne de juger les capacités financières.

Dans ces conditions la clinique de spécialité est acceptable ; toutefois, elle ne devrait pas être gratuite en principe, mais comporter des honoraires au moins égaux à ceux du tarif ordinaire des praticiens, le médecin restant libre de faire fléchir la règle et d'accorder la gratuité complète dans les cas où il le jugerait nécessaire. Il est à peu près certain que le courant des malades ne diminuerait guère de ce fait, et la solidarité médicale y gagnerait, parce que dans ces conditions les praticiens eux-mêmes y trouveraient l'avantage dont il vient d'être parlé.

Par contre la clinique de médecine générale ne peut être acceptée, autant qu'elle s'adresse à tout venant et non aux seuls indigents habitués du bureau de bienfaisance, ce qui n'est pas le fait des cliniques privées. Le médecin qui aurait une clinique gratuite de médecine générale serait à peu près certainement lui-même un praticien de la visite à domicile. La clinique serait pour lui un moyen de recruter facilement son autre clientèle, l'expérience montrant que le consultant gratuit ne demande souvent pas mieux que de se transformer en malade payant à domicile à la première occasion. Il y a là un procédé de concurrence tout à fait contraire aux règles générales de la déontologie, et en outre on ne voit pas pour la médecine générale que la clinique représente un avantage didactique comme pour la spécialité.

Cependant cette distinction peut sembler bien fragile, si on considère combien est élastique l'extension du terme spécialiste et combien certaines spécialisations médicales : estomac, foie, cœur, etc. touchent de près à ce qu'on appelle la médecine générale. Il y a donc lieu de modifier là le sens du mot spécialiste, en considérant comme tels tous les médecins plus particulièrement spécialisés dans une branche médicale ou chirurgicale, mais qui ont ce caractère commun de pratiquer uniquement la consultation de cabinet et les interventions à l'exclusion de la visite à domicile. En y ajoutant la réserve précédente de la gratuité prise comme exception et non comme règle, la clinique à petit tarif constituerait une modification heureuse des mœurs médicales actuelles.

§ 3 — LA MÉDECINE GRATUITE D'ASSISTANCE

Cette forme de médecine gratuite représente tout à la fois une nécessité sociale et une des plus anciennes traditions du corps médical. En principe son exercice est un devoir déontologique, et d'autre part, il n'offre pas matière à dommage pour les autres praticiens en raison de l'impécuniosité des clients auxquels il s'adresse.

1º **Charité bénévole.** — La visite à domicile gratuite reste à l'état de fait isolé et a le caractère d'une charité individuelle. En effet, l'assistance étudiée au livre I, qu'il s'agisse d'assistance médicale gratuite des campagnes ou des bureaux de bienfaisance des grandes villes, rémunère les médecins pour le service habituel, qui rentre dès lors dans les règles déontologiques de la clientèle courante nonobstant le faible taux des honoraires.

2º **Dispensaires.** — Les dispensaires soit de médecine générale comme les consultations gratuites des bureaux de bienfaisance, soit de spécialités (nourrissons, tuberculeux, etc.), doivent être distingués des cliniques gratuites privées, dont il a été parlé par la nature de leur clientèle ordinaire qui est vraiment indigente, du moins dans beaucoup de cas.

Cependant il existe un abus indéniable dans d'autres cas, certaines œuvres et les pouvoirs publics à leur suite ne se faisant pas faute de faire appel à l'esprit de générosité et d'humanité des médecins pour assurer des services gratuits, sous couleur de charité ou de solidarité sociale. C'est comme on l'a dit à maintes reprises, la fraternité organisée aux frais des médecins, tant par le temps qu'y dépensent certains que par la diminution de recettes qui en résulte pour beaucoup d'autres.

Il est bien difficile de soulever des questions de ce genre sans se voir honni du public habitué à ne considérer que le côté charitable et social. La multiplication des dispensaires de tous genres n'en constituant pas moins un danger pour la corporation médicale, il importe de trouver une formule qui tienne compte en même temps des intérêts de tous et qui puisse servir de directive pour une action corporative.

Il semble bien qu'elle puisse être trouvée sous la forme d'une règle ainsi conçue : Le concours du médecin à une œuvre de charité ou de solidarité sociales ne doit pas être gratuit en principe ; il doit, dans la règle, comporter une indemnité.

Si une telle règle peut, dans la pratique, comporter des exceptions plus ou moins nombreuses de l'opportunité desquelles les médecins intéressés ou mieux les groupements professionnels pourraient être jugés en toute conscience, en matière d'œuvres privées dont les ressources sont à considérer, elle devrait, par contre, s'appliquer rigoureusement aux œuvres publiques, fondées par les autorités départementales ou municipales. Ces dernières (gouttes de lait, dispensaires anti-tuberculeux, anti-vénériens, etc.), s'adressent en effet à une clientèle où les vrais indigents sont loin de représenter toujours la majorité, et on ne conçoit guère la raison pour laquelle, de tous ceux qui y participent de près ou de loin, les médecins seuls, ou à peu près, sont considérés comme non indemnisables de leur temps et de leur peine. Il est à présumer du reste, comme en témoignent maints précédents que l'indemnité offerte ou plutôt acceptée par les pouvoirs publics sera ridicule, les budgets d'assistance étant maigres, mais cette considération ne doit pas faire fléchir un principe qui, en présence des tendances actuelles, est surtout une sauvegarde pour l'avenir de la profession.

3° **L'hôpital.** — La médecine d'hôpital n'est vraiment gratuite qu'en certaines localités. Dans beaucoup d'autres, elle comporte une faible indemnité. Il a du reste été dit plus haut comment elle représente tout de même un avantage incontestable pour le médecin titulaire d'un service. En principe il n'y a donc pas lieu d'envisager la modification de l'état de choses actuel.

Mais il importe, au point de vue des intérêts professionnels, de parler de la question résolue en principe, de l'hôpital réservé aux indigents ou « de l'admission des malades payants dans les hôpitaux ».

Il est évident que l'admission des malades aisés dans les hôpitaux frustre dans une mesure appréciable les intérêts d'un grand nombre de médecins, sans pour cela favoriser ceux des médecins des hôpitaux dont la rémunération, quand elle existe, est invariable.

Un fort courant s'est dessiné dans le Corps médical pour protester contre ces abus. Certaines commissions administratives ont rétabli des barrières efficaces en exigeant à l'entrée des malades des preuves de leur état d'indigence, et en ne réservant de places payantes qu'aux seuls inscrits sur les listes d'assistance. D'autres ont créé à côté de l'hôpital de véritables maisons de santé payantes, dans lesquelles les malades ont à acquitter, outre les frais de journées, les honoraires du médecin. La maison de santé Bon-Secours à Nancy est le type du genre, avec cette originalité que tous les médecins et non par les seuls médecins des hôpitaux y sont admis sous réserve du veto de l'administration réservé aux indignes de la profession.

La question s'oriente donc vers des solutions heureuses, au mieux des intérêts de tous, et le Corps médical ne peut que s'en réjouir.

§ 4 — RAPPORTS DU MÉDECIN D'HOPITAL
AVEC SES CONFRÈRES

Le malade que son médecin habituel, pour une raison quelconque, fait entrer dans un service d'hôpital, lui échappe complètement. Ce médecin se trouve vis-à-vis du chef de service hospitalier dans la même situation que vis-à-vis du chirurgien ou du spécialiste auquel il a confié un malade payant dans une maison de santé particulière, c'est-à-dire qu'il lui passe toute la responsabilité.

D'autre part le médecin d'hôpital n'étant que le mandataire de l'administration pour les malades que celle-ci lui confie, ne commet aucune faute déontologique en traitant dans son service les malades de ses confrères à leur insu. Les conditions de la pratique hospitalière sont telles qu'on ne peut raisonnablement exiger l'observation des règles courantes en matière de remplacement temporaire.

Mais le caractère de remplacement temporaire implique le devoir pour le médecin d'hôpital de ne pas continuer à voir au dehors et à titre onéreux un malade qu'il a traité dans son service si ce malade est le client habituel d'un autre confrère. Ce point particulier reçoit surtout son application dans le cas où les médecins d'une localité sont appelés tour à tour à faire le service de l'hôpital.

L'accès des services d'hôpital est en principe permis à tous les médecins pour voir leurs malades. Mais ils ont alors vis-à-vis du chef de service le devoir confraternel élémentaire de s'abstenir de toutes réflexions sur le traitement ordonné. Par contre le chef d'un service hospitalier doit user envers ses confrères, non seulement de courtoisie, mais de correction professionnelle et ne jamais refuser de conférer avec eux au sujet des malades qui lui sont momentanément confiés.

CHAPITRE VIII

LE SYNDICALISME MÉDICAL

Le syndicalisme médical, qui peut se définir la tendance à chercher dans une union disciplinée un moyen de défense des intérêts matériels et moraux du Corps médical, constitue une question d'une importance capitale pour l'avenir de la profession. Comme on a pu le voir au cours des chapitres précédents, c'est la forme syndicale de l'union qui paraît permettre de résoudre au mieux les problèmes professionnels nouveaux que posent au médecin les complexités de la vie moderne et les nécessités sociales nouvelles.

Le premier soin d'un médecin qui débute doit êtrel'affiliation à un syndicat professionnel. C'est son intérêt individuel parce que, dans un monde où toutes les énergies tendent à se grouper, les isolés sont voués à l'échec, tôt ou tard. Mais c'est aussi un devoir vis-à-vis de ses confrères auxquels le lie une solidarité étroite.

Pour bien acquérir la conscience de ce devoir, et aussi parce que le syndicat, au contraire des corporations d'antan qui imposaient des règles, a pour base l'acceptation libre et raisonnée d'une discipline, il est utile de bien connaître le but et les moyens d'action du syndicalisme médical.

§ 1 — BUT ET ORGANISATION DES SYNDICATS

1° Capacité légale du syndicat. — Le syndicat défini par la loi du 21 mars 1884 est constitué par l'association d'individus appartenant à une même profession pour la défense de leurs intérêts professionnels. Mais c'est une association d'une espèce particulière, qui, sous réserves des obligations spéciales édictées par la loi, possède des pouvoirs effectifs. Elle possède en effet :

1º une autorité disciplinaire sur ses membres ; 2º une personnalité civile : elle peut posséder et contracter ; 3º une personnalité juridique : elle est admise à agir judiciairement pour les buts définis par ses statuts.

Vis-à-vis des éléments étrangers à la profession ou en conflit avec elle, le syndicat, fort de ses pouvoirs, représente donc une force agissante, collective et impersonnelle qui peut prendre en mains des intérêts uniquement d'ordre général, mais, aussi, dans une certaine mesure, se substituer à ses adhérents pour la défense d'intérêts individuels, du moins en tant que ceux-ci ne sont pas en contradiction avec les intérêts collectifs.

La loi de 1892 (article 13) a accordé aux médecins le droit qui leur était jusque-là refusé de se constituer en syndicats. A vrai dire, déjà auparavant, des associations professionnelles s'étaient constituées qui avaient pris ce titre, mais qui faute de droits effectifs ne pouvaient exercer qu'une action restreinte en dehors du maintien d'une certaine contrainte morale pour l'observation des règles de confraternité.

La situation actuelle est toute autre : le syndicat médical régulièrement constitué a les moyens qu'on verra plus loin d'atteindre efficacement ses buts fondamentaux qui sont :

1º De maintenir parmi ses membres une discipline propre à assurer l'observation des règles déontologiques d'une part et d'autre part l'uniformisation des conditions de l'exercice professionnel.

2º De substituer l'action collective syndicale à l'action individuelle dans les rapports des médecins avec les autres associations, mutualités, assurances, etc., ou avec les pouvoirs publics.

3º De poursuivre judiciairement quand besoin est la défense des intérêts professionnels, soit en prêtant une assistance effective à ses membres dans leurs litiges particuliers, soit en prenant en main la poursuite des faits d'exercice illégal de la médecine.

Les statuts de chaque syndicat doivent nécessairement contenir des dispositions générales leur permettant d'atteindre ces différents buts. Il existe des statuts-types, reproduits sauf quelques variantes particulières par la plupart des associations syndicales.

2° Rayon d'action des syndicats. — La loi ne fixe en principe aucune limite à l'extension d'un syndicat, et il est des professions dont les membres sont groupés en un seul syndicat pour toute la France. C'est le cas notamment de certains médecins spécialistes comme les ophtalmologistes.

Pour la médecine générale, il ne peut en être de même, les conditions de l'exercice professionnel variant beaucoup en raison des régions. Aussi voit-on que dans la pratique les syndicats groupent les médecins par régions géographiques, qui sont loin de coïncider toujours avec des circonscriptions administratives. Plusieurs syndicats peuvent du reste coexister côte-à-côte dans une même région, ou empiéter les uns sur les autres quant aux résidences de leurs membres. Cette éventualité est rare en médecine et dans la règle, les circonscriptions syndicales, sans limites fixes, sont déterminées en dehors de la communauté des conditions d'exercice, par l'existence d'un centre urbain qui facilite les réunions.

Dans la vie professionnelle à côté des intérêts locaux, il existe des intérêts d'ordre plus général soulevant des problèmes dont la solution exige la coopération de plusieurs syndicats voisins. De cette nécessité naissent les Unions ou Fédérations de syndicats prévues par l'article 5 de la loi de 1884, Unions départementales fonctionnant dans quelques départements, Union nationale de date déjà ancienne.

L'Union de syndicats est proprement une association d'étude, encore qu'elle ait le droit de posséder un fonds alimenté par les divers syndicats qui la composent. Elle a cependant personnalité civile et capacité juridique (loi de 1919). Mais ses décisions ne peuvent être exécutées que par chaque syndicat dans son rayon particulier, et comme chaque syndicat peut à son gré se retirer de l'Union, l'action de celle-ci reste en grande partie purement théorique et consultative.

Un médecin peut du reste faire partie de plusieurs syndicats à la fois, soit par exemple d'un syndicat de spécialistes et d'un syndicat local, ou même de deux syndicats voisins quand il exerce dans une région confinant à deux rayons syndicaux.

Les Unions n'ont pas en général de bureau permanent ; du moins celui-ci n'est-il représenté que par un secrétaire.

§ 2 — ACTION DISCIPLINAIRE DU SYNDICAT
SUR SES MEMBRES

Le maintien de la discipline corporative est la raison d'être du syndicat et la condition de son efficacité.

1° Le recrutement des syndicats. — Il est limité par la loi aux seules personnes exerçant la même profession. Un syndicat médical professionnel ne peut donc comprendre que des médecins exerçant légalement, c'est-à-dire pourvus du diplôme de docteur français. Il ne semble pas que l'exercice réel prouvé par l'inscription au rôle des patentes soit une condition indispensable.

Le syndicat se recrute lui-même dans les conditions fixées par les statuts, c'est-à-dire que toute candidature est soumise à l'acceptation de l'Assemblée générale et doit réunir un certain quorum.

Pratiquement le refus n'est prononcé que pour les indignes notoires ou les mauvais confrères bien connus comme tels. Dans certains syndicats les candidatures ne sont soumises à l'Assemblée générale qu'après avoir subi l'examen préalable du Bureau, ou du Conseil d'administration.

Ces dispositions donnent au refus d'admission la valeur d'un blâme prononcé par les pairs ; il a pratiquement les mêmes conséquences que l'exclusion qui sera étudiée plus loin.

2° Les obligations des syndiqués. — Elles sont d'ordre général ou particulier.

Les statuts édictent les premières qui sont permanentes et qui consistent dans l'observation des règles déontologiques, la référence au syndicat pour l'acceptation ou le refus de conditions nouvelles d'exercice professionnel, enfin, dans la promesse tacite de porter devant le Conseil de famille les différends interconfraternels.

Toutes les décisions prises en Assemblée générale, dans les formes prescrites par les statuts et dans les limites d'action fixées par eux, sont obligatoires pour tous les membres. Elles ont en effet le caractère de conventions, obligeant les parties contractantes, c'est-à-dire dans l'espèce les membres du syndicat, sous la double réserve qu'elles s'appliquent uniquement au but professionnel visé par les statuts, et qu'elles ne soient contraires ni à la morale, ni à l'ordre public.

Les opposants irréductibles ont bien entendu toujours le droit de se retirer du syndicat.

Il est bien évident que l'obligation de se soumettre aux décisions de la majorité est la condition nécessaire de l'efficacité du syndicalisme. Mais d'un autre côté, elle crée une dépendance que certains acceptent malaisément et que d'aucuns ont tôt fait de dénoncer comme la tyrannie syndicale. En réalité il serait bien imprudent à des médecins de prendre texte de ce qui se passe dans certains syndicats ouvriers, soumis à des meneurs de profession, pour se faire les adversaires du syndicalisme médical. L'expérience démontre que la culture générale et les habitudes courtoises des médecins rendent les discussions syndicales aisées, que toutes les opinions s'y donnent librement cours, et qu'au total, les exemples de tyrannie syndicale dans la profession médicale sont rarissimes si tant est qu'il en existe. Elle montre aussi que les réunions syndicales avec ou sans banquet sont de tous les moyens cherchés pour créer la concorde entre les médecins celui qui, sans conteste, donne les meilleurs résultats. Car il n'est rien de tel que de se connaître pour s'entendre et pour se connaître, il faut se rencontrer. A ce point de vue, le syndicat pour le praticien des campagnes, tout au moins, remplace la société d'allures scientifiques où ses confrères des villes trouvent un motif de réunion.

3° Les sanctions disciplinaires pour manquements aux statuts ou aux décisions prises par le syndicat dans les formes prévues, sont prononcées par l'Assemblée générale, et après que le membre intéressé a été appelé à fournir ses explications.

Un syndicat ne peut guère pratiquement avoir à sa disposition que deux sanctions : une bénigne, qui est le rappel à l'ordre ou le blâme, une grave, qui est l'exclusion.

L'exclusion qui ne doit être prononcée que pour des motifs particulièrement sérieux, est en dehors des cas d'indignité manifestée par une faute professionnelle unique, la vraie sanction du manquement habituel et par conséquent délibérément voulu aux obligations interconfraternelles et syndicales. Son effet réel consiste dans l'interdiction faite aux syndiqués d'entretenir désormais aucun rapport professionnel avec l'exclu. On refusera donc de le remplacer, d'aller en consultation avec lui, de lui adresser des malades, etc. : on agira envers lui « comme s'il n'exerçait pas la médecine », ainsi que le dit le syndicat médical de Toulouse.

A vrai dire l'exclusion du syndicat est moins une peine, suivant l'expression du Dr Parant (de Toulouse) qu'un cordon sanitaire posé devant des isolés. Cette définition explique comment, sous le nom de *mise à l'index*, la même mesure peut être prise contre un médecin non syndiqué, dont la manière d'exercer la médecine paraît au syndicat de nature à compromettre l'honorabilité du Corps médical ou les règles bien établies de la déontologie. Dans ce cas toutefois, la mesure est prononcée hors de l'intéressé, le syndicat n'ayant aucun droit de le citer à comparaître devant lui.

Qu'il s'agisse de syndiqués exclus, ou de non syndiqués mis à l'index, la mesure prise par le syndicat reste une mesure d'ordre intérieur, puisque la défense qu'elle implique n'est exécutoire que par ses membres. De ce chef, elle est toujours légitime et légale, pourvu toutefois qu'elle soit bien prise en conformité des statuts, faute de quoi les intéressés pourraient se pourvoir devant la justice et réclamer des dommages-intérêts.

Ils ne peuvent par contre se prévaloir du dommage causé par la mise à l'index, tant que la mesure prise à leur encontre n'est pas rendue publique. La publicité hors du syndicat est en effet formellement interdite par l'article 29 de la loi du

29 juillet 1881. Mais la publication limitée aux membres du syndicat ou des syndicats voisins, soit par lettres circulaires fermées, soit par la voie d'un bulletin périodique, reste licite à la condition toutefois de ne pas revêtir une forme offensente (tribunal de Toulouse, 14 avril 1910).

Le syndicat possède au surplus le droit d'attaquer devant les tribunaux ceux de ses membres dont les agissements lui causeraient préjudice (Cour de Grenoble, 6 mai 1902).

4° Le Conseil de famille. — C'est une juridiction traditionnelle qui existe dans chaque syndicat pour juger les différents professionnels de ses membres, et qui peut par surcroît être chargée statutairement des enquêtes préalables à l'application par l'Assemblée générale d'une sanction disciplinaire.

Il doit donc, en principe, être composé de médecins qui, par leur âge, leur situation et la considération dont ils jouissent auprès de leurs confrères, aient toute l'autorité nécessaire pour jouer, le cas échéant, le rôle d'arbitres. Son fonctionnement doit être, pour des raisons faciles à comprendre, aussi discret que possible, et hors le cas où des sanctions s'imposent, c'est surtout comme des conciliateurs amicaux que ses membres doivent agir.

Ainsi compris, leur rôle apparaît capital dans le maintien de la cordialité et de la loyauté des rapports professionnels. Combien de rivalités, voire de haines entre médecins, sont-elles nées de propos de clients mal interprétés, ou déformés, aggravés, ensuite parce que chacun des intéressés s'est strictement isolé de l'autre ? Une explication réciproque bien franche en présence de témoins éclairés et bienveillants eût suffi à dissiper vite le malentendu initial. Combien est-il de médecins qui persévèrent dans les mêmes fautes déonotologiques par simple habitude, parce qu'il ne s'est trouvé au début personne pour les avertir amicalement, et qui prennent les critiques des confrères concurrents pour de simples preuves de malveillance ? Une admonestation d'un Conseil de famille désintéressé en eut

13.

certainement arrêté un certain nombre sur la pente qui mène vite au groupe déplorable des mauvais confrères.

§3 — ACTION DES SYNDICATS
SUR LES CONDITIONS DE L'EXERCICE PROFESSIONNEL

L'union maintenue par la discipline syndicale est un but en tant qu'elle assure d'abord le maintien des traditions de confraternité et la dignité morale du Corps médical, mais c'est aussi un moyen destiné à obtenir l'amélioration des conditions matérielles de l'exercice de la profession.

a) *Les tarifs d'honoraires* pour la clientèle ordinaire ou pour la clientèle mutualiste doivent être établis dans chaque syndicat. Les premiers existent bien déjà de par l'usage, en ce qui concerne au moins le prix de l'acte médical élémentaire qui est la consultation de cabinet ou la visite à domicile dans un rayon restreint. Mais outre que ces tarifs usagers sont généralement très bas et disproportionnés avec les nouvellesconditions de la vie moderne, il existe beaucoup de points mal fixés par l'usage : petites interventions, indemnités de déplacement pour certaines localités, qui deviennent motifs à contestation avec les clients et à conflits entre médecins voisins. Un tarif syndical bien établi, solutionnant les cas litigieux qui existent dans chaque rayon médical a le double avantage d'éviter tout conflit interconfraternel d'abord, et de constituer ensuite une base d'appréciation pour les tribunaux en cas de procès. Enfin, c'est l'action syndicale seule qui peut permettre le redressement efficace de certains abus locaux, par exemple de substituer le tarif à la visite au tarif à l'abonnement.

Les tarifs d'honoraires mutualistes ne sont très bas, comme on l'a vu, que parce que les mutualités font un très large appel à la concurrence et spéculent dans ce but sur l'individualisme des médecins isolés. Vis-à-vis des mutualités, les syndicats bien groupés peuvent avoir une force considérable sur laquelle il n'est pas besoin d'insister.

L'idéal en la matière sera atteint le jour où toutes les questions d'honoraires mutualistes se traiteront uniquement devant les syndicats médicaux. Il faudrait que chaque médecin syndiqué fasse abandon complet entre les mains du syndicat de toutes ses prérogatives personnelles en matière de discussions et d'acceptations d'honoraires ; dès lors, les principes du libre choix, du tarif à la visite, de l'honoraire suffisant, seraient imposés rapidement aux mutualités récalcitrantes. Il est vrai que la réalisation de cet idéal suppose un syndicalisme généralisé, non encore atteint malheureusement.

b) *Le recouvrement des honoraires*, tout en restant une chose essentiellement individuelle, peut être grandement facilité dans certains cas par des mesures syndicales.

Un syndicat peut et doit imposer à ses membres l'observation de la règle qui consiste à envoyer régulièrement une fois l'an les notes d'honoraires. L'adoption d'une formule unique mentionnant cette obligation peut servir à sauvegarder des scrupules qui, chez certains médecins, participent surtout de la timidité et quelquefois de la négligence.

Les syndicats peuvent, dans quelques cas spéciaux, par exemple vis-à-vis de certaines collectivités, se charger eux-mêmes du recouvrement des honoraires ; ils peuvent mettre à la disposition de leurs membres des encaisseurs.

C'est surtout dans les cas litigieux, comme il s'en présente dans la clientèle privée et principalement dans la médecine d'assurances, que le syndicat peut venir efficacement en aide à ses membres en proposant d'abord un arbitrage, en prêtant ensuite l'assistance de ses conseils juridiques. L'arbitrage syndical, peu pratiqué en matière de contestations d'honoraires, serait comme il a été dit (page 90) un idéal bien préférable à la voie judiciaire.

§ 4 — ACTION DES SYNDICATS MÉDICAUX
VIS-A-VIS DES POUVOIRS PUBLICS

L'article 13 de la loi du 30 novembre 1892, en donnant aux médecins le droit de se syndiquer dans les conditions de la loi du 21 mars 1884, introduit cependant une restriction : les syndicats médicaux peuvent défendre leurs intérêts professionnels à l'égard de toutes personnes autres *que l'État, les départements et les communes*.

Cette restriction de droit qui paraît avoir été inspirée par la prescience du pouvoir syndical, et la crainte de voir la résistance des médecins arrêter l'application de certaines lois ou de certains services administratifs, se trouve en fait presque complètement annihilée. En effet, si légalement d'après l'article 13, les syndicats médicaux ne peuvent pas agir judiciairement à l'égard des personnalités collectives sus visées, ils n'en conservent pas moins tous leurs autres moyens d'action qui, pour être indirects, n'en sont pas moins efficaces.

En premier lieu, les syndicats peuvent causer avec les pouvoirs publics, et ce d'autant mieux qu'ils constituent la seule représentation légale du Corps médical. De fait, partout et par la force des choses, les Préfets, les Conseils généraux et les maires ont des conférences avec les syndicats médicaux, conférences qui, dans beaucoup de cas, ont abouti à des améliorations sérieuses dans les conditions de la collaboration médicale aux services d'assistance ou à d'autres services publics.

Dans les ministères même, on voit que des commissions chargées d'étudier des questions où les médecins sont intéressés, comprennent dans leur sein des représentants des syndicats médicaux. Il est vrai de dire que ces derniers, noyés dans un flot de commissaires non médecins, en sont souvent réduits à jouer les Cassandre.

Plus indirectement, mais aussi plus efficacement, les syndicats peuvent peser sur les membres des assemblées élues.

Dernièrement, la Fédération des syndicats médicaux de l'Hérault n'a pas craint de s'adresser directement aux électeurs par voie d'affiche pour obtenir des candidats au Conseil général l'engagement de reviser le régime de l'Assistance médicale gratuite dans le sens du libre choix.

Ces quelques exemples montrent que les moyens d'action ne manquent pas, en dehors même de la grève administrative qui consiste à refuser tout net les multiples certificats demandés chaque jour par l'Administration, moyen révolutionnaire et peu recommandable, car les malades et les assistés seraient, quoi qu'on dise, les premiers à en pâtir.

Conscients de leur force, les syndicats doivent principalement diriger leur action dans le sens de la collaboration avec les pouvoirs publics. Obtenir que rien de ce qui intéresse l'exercice professionnel ne se fasse en dehors d'eux, est un premier pas déjà bientôt franchi. Offrir et ensuite imposer leur collaboration dans tout ce qui regarde la médecine publique est l'idéal de demain, idéal dont la réalisation n'a rien de chimérique.

§ 5 — LA RÉPRESSION DE L'EXERCICE ILLÉGAL DE LA MÉDECINE

L'exercice illégal de la médecine est constitué par le fait pour une personne non munie d'un diplôme de docteur en médecine, de chirurgien dentiste ou de sage-femme, de prendre part habituellement ou par une direction suivie au traitement des maladies, ou des affections chirurgicales, ainsi qu'à la pratique de l'art dentaire ou des accouchements (article 16 de la loi du 30 novembre 1892). Il constitue un délit passible de la juridiction correctionnelle, puni d'une amende de 100 à 500 francs, et en cas de récidive d'une amende de 500 à 1.000 fr. et d'un emprisonnement de six jours à six mois ou de l'une de ces deux peines seulement (Art. 18).

On a écrit des volumes sur l'exercice illégal de la médecine et ceux qui s'y livrent sont légion. Les formes en varient à l'infini depuis le faux docteur usurpateur d'un titre qu'il n'a jamais conquis, jusqu'au guérisseur inspiré en passant par le rebouteur, et la vulgaire somnambule extra-lucide. Que tous ceux-là exploitent sans vergogne un public invraisemblablement crédule, c'est ce qui ne fait aucun doute. Qu'il y ait là pour le Corps médical un dommage permanent, c'est ce qui n'est pas douteux davantage.

En fait cependant, les Parquets sans doute fort occupés d'autre chose, et peut-être aussi parce que, il faut bien le dire, l'exercice illégal sous toutes ses formes jouit de la sympathie publique, ne mettent pour ainsi dire jamais l'action publique en mouvement. Ils attendent les plaintes ; celles des dupes sont bien rares, celles des médecins isolés sont pratiquement impossibles ou à peu près, bien que l'article 18 de la loi de 1892 leur donne le droit de citation directe et de se constituer partie civile. Il faut en effet à un individu une énergie singulière pour braver d'abord un certain ridicule, pour affronter ensuite toutes les complications et tous les ennuis d'une action judiciaire quand des intérêts immédiatement personnels ne sont pas en jeu.

Les syndicats médicaux auxquels le même article 18 reconnaît le droit de saisir les tribunaux et de se porter partie civile, ont par contre tous les moyens nécessaires. Ils doivent donc s'attacher particulièrement à la poursuite de tous les cas d'exercice illégal qui leur sont signalés. Il leur faut simplement se rappeler qu'en cette matière la preuve est souvent difficile, et que les poursuites ne doivent être engagées qu'après enquête approfondie.

Au reste, il importe de faire une distinction. Les illégaux les plus dommageables pour le Corps médical et les plus dangereux pour le public, ceux qu'il faut pourchasser sans pitié, sont les faux médecins, qui se donnent des allures professionnelles et avec ou sans faux diplôme, mettent en pratique des thérapeutiques plus ou moins orthodoxes, mais ressemblant par quelque côté à celles des vrais médecins : les rebouteurs, les masseurs à compétence étendue, les marchands d'orviétan, de ceintures électriques et d'appareils merveilleux, sont de ce nombre.

Par contre les somnambules, les guérisseurs, genre du zouave Jacob, toute la lignée des sorciers de tous genres, constituent presque un besoin pour tous ceux, et ils sont nombreux, qui cherchent sans répit à défaut du surnaturel, quelque chose qui en soit la contrefaçon. Leurs innombrables clients, avec une foi qu'aucune déception ne saurait affaiblir, ne sont point des clients pour les vrais médecins, et toutes les tentatives de poursuite judiciaire sont vouées d'avance à un échec au moins moral.

Ceux que les syndicats doivent aussi poursuivre ce sont les vrais médecins diplômés, assez dénués de dignité et de sens moral pour prêter leur concours à ces irréguliers et qui tombent sous le coup du 3e paragraphe de l'article 16.

Enfin, et bien qu'il ne s'agisse plus d'exercice illégal, les syndicats, gardiens de l'honneur professionnel, doivent sans hésiter déférer à la justice les médecins réguliers qui déshonorent leur titre en se livrant habituellement à des pratiques coupables comme les avortements. Ils sont heureusement assez rares, mais l'œuvre d'assainissement ne s'en impose qu'avec plus de force. Il arrive quelquefois que des poursuites de ce genre aboutissent à un non-lieu ou à un acquittement faute de preuves juridiquement suffisantes. Mais la décision judiciaire ne lie pas le syndicat qui, s'il se croit suffisamment sûr de son fait, a toujours le droit et par surcroît le devoir de mettre à l'index le médecin indigne.

§ 6 — LES FÉDÉRATIONS DÉPARTEMENTALES ET L'UNION NATIONALE DES SYNDICATS MÉDICAUX

La loi, comme on l'a vu, permet aux syndicats de se grouper en Unions sans limitation territoriale. Il existe ainsi des fédérations départementales et une Union nationale.

Le rôle des premières consiste surtout à unifier l'action des divers syndicats d'un département pour tout ce qui touche aux rapports avec les autorités administratives de la Préfecture et le Conseil général.

L'Union nationale des syndicats médicaux de France représente un organisme dont l'importance ne peut que s'accroître dans la nouvelle orientation suivie par la médecine publique. Comme il a été dit à plusieurs reprises au cours des chapitres précédents, c'est par des lois applicables à tout le territoire qu'un grand nombre de questions médicales sont maintenant réglées et, pour leur préparation ou leur application, il est prévu des Commissions où doivent siéger des représentants des syndicats médicaux. Il est donc indispensable que ces syndicats possèdent

une représentation permanente à Paris auprès du Gouvernement.

L'Union nationale possède à cet effet un secrétariat général permanent. Son action s'exerce par un Conseil et par des Assemblées générales formées de délégués dûment mandatés par les syndicats adhérents. Dans ces conditions les décisions de l'Union peuvent être considérées comme l'expression, sinon unanime, au moins moyenne des desiderata du Corps médical français dans son ensemble et, sans porter atteinte à l'indépendance locale des divers syndicats, elle peut utilement guider l'action législative et gouvernementale.

C'est en grande partie à l'Union, on peut le dire, que le Corps médical est redevable des dispositions favorables à son égard que contiennent les lois nouvelles, comme celles du 31 mars 1919 sur les pensions militaires et du nouveau tarif des soins médicaux pour les accidents du travail. C'est à elle qu'incombe la tâche, à la vérité difficile, d'introduire l'unité dans les dispositions qui régissent la médecine publique, en veillant à ce que ne soient plus sacrifiés les intérêts des médecins dont elle a légalement la sauvegarde.

ANNEXES

On trouvera réunis ici les textes de lois dont la connaissance est indispensable au médecin pour l'exercice de sa profession. Ceux qui comportent seulement des extraits fragmentaires des Codes, ayant été cités dans le cours de l'ouvrage ne sont pas rappelés.

I

Loi du 30 novembre 1892 sur l'exercice de la Médecine portant modification de l'article 9 par la loi du 14 avril 1910.

TITRE PREMIER

Conditions de l'exercice de la médecine.

ARTICLE PREMIER. — Nul ne peut exercer la médecine en France s'il n'est muni d'un diplôme de docteur en médecine, délivré par le Gouvernement français, à la suite d'examens subis devant un établissement d'enseignement supérieur médical de l'État (Facultés, Écoles de plein exercice et Écoles préparatoires réorganisées conformément aux règlements rendus après avis du Conseil supérieur de l'Instruction publique).

Les inscriptions précédant les deux premiers examens probatoires pourront être prises et les deux premiers examens subis dans une École préparatoire.

TITRE II

Conditions de l'exercice de la profession de dentiste.

ART. 2. — Nul ne peut exercer la profession de dentiste s'il n'est muni d'un diplôme de docteur en médecine ou de chirurgien-dentiste.

Le diplôme de chirurgien-dentiste sera délivré par le Gouvernement français à la suite d'études organisées suivant un règlement rendu après avis du Conseil supérieur de l'Instruction publique, et d'examens subis devant un établissement d'enseignement supérieur médical de l'État.

TITRE III

Conditions de l'exercice de la profession de sage-femme.

Art. 3. — Les sages-femmes ne peuvent pratiquer l'art des accouchements que si elles sont munies d'un diplôme de 1re ou de 2e classe, délivré par le Gouvernement français, à la suite d'examens subis devant une Faculté de médecine, une École de plein exercice ou une École préparatoire de médecine et de pharmacie de l'État.

Un arrêté pris après avis du Conseil supérieur de l'Instruction publique déterminera les conditions de scolarité et le programme applicable aux élèves sages-femmes.

Les sages-femmes de 1re et de 2e classe continueront à exercer leur profession dans les conditions antérieures.

Art. 4. — Il est interdit aux sages-femmes d'employer des instruments. Dans le cas d'accouchement laborieux, elles feront appeler un docteur en médecine ou un officier de santé.

Il leur est également interdit de prescrire des médicaments, sauf le cas prévu par le décret du 23 juin 1873 et par les décrets qui pourraient être rendus dans les mêmes conditions, après avis de l'Académie de médecine.

Les sages-femmes sont autorisées à pratiquer les vaccinations et les revaccinations antivarioliques.

TITRE IV

Conditions communes à l'exercice de la médecine, de l'art dentaire et de la profession de sage-femme.

Art. 5. — Les médecins, les chirurgiens-dentistes et les sages-femmes diplômés à l'étranger, quelle que soit leur nationalité, ne pourront exercer leur profession en France qu'à la condition d'y avoir obtenu le diplôme de docteur en médecine, de dentiste ou de sage-femme, et en se conformant aux dispositions prévues par les articles précédents.

Des dispenses de scolarité et d'examens pourront être accordées par le ministre, conformément à un règlement délibéré en Conseil supérieur de l'Instruction publique. En aucun cas, les dispenses accordées pour l'obtention du doctorat ne pourront porter sur plus de trois épreuves.

ART. 6. — Les internes des hôpitaux et hospices français, nommés au concours et munis de douze inscriptions, et les étudiants en médecine dont la scolarité est terminée, peuvent être autorisés à exercer la médecine, pendant une épidémie ou à titre de remplaçants de docteurs en médecine ou d'officier de santé.

Cette autorisation, délivrée par le préfet du département, est limitée à trois mois : elle est renouvelable dans les mêmes conditions.

ART. 7. — Les étudiants étrangers qui postulent, soit le diplôme de docteur en médecine visé à l'article 1er de la présente loi, soit le diplôme de chirurgien-dentiste visé à l'article 2, et les élèves de nationalité étrangère, qui postulent le diplôme de sage-femme de 1re ou de 2e classe visé à l'article 3, sont soumis aux mêmes règles de scolarité et d'examens que les étudiants français.

Toutefois il pourra leur être accordé, en vue de l'inscription dans les Facultés et Écoles de médecine, soit l'équivalence des diplômes ou certificats obtenus par eux à l'étranger, soit la dispense des grades français requis pour cette inscription, ainsi que des dispenses partielles de scolarité correspondant à la durée des études faites par eux à l'étranger.

ART. 8. — Le grade de docteur en chirurgie est et demeure aboli.

ART. 9 *modifié*. — Les docteurs en médecine, les chirurgiens-dentistes, les accoucheuses, sages-femmes, sont tenus, dès leur établissement et avant d'accomplir aucun acte de leur profession, de faire enregistrer sans frais, leur titre, à la préfecture ou sous-préfecture, au greffe du tribunal civil de leur arrondissement et de le faire viser à la mairie du lieu où ils ont leur domicile. Et, s'il s'agit de débutants n'étant pas encore en possession de leur titre ou diplôme, ils devront faire enregistrer et viser, comme il est dit ci-dessus, le certificat provisoire qui leur a été délivré par la Faculté ou par l'École professionnelle dûment autorisée.

Le fait de porter son domicile dans un autre département oblige à un nouvel enregistrement du titre dans le même délai.

Ceux ou celles qui, n'exerçant plus depuis deux ans, veulent se livrer à l'exercice de leur profession, doivent faire enregistrer leur titre dans les mêmes conditions.

Il est interdit d'exercer sous un pseudonyme les professions ci-dessus, sous les peines édictées à l'article 18.

ART. 10. — Il est établi chaque année, dans les départements, par les soins des préfets et de l'autorité judiciaire, des listes distinctes portant les noms et prénoms, la résidence, la date et la provenance du diplôme des médecins, chirurgiens-dentistes et sages-femmes visés par la présente loi.

Ces listes sont affichées chaque année, dans le mois de janvier, dans toutes les communes du département. Des copies certifiées en sont transmises aux ministres de l'Intérieur, de l'Instruction publique et de la Justice.

La statistique du personnel médical existant en France et aux colonies est dressée tous les ans par les soins du ministre de l'Intérieur.

ART. 11. — L'article 2272 du Code civil est modifié ainsi qu'il suit :

« L'action des huissiers, pour le salaire des actes qu'ils signifient et des commissions qu'ils exécutent ;

« Celle des marchands, pour les marchandises qu'ils vendent au particuliers non marchands ;

« Celle des maîtres de pension, pour le prix de pension de leurs élèves : et des autres maîtres, pour le prix de l'apprentissage ;

« Celle des domestiques qui se louent à l'année pour le paiement de leur salaire ;

« Se prescrivent par un an.

« L'action des médecins, chirurgiens, chirurgiens-dentistes, sages-femmes et pharmaciens, pour leurs visites, opérations et médicaments, se prescrit par deux ans. »

ART. 12. — L'article 2101 du Code civil, relatif aux privilèges généraux sur les meubles, est modifié ainsi qu'il suit dans son paragraphe 3 :

« Les frais quelconques de la dernière maladie, quelle qu'en ait été la terminaison, concurremment entre ceux à qui ils sont dus ».

ART. 13. — A partir de l'application de la loi, les médecins, chirurgiens-dentistes et sages-femmes jouiront du droit de se constituer en associations syndicales, dans les conditions de la loi du 21 mars 1884, pour la défense de leurs intérêts professionnels, à l'égard de toutes personnes autres que l'État, les départements et les communes.

ART. 14. — Les fonctions de médecins experts près les tribunaux ne peuvent être remplies que par des docteurs en médecine français.

Un règlement d'administration publique revisera les tarifs du décret du 18 juin 1811, en ce qui touche les honoraires, vacations, frais de transport et de séjour des médecins.

Le même règlement déterminera les conditions suivant lesquelles pourra être conféré le titre d'expert devant les trubunaux.

ART. 15. — Tout docteur, officier de santé ou sage-femme est tenu de faire à l'autorité publique, son diagnostic établi, la déclaration des cas de maladies épidémiques tombées sous son observation et visées dans le paragraphe suivant.

La liste des maladies épidémiques, dont la divulgation n'engage pas le secret professionnel, sera dressée par arrêté du ministre de l'Intérieur, après avis de l'Académie de médecine et du Conseil supérieur d'hygiène de France. Le même arrêté fixera le mode des déclarations desdites maladies.

TITRE V

Exercice illégal, Pénalités.

ART. 16. — Exerce illégalement la médecine :

1º Toute personne qui, non munie d'un diplôme de docteur en médecine, d'officier de santé, de chirurgien-dentiste ou de sage-femme, ou n'étant pas dans les conditions stipulées aux articles 6, 29 et 32 de la présente loi, prend part, habituellement ou par une direction suivie au traitement des maladies ou des affections chirurgicales ainsi que la pratique de l'art dentaire ou des accouchements, sauf le cas d'urgence avérée ;

2º Toute sage-femme qui sort des limites fixées pour l'exercice de sa profession par l'article 4 de la présente loi ;

3º Toute personne qui, munie d'un titre régulier, sort des attributions que la loi confère, notamment en prêtant son concours aux personnes visées dans les paragraphes précédents, à l'effet de les soustraire aux prescriptions de la présente loi.

Les dispositions du paragraphe 1er du présent article ne peuvent s'appliquer aux élèves en médecine qui agissent comme aides d'un docteur, ou que celui-ci place auprès de ses malades, ni aux gardes-malades, ni aux personnes qui, sans prendre le titre de chirurgien-dentiste, opèrent accidentellement l'extraction des dents.

ART. 17. — Les infractions prévues et punies par la présente loi seront poursuivies devant la juridiction correctionnelle.

En ce qui concerne spécialement l'exercice illégal de la médecine de l'art dentaire ou de la pratique des accouchements, les médecins, les chirurgiens-dentistes, les sages-femmes, les associations de médecins régulièrement constituées, les syndicats visés dans l'article 13, pourront en saisir les tribunaux par voie de citation directe donnée dans les termes de l'article 182 du Code d'instruction criminelle, sans préjudice de se porter, s'il y a lieu, partie civile dans toute poursuite de ces délits intentée par le ministère public.

ART. 18. — Quiconque exerce illégalement la médecine est puni d'une amende de 100 à 500 francs, et, en cas de récidive d'une amende de 500 à 1.000 francs, et d'un emprisonnement de six jours à un mois ou de l'une de ces deux peines seulement.

L'exercice illégal de l'art dentaire est puni d'une amende de 50 à 100 francs et, en cas de récidive, d'une amende de 100 à 500 francs.

L'exercice illégal de l'art des accouchements est puni d'une amende de 50 à 100 francs et, en cas de récidive, d'une amende de 100 à 500 francs et d'un emprisonnement de six mois à un an, ou de l'une de ces deux peines seulement.

ART. 19. — L'exercice illégal de la médecine ou de l'art dentaire, avec usurpation du titre de docteur ou d'officier de santé, est puni d'une amende de 1.000 à 2.000 francs, et, en cas de récidive, d'une amende de 2.000 à 3.000 francs et d'un emprisonnement de six mois à un an, ou de l'une de ces deux peines seulement.

L'usurpation du titre de dentiste sera punie d'une amende de 100 à 500 francs et, en cas de récidive, d'une amende de 500 à 1.000 francs et d'un emprisonnement de six jours à un mois, ou de l'une de ces deux peines seulement.

L'usurpation du titre de sage-femme sera punie d'une amende de 10 à 500 francs et, en cas de récidive d'une amende de 500 à 1.000 francs, et d'un emprisonnement de un mois à deux mois, ou de l'une de ces deux peines seulement.

ART. 20. — Est considéré comme ayant usurpé le titre français de docteur en médecine quiconque, se livrant à l'exercice de la médecine, fait précéder ou suivre son nom du titre de docteur en médecine, sans en indiquer l'origine étrangère. Il sera puni d'une amende de 100 à 200 francs.

ART. 21. — Le docteur en médecine ou l'officier de santé qui n'aurait pas fait la déclaration prescrite par l'article 15 sera puni d'une amende de 50 à 200 francs.

ART. 22. — Quiconque exerce la médecine l'art dentaire ou l'art des accouchements sans avoir fait enregistrer son diplôme dans les délais et conditions fixés à l'article 9 de la présente loi, est puni d'une amende de 25 à 100 francs.

ART. 23. — Tout docteur en médecine est tenu de déférer aux réquisitions de la justice, sous les peines portées à l'article précédent.

ART. 24. — Il n'y a récidive qu'autant que l'agent du délit relevé a été, dans les cinq ans qui précèdent ce délit, condamné pour une infraction de qualification identique.

ART. 25. — La suspension temporaire ou l'incapacité absolue de l'exercice de leur profession peuvent être prononcées par les cours et tribunaux, accessoirement à la peine principale, contre tout médecin, officier de santé, dentiste ou sage-femme, qui est condamné :

1° A une peine afflictive et infamante ;

2° A une peine correctionnelle prononcée pour crime de faux, vol et escroquerie, pour crimes ou délits prévus par les articles 316, 317, 331, 332, 334 et 335 du Code pénal ;

3° A une peine correctionnelle prononcée par une cour d'assises pour les faits qualifiés crimes par la loi.

En cas de condamnation prononcée à l'étranger pour un des crimes et délits ci-dessus spécifiés, le coupable pourra également, à la requête du ministère public, être frappé par les tribunaux français de suspension temporaire ou d'incapacité absolue de l'exercice de sa profession.

Les aspirantes ou aspirants aux diplômes de docteur en médecine, d'officier de santé, de chirurgien-dentiste et de sage-femme condamnés à l'une des peines énumérées aux paragraphes 1, 2 et 3 du présent article, peuvent être exclus des établissements d'enseignement supérieur.

La peine de l'exclusion sera prononcée dans les conditions prévues par la loi du 27 février 1880.

En aucun cas, les crimes et délits politiques ne pourront entraîner la suspension temporaire ou l'incapacité absolue d'exercer les professions visées au présent article, ni l'exclusion des établissements d'enseignement médical.

Art. 26. — L'exercice de leur profession par les personnes contre lesquelles a été prononcée la suspension temporaire ou l'incapacité absolue, dans les conditions spécifiées à l'article précédent, tombe sous le coup des articles 17, 18, 19, 20 es 21 de la présente loi.

Art. 27. — L'article 463 du Code pénal est applicable aux infractions prévues par la présente loi.

TITRE VI

Dispositions transitoires.

Art. 28. — Les médecins et sages-femmes venus de l'étranger, autorisés à exercer leur profession avant l'application de la présente loi, continueront à jouir de cette autorisation dans les conditions où elle leur a été donnée.

Art. 29. — Les officiers de santé reçus antérieurement à l'application de la présente loi, et ceux reçus dans les conditions déterminées par l'article 31 ci-après, auront le droit d'exercer la médecine et l'art dentaire sur tout le territoire de la République. Ils seront soumis à toutes les obligations imposées par la loi aux docteurs en médecine.

ART. 30. — Un règlement délibéré en Conseil supérieur de l'Instruction publique déterminera les conditions dans lesquelles : 1° un officier de santé pourra obtenir le grade de docteur en médecine ; 2° un dentiste qui bénéficie des dispositions transitoires ci-après pourra obtenir le diplôme de chirurgien-dentiste.

ART. 31. — Les élèves qui, au moment de l'application de la présente loi, auront pris leur première inscription pour l'officiat de santé, pourront continuer leurs études médicales et obtenir le diplôme d'officier de santé.

ART. 32. — Le droit d'exercer l'art dentaire est maintenu à tout dentiste justifiant qu'il est inscrit au rôle des patentes au 1er janvier 1892.

Les dentistes se trouvant dans les conditions indiquées au paragraphe précédent n'auront le droit de pratiquer l'anesthésie qu'avec l'assistance d'un docteur ou d'un officier de santé.

Les dentistes qui contreviendront aux dispositions du paragraphe précédent tomberont sous le coup des peines portées au deuxième paragraphe de l'article 19.

ART. 33. — Le droit de continuer l'exercice de leur profession est maintenu aux sages-femmes de 1re et de 2e classe reçues en vertu des articles 30, 31 et 32 de la loi du 19 ventôse an XI ou des décrets et arrêtés ministériels ultérieurs.

ART. 34. — La présente loi ne sera exécutoire qu'un an après sa promulgation.

ART. 35. — Des règlements d'administration publique détermineront les conditions d'application de la présente loi à l'Algérie et aux colonies et fixeront les dispositions transitoires ou spéciales qu'il sera nécessaire d'édicter et de maintenir.

Un règlement délibéré en Conseil supérieur de l'Instruction publique déterminera les épreuves qu'auront à subir, pour obtenir le titre de docteur, les jeunes gens des colonies françaises ayant suivi les cours d'une École de médecine existant dans une colonie.

ART. 36. — Sont et demeurent abrogées, à partir du moment où la présente loi sera exécutoire, les dispoistions de la loi du 19 ventôse an XI et généralement toutes les dispositions de lois et règlements contraires à la présente loi.

La présente loi, délibérée et adoptée par le Sénat et par la Chambre des députés, sera exécutée comme loi de l'Etat.

II.

ASSISTANCE MÉDICALE GRATUITE
Loi du 15 juillet 1893

TITRE PREMIER

Organisation de l'assistance médicale.

ARTICLE PREMIER. — Tout Français malade, privé de ressources reçoit gratuitement de la commune, du département ou de l'Etat, suivant son domicile de secours, l'assistance médicale à domicile ou, s'il y a impossibilité de le soigner utilement à domicile, dans un établissement hospitalier. Les femmes en couches sont assimilées à des malades. Les étrangers malades, privés de ressources, seront assimilés aux Français toutes les fois que le Gouvernement aura passé un traité d'assistance réciproque avec leur nation d'origine.

ART. 2. — La commune, le département ou l'État peuvent toujours exercer leur recours, s'il y a lieu, soit l'un contre l'autre, soit contre toutes personnes, sociétés ou corporations tenues à l'assistance médicale envers l'indigent malade, notamment contre les membres de la famille de l'assisté désignés par les articles 205, 206, 207 et 212 du Code civil.

ART. 3. — Toute commune est rattachée pour le traitement de ses malades à un ou plusieurs des hôpitaux les plus voisins. Dans le cas où il y a impossibilité de soigner utilement un malade à domicile, le médecin délivre un certificat d'admission à l'hôpital. Ce certificat doit être contresigné par le président du bureau d'assistance ou son délégué. L'hôpital ne pourra réclamer à qui de droit le remboursement des frais de journée qu'autant qu'il présentera le certificat ci-dessus.

ART. 4. — Il est organisé dans chaque département, sous l'autorité du préfet et suivant les conditions déterminées par la présente loi, un service d'assistance médicale gratuite pour les malades privés de ressources. Le Conseil général délibère dans les conditions prévues par l'art. 48 de la loi du 10 août 1871 : 1º sur l'organisation du service de l'assistance médicale, la détermination et la création des hôpitaux auxquels est rattachée chaque commune ou syndicat de communes ; 2º sur la part de la dépense incombant aux communes et au département.

ART. 5. — A défaut de délibération du Conseil général sur les objets prévus à l'article précédent, ou en cas de la suspension de la délibération en exécution de l'article 49 de la loi du 10 août 1871, il peut être pourvu à la réglementation du service par un décret rendu dans la forme des règlements d'administration publique.

TITRE II

Domicile de secours.

Art. 6. — Le domicile de secours s'acquiert : 1° par une résidence habituelle d'un an dans une commune, postérieurement à la majorité ou à l'émancipation ; 2° par la filiation. L'enfant a le domicile de secours de son père. Si la mère a survécu au père, ou si l'enfant est un enfant naturel reconnu par sa mère seulement, il a le domicile de sa mère. En cas de séparation de corps ou de divorce des époux, l'enfant légitime partage le domicile de l'époux à qui a été confié le soin de son éducation ; 3° par le mariage. La femme, du jour de son mariage, acquiert le domicile de secours de son mari. Les veuves, les femmes divorcées ou séparées de corps, conservent le domicile de secours antérieur à la dissolution du mariage ou au jugement de séparation. — Pour les cas non prévus dans le second article, le domicile de secours est le lieu de la naissance jusqu'à la majorité ou l'émancipation.

Art. 7. — Le domicile de secours se perd : 1° par une absence ininterrompue d'une année postérieurement à la majorité ou à l'émancipation ; 2° par l'acquisition d'un autre domicile de secours. Si l'absence est occasionnée par des circonstances excluant toute liberté de choix de séjour ou par un traitement dans un établissement hospitalier situé en dehors du lieu habituel de résidence du malade, le délai d'un an ne commence à courir que du jour où ces circonstances n'existent plus.

Art. 8. — A défaut de domicile de secours communal, l'assistance médicale incombe au département dans lequel le malade privé de ressources aura acquis son domicile de secours. Quand le malade n'a ni domicile de secours communal, ni domicile de secours départemental, l'assistance médicale incombe à l'État.

Art. 9. — Les enfants assistés ont leur domicile de secours dans le département au service duquel ils appartiennent jusqu'à ce qu'ils aient acquis un autre domicile de secours.

TITRE III

Bureau et liste d'assistance.

Art. 10. — Dans chaque commune, un bureau d'assistance assure le service de l'assistance médicale. La commission administrative du

bureau d'assistance est formée par les commissions administratives
réunies de l'hospice et du bureau de bienfaisance, ou par cette dernière
seulement quand il n'existe pas d'hospice dans la commune. A défaut
d'hospice ou de bureau de bienfaisance, le bureau d'assistance est régi
par la loi du 24 mai 1875 (articles 1 à 5) modifiée par la loi du 5 août
1879, et possède, outre les attributions qui lui sont dévolues par la présente loi, tous les droits et attributions qui appartiennent aux bureaux
de bienfaisance.

Art. 11. — Le président du bureau d'assistance a le droit d'accepter
à titre conservatoire, des dons et legs et de former, avant l'autorisation,
toute demande en délivrance. Le décret du Président de la République
ou l'arrêté du préfet qui interviennent ultérieurement ont effet du
jour de cette acceptation. Le bureau d'assistance est représenté en
justice et dans tous les actes de la vie civile par un de ses membres
que ses collègues élisent, à cet effet, au commencement de chaque
année. L'administration des fondations, dons et legs qui ont été faits
aux pauvres ou aux communes en vue d'assurer l'assistance médicale
est dévolue aux bureaux d'assistance. Les bureaux d'assistance sont
soumis aux règles qui régissent l'administration et la comptabilité des
hospices en ce qu'elles n'ont rien de contraire à la présente loi.

Art. 12. — La commission administrative du bureau d'assistance,
sur la convocation de son président, se réunit au moins quatre fois par
an. Elle dresse, un mois avant la première session ordinaire du Conseil
municipal, la liste des personnes qui, ayant dans la commune leur
domicile de secours, doivent être, en cas de maladie, admises à l'assistance médicale, et elle procède à la revision de cette liste un mois avant
chacune des trois autres sessions. Le médecin de l'assistance ou un
délégué des médecins de l'assistance, le receveur municipal et un des
répartiteurs désignés par le sous-préfet, peuvent assister à la séance
avec voix consultative.

Art. 13. — La liste d'assistance médicale doit comprendre nomina-
tivement tous ceux qui seront admis aux secours, lors même qu'ils
son membres d'une même famille.

Art. 14. — La liste est arrêtée par le Conseil municipal, qui délibère
en comité secret : elle est déposée au secrétariat de la mairie. Le maire
donne avis du dépôt par affiches aux lieux accoutumés.

Art. 15. — Une copie de la liste et du procès-verbal constatant
l'accomplissement des formalités prescrites par l'article précédent
est en même temps transmise au sous-préfet de l'arrondissement. Si
le préfet estime que les formalités prescrites par la loi n'ont pas été
observées, il défère les opérations, dans les huit jours de la réception

de la liste, au Conseil de préfecture, qui statue dans les huit jours et fixe, s'il y a lieu, le délai dans lequel les opérations annulées seront refaites.

Art. 16. — Pendant un délai de vingt jours à compter du dépôt, les réclamations en inscriptions ou en radiations peuvent être faites par tout habitant ou contribuable de la commune.

Art. 17. — Il est statué souverainement sur ces réclamations, le maire entendu ou dûment appelé, par une commission cantonale composée du sous-préfet de l'arrondissement, du conseiller général, d'un conseiller d'arrondissement, dans l'ordre de nomination, et du juge de paix du canton. Le sous-préfet, ou, à son défaut, le juge de paix, préside la commission.

Art. 18. — Le président de la commission donne, dans les huit jours, avis des décisions rendues au sous-préfet et au maire, qui opèrent sur la liste les additions ou les retranchements prononcés.

Art. 19. — En cas d'urgence, dans l'intervalle de deux sessions, le bureau d'assistance peut admettre provisoirement, dans les conditions de l'article 12 de la présente loi, un malade non inscrit sur la liste. En cas d'impossibilité de réunir à temps le bureau d'assistance, l'admission peut être prononcée par le maire, qui en rend compte, en comité secret, au Conseil municipal dans sa plus prochaine séance.

Art. 20. — En cas d'accident ou de maladie aiguë, l'assistance médicale des personnes qui n'ont pas le domicile de secours dans la commune où s'est produit l'accident ou la maladie incombe à la commune dans les conditions prévues à l'article 21, s'il n'existe pas d'hôpital dans la commune. L'admission de ces malades à l'assistance médicale est prononcée par le maire, qui avise immédiatement le préfet et rend compte, en comité secret, au Conseil municipal dans sa plus prochaine séance. Le préfet accuse réception de l'avis et prononce dans les dix jours sur l'admission aux secours de l'assistance.

Art. 21. — Les frais avancés par la commune en vertu de l'article précédent, sauf pour les dix premiers jours de traitement, sont remboursés par le département d'après un état régulier dressé conformément au tarif fixé par le Conseil général. Le département qui a fourni l'assistance peut exercer son recours contre qui de droit. Si l'assisté a son domicile de secours dans un autre département, le recours est exercé contre le département, sauf la faculté, pour ce dernier, d'exercer à son tour son recours contre qui de droit.

Art. 22. — L'inscription sur la liste prévue à l'article 12 continue à valoir pendant un an, au regard des tiers, à partir du jour où la personne inscrite a quitté la commune, sauf la faculté pour la commune de prouver que cette personne n'est plus en situation d'avoir besoin de l'assistance médicale gratuite.

Art. 23. — Le préfet prononce l'admission aux secours de l'assistance médicale des malades privés de ressources et dépourvus d'un domicile de secours communal. Le préfet est tenu d'adresser, au commencement de chaque mois, à la commission départementale ou au ministre de l'Intérieur, suivant que l'assistance incombe au département ou à l'État, la liste nominative des malades ainsi admis pendant le mois précédent aux secours de l'assistance médicale.

TITRE IV

Secours hospitaliers.

Art. 24. — Le prix de journée des malades placés dans les hôpitaux aux frais des communes, des départements ou de l'État est réglé, par arrêté du préfet, sur la proposition des commissions administratives de ces établissements et, après avis du Conseil général du département, sans qu'on puisse imposer un prix de journée inférieur à la moyenne du prix de revient constaté pendant les cinq dernières années.

Art. 25. — Les droits résultant d'actes de fondations, des édits d'union ou de conventions particulières sont et demeurent réservés. Il n'est pas dérogé à l'article 1er de la loi du 7 août 1851. Tous les lits dont l'affectation ne résulte pas des deux paragraphes précédents ou qui ne seront pas reconnus nécessaires aux services des vieillards ou incurables, des militaires, des enfants assistés et des maternités, seront affectés au service de l'assistance médicale.

TITRE V

Dépenses, voies et moyens.

Art. 26. — Les dépenses du service de l'assistance médicale se divisent en dépenses ordinaires et dépenses extraordinaires.

Les dépenses ordinaires comprendront : 1° les honoraires des médecins, chirurgiens et sages-femmes du service d'assistance à domicile ; 2° les médicaments et appareils ; 3° les frais de séjour des malades dans les hôpitaux. Ces dépenses sont obligatoires. Elles sont supportées par les communes, le département et l'État, suivant les règles établies par les articles 27, 28 et 29. Les dépenses extraordinaires comprennent les frais d'agrandissement et de construction d'hôpitaux. L'État contribuera à ces dépenses par des subventions dans la limite des crédits votés. Chaque année, une somme sera, à cet effet, inscrite au budget.

Art. 27. — Les communes, dont les ressources spéciales de l'assistance médicale et les ressources ordinaires inscrites à leur budget seront insuffisantes pour couvrir les frais de ce service, sont autorisées à voter des centimes additionnels aux quatre contributions directes ou des taxes d'octroi pour se procurer le complément des ressources nécessaires. Les taxes d'octroi votées en vertu du paragraphe précédent seront soumises à l'approbation de l'autorité compétente, conformément aux dispositions de l'article 137 de la loi du 5 avril 1884. La part que les communes seront obligées de demander aux centimes additionnels ou aux taxes d'octroi ne pourra être moindre de 20 pour 100, ni supérieure à 90 pour 100 de la dépense à couvrir, conformément au tableau A.

Art. 28. — Les départements, outre les frais qui leur incombent de par les articles précédents, sont tenus d'accorder aux communes qui auront été obligées de recourir à des centimes additionnels ou à des taxes d'octroi des subventions d'autant plus fortes que leur centime sera plus faible, mais qui ne pourront pas dépasser 80 pour 100, ni être inférieures à 10 pour 100 du produit de ces centimes additionnels ou taxes d'octroi, conformément au tableau A précité. En cas d'insuffisance des ressources spéciales de l'assistance médicale et des ressources ordinaires de leur budget, ils sont autorisés à voter les centimes additionnels aux quatre contributions directes dans la mesure nécessitée par la présente loi.

Art. 29. — L'État concourt aux dépenses départementales de l'Assistance médicale par des subventions aux départements dans une proportion qui variera de 10 à 70 pour 100 du total de ces dépenses couvertes par des centimes additionnels et qui sera calculée en raison inverse de la valeur du centime départemental par kilomètre carré, conformément au tableau B ci-annexé. L'État est en outre chargé : 1º des dépenses occasionnées par le traitement des malades n'ayant aucun domicile de secours ; 2º des frais d'administration relatifs à l'exécution de la présente loi.

TITRE VI

Dispositions générales.

Art. 30. — Les communes, les départements, les bureaux de bienfaisance et les établissements hospitaliers possédant, en vertu d'actes de fondation, des biens dont le revenu a été affecté par le fondateur à l'assistance médicale des indigents à domicile, sont tenus de contribuer aux dépenses du service de l'assistance médicale jusqu'à concurrence dudit revenu, sauf ce qui a été dit à l'article 25.

ART. 31. — Tous les recouvrements relatifs au service de l'assistance médicale s'effectuent comme en matière de contributions directes. Toutes les recettes du bureau d'assistance pour lesquelles les lois et règlements n'ont pas prévu un mode spécial de recouvrement s'effectuent sur les états dressés par le président. Ces états sont exécutoires après qu'ils ont été visés par le préfet ou le sous-préfet. Les oppositions, lorsque la matière est de la compétence des tribunaux ordinaires, sont jugées comme affaires sommaires, et le bureau peut y défendre sans autorisation du Conseil de préfecture.

ART. 32. — Les certificats, significations, jugements, contrats, quittances et autres actes faits en vertu de la présente loi et exclusivement relatifs au service de l'assistance médicale, sont dispensés du timbre et enregistrés gratis lorsqu'il y a lieu à la formalité de l'enregistrement, sans préjudice du bénéfice de la loi du 22 janvier 1851 sur l'assistance judiciaire.

ART. 33. — Toutes les contestations relatives à l'exécution soit de la délibération du Conseil général prise en vertu de l'article 5, ainsi que les réclamations des commissions administratives relatives à l'exécution de l'arrêté préfectoral prévu à l'article 24, sont portées devant le Conseil de préfecture du département du requérant, et, en cas d'appel, devant le Conseil d'État. Les pourvois devant le Conseil d'État, dans les cas prévus au paragraphe précédent, sont dispensés de l'intervention de l'avocat.

ART. 34. — Les médecins du service de l'assistance médicale gratuite ne pourront être considérés comme inéligibles au Conseil général ou au Conseil d'arrondissement à raison de leur rétribution sur le budget départemental.

ART. 35. — Les communes ou syndicats de communes qui justifient remplir d'une manière complète leur devoir d'assistance envers leurs malades peuvent être autorisés, par une décision spéciale du ministre de l'Intérieur, rendue après avis du Conseil supérieur de l'Assistance publique, à avoir une organisation spéciale.

ART. 36. — Sont abrogées les dispositions du décret de la loi du 24 vendémiaire an II, en ce qu'elles ont de contraire à la présente loi.

La présente loi, délibérée et adoptée par le Sénat et par la Chambre des Députés, sera exécutée comme loi de l'État.

III

Loi du 9 avril 1898 concernant les responsabilités des accidents dont les ouvriers sont victimes dans leur travail, comportant les modifications apportées aux articles 2, 7, 11, 12, 17, 18, 20 et 22, par la Loi du 22 mars 1902, et aux articles 3, 4, 10, 15, 16, 19, 21, 27 et 30, par la Loi du 31 mars 1905.

Le Sénat et la Chambre des Députés ont adopté,
Le Président de la République promulgue la loi dont la teneur suit :

TITRE PREMIER

Indemnités en cas d'accidents.

ARTICLE PREMIER. — Les accidents survenus par le fait du travail, ou à l'occasion du travail, aux ouvriers et employés occupés dans l'industrie du bâtiment, les usines, manufactures, chantiers, les entreprises de transport par terre et par eau, de chargement et de déchargement, les magasins publics, mines, minières, carrières, et, en outre, dans tout exploitation ou partie d'exploitation, dans laquelle sont fabriquées ou mises en œuvre des matières explosives, ou dans laquelle il est fait usage d'une machine mue par une force autre que celle de l'homme ou des animaux, donnent droit, au profit de la victime ou de ses représentants, à une indemnité à la charge du chef d'entreprise, à la condition que l'interruption de travail ait duré plus de quatre jours.

Les ouvriers qui travaillent seuls d'ordinaire ne pourront être assujettis à la présente loi par le fait de la collaboration accidentelle d'un ou de plusieurs de leurs camarades.

ART. 2 (*modifié par la loi du 22 mars* 1902). — Les ouvriers et employés désignés à l'article précédent ne peuvent se prévaloir, à raison des accidents dont ils sont victimes dans leur travail, d'aucunes dispositions autres que celles de la présente loi.

Ceux dont le salaire annuel dépasse deux mille quatre cents francs (2400 fr.) ne bénéficient de ces dispositions que jusqu'à concurrence de cette somme. Pour le surplus, ils n'ont droit qu'au quart des rentes stipulées à l'article 3, à moins de conventions contraires, élevant le chiffre de la quotité.

« ART. 3 (*modifié par la loi du* 31 *mars* 1905). — Dans les cas prévus à l'article 1er, l'ouvrier ou employé a droit :

« Pour l'incapacité absolue et permanente, à une rente égale aux deux tiers de son salaire annuel ;

« Pour l'incapacité partielle et permanente, à une rente égale à la moitié de la réduction que l'accident aura fait subir au salaire ;

« Pour l'incapacité temporaire, si l'incapacité de travail a duré plus de quatre jours, à une indemnité journalière, sans distinction entre les jours ouvrables et les dimanches et jours fériés, égale à la moitié du salaire touché au moment de l'accident, à moins que le salaire ne soit variable ; dans ce dernier cas, l'indemnité journalière est égale à la moitié du salaire moyen des journées de travail pendant le mois qui a précédé l'accident. L'indemnité est due à partir du cinquième jour après celui de l'accident ; toutefois, elle est due à partir du premier jour si l'incapacité de travail a duré plus de dix jours. L'indemnité journalière est payable aux époques et lieu de paye usités dans l'entreprise, sans que l'intervalle puisse excéder seize jours.

« Lorsque l'accident est suivi de mort, une pension est servie aux personnes ci-après désignées, à partir du décès, dans les conditions suivantes :

« *a*) Une rente viagère égale à vingt pour cent (20 p. 100), du salaire annuel de la victime pour le conjoint survivant non divorcé ou séparé de corps, à la condition que le mariage ait été contracté antérieurement à l'accident.

« En cas de nouveau mariage, le conjoint cesse d'avoir droit à la rente mentionnée ci-dessus ; il lui sera alloué, dans ce cas, le triple de cette rente à titre d'indemnité totale.

« *b*) Pour les enfants, légitimes ou naturels, reconnus avant l'accident, orphelins de père ou de mère, âgés de moins de seize ans, une rente calculée sur le salaire annuel de la victime à raison de quinze pour cent (15 %) de ce salaire s'il n'y a qu'un enfant, de vingt-cinq pour cent (25 %), s'il y en a deux, de trente-cinq pour cent (35 %), s'il y en a trois et de quarante pour cent (40 %) s'il y en a quatre ou un plus grand nombre.

« Pour les enfants orphelins de père et de mère, la rente est portée pour chacun d'eux à vingt pour cent (20 %) du salaire.

« L'ensemble de ces rentes ne peut, dans le premier cas, dépasser quarante pour cent (40 %) du salaire, ni soixante pour cent (60 %) dans le second.

« *c*) Si la victime n'a ni conjoint ni enfant dans les termes des paragraphes *a* et *b*, chacun des ascendants et descendants qui étaient à sa charge recevra une rente viagère pour les ascendants et payable jusqu'à seize ans pour les descendants. Cette rente sera égale à dix pour cent (10 %), du salaire annuel de la victime, sans que le montant total des rentes ainsi allouées puisse dépasser trente pour cent (30 %).

« Chacune des rentes prévues par le paragraphe C est, le cas échéant, réduite proportionnellement.

« Les rentes constituées en vertu de la présente loi sont payables à la résidence du titulaire, ou au chef lieu du canton de cette résidence, et, si elles sont servies par la Caisse nationale des retraites, chez le préposé de cet établissement désigné par le titulaire.

« Elles sont payables par trimestre et à terme échu ; toutefois, le tribunal peut ordonner le payement d'avance de la moitié du premier arrérage.

« Ces rentes sont incessibles et insaisissables.

« Les ouvriers étrangers, victimes d'accident, qui cesseraient de résider sur le territoire français, recevront, pour toute indemnité, un capital égal à trois fois la rente qui leur avait été allouée

« Il en sera de même pour leurs ayants droits étrangers cessant de résider sur le territoire français, sans que toutefois le capital puisse alors dépasser la valeur actuelle de la rente d'après le tarif visé à l'article 28.

« Les représentants étrangers d'un ouvrier étranger ne recevront aucune indemnité si, au moment de l'accident, ils ne résidaient pas sur le territoire français.

« Les dispositions des trois alinéas précédents pourront, toutefois, être modifiées par traités dans la limite des indemnités prévues au présent article, pour les étrangers dont les pays d'origine garantiraient à nos nationaux des avantages équivalents.

« ART. 4 (modifié par la loi du 31 mars 1905). — Le chef d'entreprise supporte, en outre, les frais médicaux et pharmaceutiques et les frais funéraires. Ces derniers sont évalués à la somme de cent francs (100 fr.) au maximum.

« La victime peut toujours faire choix elle-même de son médecin et de son pharmacien. Dans ce cas, le chef d'entreprise ne peut être tenu des frais médicaux et pharmaceutiques que jusqu'à concurrence de la somme fixée par le juge de paix du canton où est survenu l'accident, conformément à un tarif qui sera établi par arrêté du Ministre du Commerce, après avis d'une commission spéciale comprenant des représentants de syndicats de médecins et de pharmaciens, de syndicats professionnels ouvriers et patronaux, de sociétés d'assurances contre les accidents du travail et de syndicats de garantie, et qui ne pourra être modifié qu'à intervalles de deux ans.

« Le chef d'entreprise est seul tenu dans tous les cas, en outre des obligations contenues en l'article 3, des frais d'hospitalisation qui, tout compris, ne pourront dépasser le tarif établi pour l'application de l'article 24 de la loi du 15 juillet 1893 majoré de cinquante pour cent (50 %), ni excéder jamais quatre francs (4 fr.), par jour pour Paris, ou trois francs cinquante centimes (3 fr. 50) partout ailleurs.

« Les médecins et pharmaciens ou les établitsements hospitaliers peuvent actionner directement le chef d'entreprise.

« Au cours du traitement, le chef d'entreprise pourra désigner au juge de paix un médecin chargé de le renseigner sur l'état de la victime. Cette désignation, dûment visée par le juge de paix, donnera audit médecin accès hebdomadaire auprès de la victime en présence du médecin traitant, prévenu deux jours à l'avance par lettre recommandée.

« Faute par la victime de se prêter à cette visite, le payement de l'indemnité journalière sera suspendu par décision du juge de paix, qui convoquera la victime par simple lettre recommandée.

« Si le médecin certifie que la victime est en état de reprendre son travail et que celle-ci le conteste, le chef d'entreprise peut, lorsqu'il s'agit d'une incapacité temporaire, requérir du juge de paix une expertise médicale qui devra avoir lieu dans les cinq jours.

Art. 5. — Les chefs d'entreprise peuvent se décharger pendant les trente, soixante ou quatre-vingt-dix premiers jours à partir de l'accident, de l'obligation de payer aux victimes les frais de maladie et l'indemnité temporaire, ou une partie seulement de cette indemnité, comme il est spécifié ci-après, s'ils justifient :

1° Qu'ils ont affilié leurs ouvriers à des Sociétés de secours mutuels et pris à leur charge une quote-part de la cotisation qui aura été déterminée d'un commun accord, et en se conformant aux statuts types approuvés par le Ministre compétent, mais qui ne devra pas être inférieur au tiers de cette cotisation ;

2° Que ces Sociétés assurent à leurs membres, en cas de blessures, pendant trente, soixante ou quatre-vingt-dix jours, les soins médicaux et pharmaceutiques et une indemnité journalière.

Si l'indemnité journalière servie par la Société est inférieure à la moitié du salaire quotidien de la victime, le chef d'entreprise est tenu de lui verser la différence.

Art. 6. — Les exploitants de mines, minières et carrières peuvent se décharger des frais et indemnités mentionnés à l'article précédent moyennant une subvention annuelle versée aux Caisses ou Sociétés de secours constituées dans ces entreprises en vertu de la loi du 29 juin 1894.

Le montant et les conditions de cette subvention devront être acceptés par la Société et approuvés par le Ministre des Travaux publics

Ces deux dispositions seront applicables à tous autres chefs d'industrie qui auront créé en faveur de leurs ouvriers des Caisses particulières de secours en conformité du titre III de la loi du 29 juin 1894. L'approbation prévue ci-dessus sera, en ce qui les concerne, donnée par le Ministre du Commerce et de l'Industrie.

Art. 7 (*modifié par la loi du 22 mars 1902*). — Indépendamment de l'action résultant de la présente loi, la victime ou ses représentants conservent, contre les auteurs de l'accident, autres que le patron ou ses ouvriers et préposés, le droit de réclamer la réparation du préjudice causé, conformément aux règles du droit commun.

L'indemnité qui leur sera allouée exonérera le chef de l'entreprise jusqu'à concurrence des obligations mises à sa charge. Dans le cas où l'accident a entraîné une incapacité permanente ou la mort, cette indemnité devra être attribuée sous forme de rentes servies par la Caisse nationale des retraites.

En outre de cette allocation sous forme de rente, le tiers reconnu responsable pourra être condamné, soit envers la victime, soit envers le chef de l'entreprise, si celui-ci intervient dans l'instance, au payement des autres indemnités et frais prévus aux articles 3 et 4 ci-dessus.

Cette action contre les tiers responsables pourra même être exercée par le chef d'entreprise, à ses risques et périls, aux lieu et place de la victime ou de ses ayants droit si ceux-ci négligent d'en faire usage.

Art. 8. — Le salaire qui servira de base à la fixation de l'indemnité allouée à l'ouvrier âgé de moins de seize ans ou à l'apprenti victime d'un accident, ne sera pas inférieur au salaire le plus bas des ouvriers valides de la même catégorie occupés dans l'entreprise.

Toutefois, dans le cas d'incapacité temporaire, l'indemnité de l'ouvrier âgé de moins de seize ans ne pourra pas dépasser le montant de son salaire.

Art. 9. — Lors du règlement définitif de la rente viagère, après le délai de revision prévu à l'article 19, la victime peut demander que le quart au plus du capital nécessaire à l'établissement de cette rente, calculé d'après les tarifs dressés pour les victimes d'accidents par la Caisse des retraites pour la vieillesse, lui soit attribué en espèces.

Elle peut aussi demander que ce capital, ou ce capital réduit du quart au plus comme il vient d'être dit, serve à constituer sur sa tête une rente viagère réversible, pour moitié au plus, sur la tête de son conjoint. Dans ce cas, la rente viagère sera diminuée de façon qu'il ne résulte de la réversibilité aucune augmentation de charges pour le chef de l'entreprise.

Le tribunal, en chambre du Conseil, statuera sur ces demandes.

« **Art.** 10 (*modifié par la loi du 31 mars 1905*). — Le salaire servant de base à la fixation des rentes s'entend, pour l'ouvrier occupé dans l'entreprise pendant les douze mois avant l'accident, de la rémunération effective qui lui a été allouée pendant ce temps, soit en argent, soit en nature.

« Pour les ouvriers occupés pendant moins de douze mois avant l'accident, il doit s'entendre de la rémunération effective qv'ils ont reçue depuis leur entrée dans l'entreprise, augmentée de la rémunération qu'ils auraient pu recevoir endant la période de travail nécessaire pour compléter les douze mois, d'après la rémunération moyenne des ouvriers de la même catégorie pendant ladite période.

« Si le travail n'est pas continu, le salaire annuel est calculé, tant d'après la rémunération reçue pendant la période d'activité que d'après le gain de l'ouvrier pendant le reste de l'année.

« Si, pendant les périodes visées aux alinéas précédents, l'ouvrier a chômé exceptionnellement et pour des causes indépendantes de sa volonté, il est fait état du salaire moyen qui eût correspondu à ces chômages.

TITRE II

Déclaration des accidents et enquête.

Art. 11. (*modifié par la loi du 22 mars 1902*). — Tout accident ayant occasionné une incapacité de travail doit être déclaré dans les quarante-huit heures, non compris les dimanches et jours fériés, par le chef d'entreprise ou ses préposés, au maire de la commune qui en dresse procès-verbal et en délivre immédiatement récépissé.

La déclaration et le procès-verbal doivent indiquer, dans la forme réglée par décret, les noms, qualité et adresse du chef d'entreprise, le lieu précis, l'heure et la nature de l'accident, les circonstances dans lesquelles il s'est produit, la nature des blessures, les noms et adresses des témoins.

Dans les quatre jours qui suivent l'accident, si la victime n'a pas repris son travail, le chef d'entreprise doit déposer à la mairie, qui lui en délivre immédiatement récépissé, un certificat de médecin indiquant l'état de la victime, les suites probables de l'accident et l'époque à laquelle il sera possible d'en connaître le résultat définitif.

La déclaration d'accident pourra être faite dans les mêmes conditions par la victime ou ses représentants jusqu'à l'expiration de l'année qui suit l'accident.

Avis de l'accident, dans les formes réglées par décret, est donné immédiatement par le maire à l'inspecteur départemental du travail ou à l'ingénieur ordinaire des mines chargé de la surveillance de l'entreprise.

L'article 15 de la loi du 2 nomembre 1892 et l'article 11 de la loi du 12 juin 1893 cessent d'être applicables dans les cas visés par la présente loi.

ART. 12 (*modifié par la loi du 22 mars* 1902). — Dans les vingt-quatre heures qui suivent le dépôt du certificat, et au plus tard dans les cinq jours qui suivent la déclaration de l'accident, le maire transmet au juge de paix du canton où l'accident s'est produit, la déclaration et, soit le certificat médical, soit l'attestation qu'il n'a pas été produit de certificat.

Lorsque, d'après le certificat méidcal, produit en exécution du paragraphe précédent, ou transmis ultérieurement par la victime à la justice ge paix, la blessure paraît devoir entraîner la mort ou une incapacité dermanente, absolue ou partielle de travail, ou lorsque la victime est pécédée, le juge de paix, dans les vingt-quatre heures, procède à une dnquête à l'effet de rechercher :

1° La cause, la nature et les circonstances de l'accident ;

2° Les personnes victimes et le lieu où elles se trouvent, le lieu et la date de leur naissance ;

3° La nature des lésions ;

4° Les ayants droit pouvant, le cas échéant, prétendre à une indemnité, le lieu et la date de leur naissance ;

5° Le salaire quotidien et le salaire annuel des victimes ;

6° La société d'assurance à laquelle le chef d'entreprise était assuré ou le syndicat de garantie auquel il était affilié.

Les allocations tarifées pour le juge de paix et son greffier, en exécution de l'article 29 de la présente loi et de l'article 31 de la loi de finances du 13 avril 1900, seront avancées par le Trésor.

ART. 13. — L'enquête a lieu contradictoirement dans les formes prescrites par les articles 35, 36, 37, 38 et 39 du Code de procédure civile, en présence des parties intéressées ou celles-ci convoquées d'urgence, par lettre recommandée.

Le juge de paix doit se transporter auprès de la victime de l'accident qui se trouve dans l'impossibilité d'assister à l'enquête.

Lorsque le certificat médical ne lui paraîtra pas suffisant, le juge de paix pourra désigner un médecin pour examiner le blessé.

Il peut aussi commettre un expert pour assister dans l'enquête.

Il n'y a pas lieu, toutefois, à nomination d'expert dans les entreprises administratives surveillées, ni dans celles de l'État placées sous le con-

trôle d'un service distinct du service de gestion, ni dans les établissements nationaux où s'effectuent des travaux que la sécurité publique
oblige à tenir secrets. Dans ces divers cas, les fonctionnaires chargés
de la surveillance ou du contrôle de ces établissements ou entreprises
et, en ce qui concerne les exploitations minières, les délégués à la sécurité des ouvriers mineurs, transmettent au juge de paix, pour être joint
au procès-verbal d'enquête, un exemplaire de leur rapport.

Sauf les cas d'impossibilité matérielle dûment constatés dans le procès-verbal, l'enquête doit être close dans le plus bref délai, et, au plus
tard, dans les dix jours à partir de l'accident. Le juge de paix avertit,
par lettre recommandée, les parties de la clôture de l'enquête et du
dépôt de la minute au greffe, où elles pourront, pendant un délai de
cinq jours, en prendre connaissance et s'en faire délivrer une expédition,
affranchie du timbre et de l'enregistrement. A l'expiration de ce délai
de cinq jours, le dossier de l'enquête est transmis au président du tribunal civil de l'arrondissement.

Art. 14. — Sont punis d'une amende de un à quinze francs (1 à 15 fr.),
les chefs d'industrie ou leurs préposés qui ont contrevenu aux dispositions de l'article 11.

En cas de récidive dans l'année, l'amende peut être élevée de seize
à trois cents francs (16 à 300 fr.).

L'article 463 du Code pénal est applicable aux contraventions prévues
par le présent article.

TITRE III

Compétence. — Juridictions. — Procédure. — Révision.

« Art. 15. (*modifié par la loi du 31 mars 1905*). — Sont jugées en
dernier ressort par le juge de paix du canton où l'accident s'est produit,
à quelque chiffre que la demande puisse s'élever et dans les quinze

jours de la demande, les contestations relatives tant aux frais funéraires qu'aux indemnités temporaires.

« Les indemnités temporaires sont dues jusqu'au jour du décès ou
jusqu'à la consolidation de la blessure, c'est-à-dire jusqu'au jour où
la victime se trouve, soit complètement guérie, soit définitivement
atteinte d'une incapacité permanente ; elles continuent, dans ce dernier
cas, à être servies jusqu'à la décision définitive prévue à l'article suivant, sous réserve des dispositions du quatrième alinéa dudit article.

« Si l'une des parties soutient, avec un certificat médical à l'appui, que
l'incapacité est permanente, le juge de paix doit se déclarer incompétent par une décision dont il transmet, dans les trois jours, expédition

au président du tribunal civil. Il fixe en même temps, s'il ne l'a fait antérieurement, l'indemnité journalière.

« Le juge de paix connaît des demandes relatives au payement des frais médicaux et pharmaceutiques jusqu'à trois cents francs (300 fr.) en dernier ressort et à quelque chiffre que ces demandes s'élèvent, à charge d'appel dans la quinzaine de la décision.

« Les décisions du juge de paix relatives à l'indemnité journalière sont exécutoires nonobstant opposition. Ces décisions sont susceptibles de recours en cassation pour violation de la loi.

« Lorsque l'accident s'est produit en territoire étranger, le juge de paix compétent, dans les termes de l'article 12 et du présent article, est celui du canton où est situé l'établissement ou le dépôt auquel est attachée la victime.

« Lorsque l'accident s'est produit en territoire français, hors du canton où est situé l'établissement ou le dépôt auquel est attachée la victime, le juge de paix de ce dernier canton devient exceptionnellement compétent, à la requête de la victime ou de ses ayants droit adressée, sous forme de lettre recommandée, au juge de paix du canton où l'accident s'est produit, avant qu'il n'ait été saisi dans les termes du présent article ou bien qu'il n'ait clos l'enquête prévue à l'article 13. Un récépissé est immédiatement envoyé au requérant par le greffe, qui avise, en même temps que le chef d'entreprise, le juge de paix devenu compétent et, s'il y a lieu, transmet à ce dernier le dossier de l'enquête, dès sa clôture, en avertissant les parties, conformément à l'article 13.

« Si, après transmission du dossier de l'enquête au président du tribunal du lieu de l'accident et avant convocation des parties, la victime ou ses ayants droit justifient qu'ils n'ont pu, avant la clôture de l'enquête, user de la faculté prévue à l'alinéa précédent, le président peut, les parties entendues, se dessaisir du dossier et le transmettre au président du tribunal de l'arrondissement où est situé l'établissement ou le dépôt auquel est attachée la victime.

« Art. 16 (modifié par la loi du 31 mars 1905). — En ce qui touche les autres indemnités prévues par la présente loi, le président du tribunal de l'arrondissement, dans les cinq jours de la transmission du dossier, si la victime est décédée avant la clôture de l'enquête, ou, dans le cas contraire, dans les cinq jours de la production par la partie la plus diligente, soit de l'acte de décès, soit d'un accord écrit des parties reconnaissant le caractère permanent de l'incapacité, ou bien de la réception de la décision du juge de paix visée au troisième alinéa de l'article précédent, ou enfin, s'il n'a été saisi d'aucune de ces pièces, dans les cinq jours précédant l'expiration du délai de prescription prévu à l'article lorsque la date de cette expiration lui est connue, convoque la victime ou ses ayants droit, le chef d'entreprise, qui peut se faire représenter, et, s'il y a assurance ,l'assureur. Il peut, du consentement des parties, commettre un expert dont le rapport doit être déposé dans le délai de huitaine.

« En cas d'accord entre les parties, conforme aux prescriptions de la présente loi, l'indemnité est définitivement fixée par l'ordonnance du président qui en donne acte en indiquant, sous peine de nullité, le salaire de base et la réduction que l'accident aura fait subir au salaire.

« En cas de désaccord, les parties sont renvoyées à se pourvoir devant le tribunal, qui est saisi par la partie la plus diligente et statue comme en matière sommaire, conformément au titre XXIV du livre II du Code de procédure civile. Son jugement est exécutoire par provision.

« En ce cas, le président, par son ordonnance de renvoi et sans appel, peut substituer à l'indemnité journalière une provision inférieure au demi-salaire ou, dans la même limite, allouer une provision aux ayants droit. Ces provisions peuvent être allouées ou modifiées en cours d'instance par voie de référé sans appel. Elles sont incessibles et insaisissables et payables dans les mêmes conditions que l'indemnité journalière.

« Les arrérages des rentes courent à partir du jour du décès ou de la consolidation de la blessure, sans se cumuler avec l'indemnité journalière ou la provision.

« Dans les cas où le montant de l'indemnité ou de la provision excède les arrérages dus jusqu'à la date de la fixation de la rente, le tribunal peut ordonner que le surplus sera précompté sur les arrérages ultérieurs dans la proportion qu'il détermine.

« S'il y a assurance, l'ordonnance du président ou le jugement fixant la rente allouée spécifie que l'assureur est substitué au chef d'entreprise dans les termes du titre IV de façon à supprimer tout recours de la victime contre ledit chef d'entreprise.

ART. 17 (*modifié par la loi du 22 mars 1902*). — Les jugements rendus en vertu de la présente loi sont susceptibles d'appel selon les règles du droit commun. Toutefois l'appel, sous réserve des dispositions de l'article 449 du Code de procédure civile, devra être interjeté dans les trente jours de la date du jugement s'il est contradictoire, et, s'il est par défaut, dans la quinzaine à partir du jour où l'opposition ne sera plus recevable.

L'opposition ne sera plus recevable en cas de jugement par défaut contre partie, lorsque le jugement aura été signifié à personne, passé le délai de quinze jours à partir de cette signification.

La Cour statuera d'urgence dans le mois de l'acte d'appel. Les parties pourront se pourvoir en cassation.

Toutes les fois qu'une expertise médicale sera ordonnée, soit par le juge de paix, soit par le Tribunal ou par la Cour d'appel, l'expert ne pourra être le médecin qui a soigné le blessé, ni un médecin attaché à l'entreprise ou à la société d'assurance à laquelle le chef d'entreprise est affilié.

ART. 18 (*modifié par la loi du 22 mars 1902*). — L'action en indemnité prévue par la présente loi se prescrit par un an à dater du jour de l'accident, ou de la clôture de l'enquête du juge de paix, ou de la cessation du payement de l'indemnité temporaire.

L'article 55 de la loi du 10 août 1871 et l'article 124 de la loi du 5 avril 1884 ne sont pas applicables aux instances suivies contre les départements ou les communes, en exécution de la présente loi.

« ART. 19 (*modifié par la loi du 31 mars 1905*). — La demande en révision de l'indemnité fondée sur une aggravation ou une atténuation de l'infirmité de la victime, ou son décès par suite des conséquences de l'accident, est ouverte pendant trois ans à compter, soit de la date à laquelle cesse d'être due l'indemnité journalière, s'il n'y a point eu attribution de rente, soit de l'accord intervenu entre les parties ou de la décision judiciaire passée en force de chose jugée, même si la pension a été remplacée par un capital en conformité de l'article 2.

« Dans tous les cas, sont applicables à la revision les conditions de compétence et de procédure fixées par les articles 16, 17 et 22. Le président du tribunal est saisi par voie de simple déclaration au greffe.

« S'il y a accord entre les parties, conforme aux prescriptions de la présente loi, le chiffre de la rente revisée est fixé par ordonnance du président, qui donne acte de cet accord en spécifiant, sous peine de nullité, l'aggravation ou l'atténuation de l'infirmité.

« En cas de désaccord, l'affaire est renvoyée devant le tribunal, qui est saisi par la partie la plus diligente et qui statue comme en matière sommaire et ainsi qu'il est dit à l'article 16.

« Au cours des trois années pendant lesquelles peut s'exercer l'action en revision, le chef d'entreprise pourra désigner au président du tribunal un médecin chargé de le renseigner sur l'état de la victime.

« Cette désignation, dûment visée par le président, donnera audit médecin accès trimestriel, auprès de la victime. Faute par la victime de se prêter à cette visite, tout payement d'arrérages sera suspendu par décision du président qui convoquera la victime par simple lettre recommandée.

« Les demandes prévues à l'article 9 doivent être portées devant le tribunal au plus tard dans le mois qui suit l'expiration du délai imparti pour l'action en revision.

Art. 20 (*modifié par la loi du 22 mars 1902*). — Aucune des indemnités déterminées par la présente loi ne peut être attribuée à la victime qui a intentionnellement provoqué l'accident.

Le Tribunal a le droit, s'il est prouvé que l'accident est dû à une faute inexcusable de l'ouvrier, de diminuer la pension fixée au titre Ier.

Lorsqu'il est prouvé que l'accident est dû à la faute inexcusable du patron ou de ceux qu'il s'est substitués dans la direction, l'indemnité pourra être majorée, mais sans que la rente ou le total des rentes allouées puisse dépasser, soit la réduction, soit le montant du salaire annuel.

En cas de poursuites criminelles, les pièces de procédure seront communiquées à la victime ou à ses ayants droit.

Le même droit appartiendra au patron ou à ses ayants droit.

Art. 21 (*modifié par la loi du 31 mars 1905*). — Les parties peuvent toujours, après détermination du chiffre de l'indemnité due à la victime de l'accident, décider que le service de la pension sera suspendu et remplacé, tant que l'accord subsistera, par tout autre mode de réparation.

En dehors des cas prévus à l'article 3, la pension ne pourra être remplacée par le payement d'un capital que si elle n'est pas supérieure à cent francs (100 fr.), et si le titulaire est majeur. Ce rachat ne pourra être effectué que d'après le tarif spécifié à l'article 28.

Art. 22 (*modifié par la loi du 22 mars 1902*). — Le bénéfice de l'assistance judiciaire est accordé de plein droit, sur le visa du Procureur de la République, à la victime de l'accident ou à ses ayants droit devant le Président du Tribunal civil et devant le Tribunal.

Le Procureur de la République procède comme il est prescrit à l'article 13 (§§ 2 et suivants) de la loi du 22 janvier 1851, modifié par la loi du 10 juillet 1901.

Le bénéfice de l'assistance judiciaire s'applique de plein droit à l'acte d'appel. Le premier président de la Cour, sur la demande qui lui sera adressée à cet effet, désignera l'avoué près la Cour dont la constitution figurera dans l'acte d'appel, et commettra un huissier pour le signifier.

Si la victime de l'accident se pourvoit devant le bureau d'assistance judiciaire pour en obtenir le bénéfice en vue de toute la procédure d'appel, elle sera dispensée de fournir les pièces justificatives de son indigence.

Le bénéfice de l'assistance judiciaire s'étend de plein droit aux instances devant le juge de paix, à tous les actes d'exécution mobilière et immobilière et à toute contestation incidente à l'exécution des décisions judiciaires.

L'assisté devra faire déterminer par le bureau d'assistance judiciaire de son domicile la nature des actes et procédure d'exécution auxquels l'assistance s'appliquera.

(Les dispositions modificatives introduites par la loi du 22 mars 1902, sont applicables aux accidents visés par la loi du 30 juin 1899.) — (Art. 2 de la loi du 22 mars 1902).

TITRE IV

Garanties.

ART. 23. — La créance de la victime de l'accident ou de ses ayants droit relative aux frais médicaux, pharmaceutiques et funéraires ainsi qu'aux indemnités allouées à la suite de l'incapacité temporaire de travail, est garantie par le privilège de l'article 2101 du Code civil et y sera inscrite sous le n° 6.

Le payement des indemnités pour incapacité permanente de travail ou accidents suivis de mort est garanti conforméemnt aux dispositions des articles suivants.

ART. 24. — A défaut, soit par les chefs d'entreprise débiteurs, soit par les Sociétés d'assurances à primes fixes ou mutuelles, ou les syndicats de garantie liant solidairement tous leurs adhérents, de s'acquitter, au moment de leur exigibilité, des indemnités mises à leur charge à la suite d'accidents ayant entraîné la mort ou une incapacité permanente de travail, le payement en sera assuré aux intéressés par les soins de la Caisse nationale des retraites pour la vieillesse, au moyen d'un fonds spécial de garantie, constitué comme il va être dit et dont la gestion sera confiée à ladite caisse.

ART. 25. — Pour la constitution du fonds spécial de garantie, il sera ajouté au principal de la contribution des patentes des industriels visés par l'article premier, quatre centimes (0 fr. 04) additionnels. Il sera perçu sur les mines une taxe de cinq centimes (0 fr. 05), par hectare concédé.

Ces taxes pourront, suivant les besoins, être majorées ou réduites par loi de finances.

ART. 26. — La Caisse nationale des retraites exercera un recours contre les chefs d'entreprise débiteurs, pour le compte desquels des sommes auront été payées par elle conformément aux dispositions qui précèdent.

En cas d'assurance du chef d'entreprise, elle jouira, pour le remboursement de ses avances, du privilège de l'article 2102 du Code civil sur l'indemnité due par l'assureur et n'aura plus de recours contre le chef d'entreprise.

Un règlement d'administration publique déterminera les conditions d'organisation et fonctionnement du service conféré par les dispositions précédentes à la Caisse nationale des retraites et, notamment, les formes du recours à exercer contre les chefs d'entreprise débiteurs ou les Sociétés d'assurances et les syndicats de garantie, ainsi que les conditions dans lesquelles les victimes d'accidents ou leurs ayants droit seront admis à réclamer à la Caisse le payement de leurs indemnités.

Les décisions judiciaires n'emporteront hypothèque que si elles sont rendues au profit de la Caisse des retraites exerçant son recours contre les chefs d'entreprise ou les Compagnies d'assurances.

« ART. 27 (*modifié par la loi du 31 mars 1905*). — Les Compagnies d'assurances mutuelles ou à primes fixes contre les accidents, françaises ou étrangères, sont soumises à la surveillance et au contrôle de l'État et astreintes à constituer des réserves ou cautionnements dans les conditions déterminées par un règlement d'administration publique.

« Le montant de réserves mathématiques et des cautionnements sera affecté par privilège au payement des pensions et indemnités.

« Les syndicats de garantie seront soumis à la même surveillance et un règlement d'administration publique déterminera les conditions de leur création et de leur fonctionnement.

« A toute époque, un arrêté du Ministre du Commerce peut mettre fin aux opérations de l'assureur qui ne remplit pas les conditions prévues par la présente loi ou dont la situation financière ne donne pas des garanties suffisantes pour lui permettre de remplir ses engagements. Cet arrêté est pris après avis conforme du Comité consultatif des assurances contre les accidents du travail, l'assureur ayant été mis en demeure de fournir ses observations par écrit dans un délai de quinzaine. Le Comité doit émettre son avis dans la quinzaine suivante.

« Le dixième jour, à midi, à compter de la publication de l'arrêté au *Journal officiel*, tous les contrats contre les risques régis par la présente loi cessent de plein droit d'avoir effet, les primes restant à payer ou les primes payées d'avance n'étant acquises à l'assureur qu'en proportion de la période d'assurance réalisée, sauf stipulation contraire dans les polices.

« Le Comité consultatif des assurances contre les accidents du travail est composé de vingt-quatre membres, savoir : deux sénateurs et trois députés élus par leurs collègues ; le directeur de l'assurance et de la prévoyance sociales ; le directeur du travail ; le directeur général de la Caisse des dépôts et consignations ; trois membres agrégés de l'institut des actuaires français ; le président du tribunal de commerce de la Seine ou un président de section délégué par lui ; le président de la chambre de commerce de Paris ou un membre délégué par lui ; deux ouvriers membres du Conseil supérieur du travail ; un professeur de la Faculté de droit de Paris ; deux directeurs ou administrateurs de sociétés mutuelles d'assurances contre les accidents du travail ou syndicats de garantie ; deux directeurs ou administrateur de sociétés anonymes ou en commandite d'assurances contre les accidents du travail ; quatre personnes spécialement compétentes en matière d'assurances contre les accidents du travail. Un décret détermine le mode de nomination et de renouvellement des membres ainsi que la désignation du président, du vice-président et du secrétaire.

« Les frais de toute nature résultant de la surveillance et du contrôle seront couverts au moyen de contributions proportionnelles au montant des réserves ou cautionnements et fixés annuellement pour chaque compagnie ou association par arrêté du Ministre du Commerce.

Art. 28. — Le versement du capital représentatif des pensions allouées en vertu de la présente loi ne peut être exigé des débiteurs.

Toutefois, les débiteurs qui désireront se libérer en une fois pourront verser le capital représentatif de ces pensions à la Caisse nationale des retraites, qui établira à cet effet, dans les six mois de la promulgation de la présente loi, un tarif tenant compte de la mortalité des victimes d'accidents et de leurs ayants droit.

Lorsqu'un chef d'entreprise cesse son industrie, soit volontairement, soit par décès, liquidation judiciaire ou faillite, soit par cession d'établissement, le capital représentatif des pensions à sa charge devient exigible de plein droit et sera versé à la Caisse nationale des retraites. Ce capital sera déterminé, au jour de son exigibilité, d'après le tarif visé au paragraphe précédent.

Toutefois, le chef d'entreprise ou ses ayants droit peuvent être exonérés du versement de ce capital, s'ils fournissent des garanties qui seront à déterminer par un règlement d'administration publique.

TITRE V

Dispositions générales

Art. 29. — Les procès-verbaux, certificats, actes de notoriété, significations, jugements et autres actes faits ou rendus en vertu et pour l'exécution de la présente loi, sont délivrés gratuitement, visés pour timbre et enregistrés gratis lorsqu'il y a lieu à la formalité de l'enregistrement.

Dans les six mois de la promulgation de la présente loi, un décret déterminera les émoluments des greffiers de justice de paix pour leur assistance et la rédaction des actes de notoriété, procès-verbaux, certificats, significations, jugements, envois de lettres recommandées, extraits, dépôts de la minute d'enquête au greffe, et pour tous les actes nécessités par l'application de la présente loi, ainsi que les frais de transport auprès des victimes et d'enquête sur place.

« Art. 30. (*modifié par la loi du 31 mars 1905*). — Toute convention contraire à la présente loi, est nulle de plein droit. Cette nullité, comme la nullité prévue au deuxième alinéa de l'article 16 et au troisième alinéa de l'article 19, peut être poursuivie par tout intéressé devant le tribunal visé auxdits articles.

« Toutefois, dans ce cas, l'assistance judiciaire n'est accordée que dans les conditions du droit commun.

« La décision qui prononce la nullité fait courir à nouveau, du jour où elle devient définitive, les délais impartis soit pour la prescription, soit pour la revision.

« Sont nulles de plein droit et de nul effet les obligations contractées, pour rémunération de leurs services, envers les intermédiaires qui se chargent, moyennant émoluments convenus à l'avance, d'assurer aux victimes d'accidents ou à leurs ayants droit le bénéfice des instances ou des accords prévus aux articles 15, 16, 17 et 19.

« Est passible d'une amende de seize francs (16 fr.), à trois cents francs (300 fr.), et, en cas de récidive dans l'année de la condamnation d'une amende de cinq cents francs (500 fr.) à deux mille francs (2.000 fr.), sous réserve de l'application de l'article 463 du Code pénal : 1° tout intermédiaire convaincu d'avoir offert les services spécifiés à l'alinéa précédent ; 2° tout chef d'entreprise ayant opéré, sur le salaire de ses ouvriers ou employés, des retenues pour l'assurance des risques mis à sa charge par la présente loi ; 3° toute personne qui, soit par menace de renvoi, soit par refus ou menace de refus des indemnités dues en vertu de la présente loi, aura porté atteinte ou tenté de porter atteinte au droit de la victime de choisir son médecin ; 4° tout médecin ayant, dans des certificats délivrés pour l'application de la présente loi, sciemment dénaturé les conséquences des accidents. »

Art. 31. — Les chefs d'entreprise sont tenus, sous peine d'une amende de un à quinze francs (1 à 15 fr.), de faire afficher dans chaque atelier la présente loi et les règlements d'administration relatifs à son exécution.

En cas de récidive dans la même année, l'amende sera de seize à cent francs (16 à 100 fr.).

Les infractions aux dispositions des articles 11 et 31 pourront être constatées par les inspecteurs du travail.

Art. 32. — Il n'est point dérogé aux lois, ordonnances [illegible] concernant les pensions des ouvriers, apprentis et [illegible] nant aux ateliers de la Marine et celles des ouvriers [illegible] manufactures d'armes dépendant du Ministère de la Guerre.

Art. 33. — La présente loi ne sera applicable que trois mois [illegible] publication officielle des décrets d'administration publique [illegible] en régler l'exécution.

Art. 34. — Un règlement d'administration publique [illegible] les conditions dans lesquelles la présente loi pourra être appliquée [illegible] l'Algérie et aux colonies.

La présente loi, délibérée et adoptée par le Sénat et par la Chambre des députés, sera exécutée comme loi de l'État.

IV

Loi du 31 mars 1919, sur les pensions militaires [illegible]

Art. 5. — Toutes les maladies contractées par [illegible] pendant la période où il a été incorporé ou pendant [illegible] suivi son renvoi dans ses foyers, sont présumées, sauf [illegible] avoir été contractées ou s'être aggravées par suite des fatigues ou accidents du service.

Art. 64. — L'État doit à tous les militaires et [illegible] de la présente loi leur vie durant les soins médicaux [illegible] pharmaceutiques nécessités par la blessure ou la [illegible] ou aggravée au service, qui a motivé leur réforme.

Les ayants droit seront sur leur demande inscrits de [illegible] les listes spéciales établies chaque année à leur domicile [illegible] sous le titre « Soins médicaux, aux victimes de la guerre » [illegible] leur donnera le droit à la gratuité des soins [illegible] [illegible] mais exclusivement pour les accidents [illegible] résultant de la blessure ou de la maladie qui aura donné [illegible]

Les bénéficiaires de la présente loi auront droit au [illegible] médecin et du pharmacien.

Les frais des soins médicaux et pharmaceutiques [illegible] par l'État. Le tarif en sera établi par un décret [illegible] [illegible] pris après entente avec les représentants du [illegible] [illegible] et des syndicats professionnels intéressés. [illegible]

V

SYNDICATS MÉDICAUX

Loi sur les syndicats professionnels du 21 mars 1884.

ARTICLE PREMIER. — Sont abrogés la loi des 14-27 juin 1791 et l'article 416 du Code pénal.

Les articles 291, 292, 293, 294 du Code pénal et la loi du 18 avril 1834 ne sont pas applicables aux syndicats professionnels.

ART. 2. — Les syndicats ou associations professionnelles, même de plus de vingt personnes exerçant la même profession, des métiers similaires, ou des professions connexes concourant à l'établissement de produits déterminés, pourront se constituer librement sans l'autorisation du Gouvernement.

ART. 3. — Les syndicats professionnels ont exclusivement pour objet l'étude et la défense des intérêts économiques, industriels, commerciaux et agricoles.

ART. 4. — Les fondateurs de tout syndicat professionnel devront déposer les statuts et les noms de ceux qui, à un titre quelconque, seront chargés de l'administration ou de la direction.

Ce dépôt aura lieu à la mairie de la localité où le syndicat est établi, et à Paris, à la préfecture de la Seine.

Ce dépôt sera renouvelé à chaque changement de la direction ou des statuts.

Communication des statuts devra être donnée par le maire ou par le préfet de la Seine au procureur de la République.

Les membres de tout syndicat professionnel chargés de l'administration ou de la direction de ce syndicat devront être Français et jouir de leurs droits civils.

ART. 5. — Les syndicats professionnels régulièrement constitués, d'après les prescriptions de la présente loi, pourront librement se concerter pour l'étude et la défense de leurs intérêts économiques, industriels, commerciaux et agricoles.

Ces unions devront faire connaître, conformément au deuxième paragraphe de l'article 4, les noms des syndicats qui les composent.

Elles ne pourront posséder aucun immeuble ni ester en justice.

ART. 6. — Les syndicats professionnels de patrons ou d'ouvriers auront le droit d'ester en justice.

Ils pourront employer les sommes provenant des cotisations.

Toutefois, ils ne pourront acquérir d'autres immeubles que ceux qui seront nécessaires à leurs réunions, à leurs bibliothèques et à des cours d'instruction professionnelle.

Ils pourront, sans autorisation, mais en se conformant aux autres dispositions de la loi, constituer entre leurs membres des caisses spéciales de secours mutuels et de retraites.

Ils pourront librement créer et administrer des offices de renseignements pour les offres et demandes de travail.

Ils pourront être consultés sur tous les différends et toutes les questions se rattachant à leur spécialité.

Dans les affaires contentieuses, les avis du syndicat seront tenus à la disposition des parties, qui pourront en prendre communication et copie.

Art. 7. — Tout membre d'un syndicat professionnel peut se retirer à tout instant de l'association, nonobstant toute clause contraire, mais sans préjudice du droit pour le syndicat de réclamer la cotisation de l'année courante.

Toute personne qui se retire d'un syndicat conserve le droit d'être membre des sociétés de secours mutuels et de pension de retraite pour la vieillesse à l'actif desquelles elle a contribué par des cotisations ou versements de fonds.

Art. 8. — Lorsque les biens auront été acquis contrairement aux dispositions de l'article 6, la nullité de l'acquisition ou de la libéralité pourra être demandée par le Procureur de la République ou pa intéressés. Dans le cas d'acquisition à titre onéreux, les immeubles seront vendus, et le prix en sera déposé à la caisse de l'association. Dans le cas de libéralité, les biens feront retour aux disposants ou à leurs héritiers ou ayants cause.

Art. 9. — Les infractions aux dispositions des articles 2, 3, 4, 5 et 6 de la présente loi seront poursuivies contre les directeurs ou administrateurs des syndicats et punies d'une amende de 16 à 200 francs. Les tribunaux pourront en outre, à la diligence du Procureur de la République, prononcer la dissolution du syndicat et la nullité des acquisitions d'immeubles faites en violation des dispositions de l'article 6.

Au cas de fausse déclaration relative aux statuts et aux noms et qualités des administrateurs ou directeurs, l'amende pourra être portée à 500 francs.

Art. 10. — La présente loi est applicable à l'Algérie.

Elle est également applicable aux colonies de la Martinique, de la Guadeloupe et de la Réunion. Toutefois, les travailleurs étrangers et engagés sous le nom d'immigrants ne pourront faire partie des syndicats.

La présente loi, délibérée et adoptée par le Sénat et par la Chambre des députés, sera exécutée comme loi de l'État.

TABLE DES MATIÈRES

LIVRE PREMIER

LÉGISLATION ET JURISPRUDENCE MÉDICALES

LIVRE II

LA CLIENTÈLE MÉDICALE

LIVRE III

LA CLIENTÈLE DES COLLECTIVITÉS

LIVRE IV

LA MÉDECINE PUBLIQUE

LIVRE V

LA DÉONTOLOGIE CORPORATIVE

ANNEXES

Paris-Lille. — Imp. A. Taffin-Lefort. 39-4-20.